KB195442

약,
바르게
제대로

약,
바르게
제대로

1쇄 발행일 2024년 10월 30일

지은이	김재송
펴낸이	최종훈
펴낸곳	봄이다 프로젝트
등록	2017-000003
주소	경기도 양평군 서종면 황순원로 414-58
	(우편번호 12504)
전화	02-733-7223
이메일	hoon_bom@naver.com

책임편집	조향미 박준숙 이나경
디자인	트리니티
표지 이미지	shutterstock
인쇄	SP

ISBN 979-11-92240-31-2(03510)
값 20,000원

※신저작권법에 의하여 한국 내에서 보호를 받는 저작물이므로
　무단전재와 복제를 금합니다.

약,
바르게
제대로

세브란스병원
김재송 약사가 짚어주는
바른 약 사용을 위한
기본 상식

김재송
지음

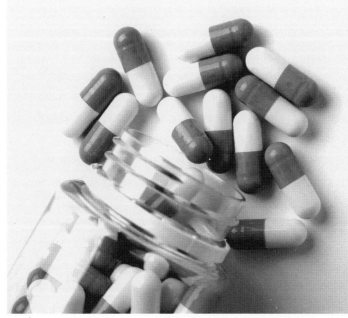

삶이다
프로젝트

정보의 홍수 속에 바른 약 정보를 제공하는
참 소중한 책

금기창 연세의료원장

인간이라면 누구나 희로애락의 순간 속에 살다가, 갑자기 환자가 될 수 있다. 그런 일이 없으면 제일 좋겠지만, 누군가는 지병과 동거하고, 날벼락처럼 암 진단을 받기도 한다. 그것은 곧 지금 약과 함께 살고 있다는 말이기도 하다. 그렇다면 우리는 어린이, 임산부, 고령의 부모님이 어떻게 약을 먹고 있는지, 먹어야 하는지 알고 있을까? 또 수술이나 시술을 앞둔 환자, 건강검진을 앞둔 이들이 약과 관련해 주의해야 할 점은 없을까? 지난한 시간을 항암으로 보내야 하는 환자들은 항암약물에 대해 잘 알고 있을까?

불확실한 인터넷의 정보 속에 갈팡질팡하는 우리들에게 김재송 약사는 전문가답게 아주 꼼꼼하고 상세하게 약에 대한 정확한 정보를 이 책에 풀어두었다. 약 복용 시 주의할 점과 이유, 약에 대한 오해, 약물 유효기간의 중요성, 부작용과 오남용의 문제, 약 이름에 담긴 의미 등등 널리 알려야 하는 기본적인 약 정보와 지식들이 가득하다. 특히 병원약사만이 해줄 수 있는 이야기들이 눈길을 끈다. 세브란스병원에서 30년 근무한 경력이 빛을 발하는 대목이다. 환자와의 복약상담을 통해 환자의 문제를 바로잡은 다양한 사례들은 우리가 얼마나 약에 무지했는지 깨닫게 한다. 병원약사만의 전문 경험과 지식이 녹아 있는 약 관련 고급 정보들을 일반인들이 쉽게 이해할 수 있도록 잘 가르쳐주는 이 책이 더없이 고맙고 반갑기만 하다.

우리와 약은 멀지 않으며, 약은 남의 이야기가 아니다. 그리고 수많은 약 모양에는 다 이유가 있고, 약의 쓰임과 관리 또한 천차만별이다. 이런 현실 속에서 꼭 필요한 약 정보들을 책으로 엮어낸 김재송 약사의 노력에 무한한 격려를 보낸다. 아울러 보건의료인으로서 국민들의 건강한 삶에 실제적인 도움을 주고 싶다는 김재송 약사의 세브란스인다운 사명감에 깊은 존경을 표한다.

약에 대한 상식을
쉬운 언어로 풀어낸 실용서

윤석준 고려대학교 보건대학원장, 통일보건의료학회 이사장

김재송 약사는 무척이나 부지런한 사람이다. 필자는 김 약사와 함께 통일보건의료학회 집행이사로 봉사하면서 학회 업무 틈틈이 그를 지켜볼 기회가 있었다. 매달 마지막 주 금요일 아침 일찍 열리는 화상 회의에 김 약사는 늦거나 빠지지 않았다. 병원약사로서의 생활, 그중에서도 대한민국에서 가장 큰 대학병원에서 근무하는 일상이 고단할 텐데, 어느 누구보다도 부지런하다.

이런 김 약사가 우리 주변에서 흔히 고민하는 약에 대한 친절한 설명을 담은 책을 출간한다는 연락을 주었을 때, 필자는 평소 김 약사의 성품을 알고 있으면서도 다시 한번 '대단하다'는 감탄을 할 수밖에 없었다. 책의 한 소제목에서 보듯이, 인간은 누구나 실수할 수 있다. 하지만 그 실수는 일상 속에서의 부지런함으로 대부분 극복될 수 있다고 생각한다.

보건정책을 전공하는 필자는 최대한 쉬운 표현으로 일반인들을 이해시키는 것이 정책을 실현할 수 있는 지름길이라고 믿는다. 그래서 중학교 2학년이 이해할 수 있는 수준에서 관련 용어를 사용하고 설명할 수 있어야 한다고 제자들에게 틈나는 대로 가르친다. 이런 실천을 이 책에서 김재송 약사가 본인의 전공 분야인 '약'에 관해 수행하고 있다.

대한민국 국민들은 경제협력개발기구(OECD) 국가 국민들에 비해 약 사용량이 많은 편이다. 이는 우리 국민들의 병의원 외래 이용량이 매우 높기 때문이기도 하지만, 약에 대한 잘못된 상식도 적지 않은 영향을 끼쳤을 것이라 짐작한다. 대한민국 지식인의 사명 가운데 하나는 자신이 서 있는 곳에서 지성을 발휘해 국민들에게 건강한 도움을 제공하는 일이다. 김재송 약사는 이 책을 통해 그 사명을 제대로 실천해내고 있다.

이 책을 읽는 독자 모두가 건강의 축복을 오래도록 누리기를 소망한다.

병원약사 경력 30년
내공이 돋보인다

김정태 한국병원약사회장

저자의 실력은 그동안 익히 알고 있었다. 누구나 입사를 꿈꾸는 최고의 세브란스병원 관리자이자 끊임없이 공부하는 전문약사다. 각종 학술대회에서 연자와 논문 발표 등 풍부한 경험과 수상 경력을 갖춘 데다, 언론 매체의 의약품 자문 역할까지 해내는 발군의 약 전문가가 아닌가. 그렇게 성실하고 능력있는 후배로만 알고 있다가 이 책을 읽고는 뒤통수 한 대 맞은 느낌이다. 약에 대한 해박한 지식만 갖고는 절대 쓸 수 없는 '경험을 바탕으로 한 흥미롭고 재미있는 이야기'를 보며 다시 한번 저자의 실력에 감탄했다.

요즘은 넘쳐나는 정보 덕분에 환자들은 의료진보다 더 똑똑하고, 까다롭고 깐깐해졌다. 그럼에도 불구하고 약에 대해 의심스럽거나 애매한 정보는 이 책에서 찾으면 된다고 말해주고 싶다. "왜 약은 물과 함께 복용해야 할까?", "약의 모양과 색깔은 왜 점점 더 다양해지는 걸까?", "복용 시간, 꼭 지켜야 할까?" 등등 누구나 한 번쯤 생각해봤을 질문에 대해 명쾌한 답을 얻고 싶다면 1부로, 챙겨야 할 아픈 가족이 있다면 2부로, 약사에게 말할까 말까 고민했던 질문이 있었다면 3부로, 너무 흔해서 설마 놓쳤을까 싶은 약의 사용법이나 경험이 있다면 4부로 직행하면 된다. 그리고 어려운 약 이야기를 이토록 쉽게 술술 풀어가고 있는 저자가 궁금하다면 5부를 읽어보라.

병원약사들은 암 환자, 수술 환자, 입원 환자, 중환자 등 생사를 오가는 환자들 곁에서 질환별로 약제 서비스를 제공하고 있다. 작년에는 소아 조제를 했는데, 올해는 중환자 담당 약사가 될 수 있고, 내년에는 장기이식팀에서 활동할 수도 있다. 그래서 연차가 높아질수록 경험과 내공, 노하우와 지식이 차곡차곡 쌓여 큰 산을 이뤄가는 직업이 병원약사다. 하지만 급여 대비 높은 업무 강도와 조직생활의 어려움, 평생 해야 하는 공부, 그리고 야간 및 주말 당직 등의 부담 때문에 사직을 결심하는 후배들을 잡지 못하는 현실은 여전히 아쉽고 안타깝다. 그때 들려온 김재송 약사의 책 출간 소식은 단비와 같았다. 30년 이상 환자들 곁에 머물며 고된 업무를 묵묵히 해내다 보면 이런 뿌듯한 결과물을 만들어내는 경지(?)에 오를 것이라고 말해주고 싶다.

이 책의 매력은 다양하다. 약학적 지식이 담긴 약 정보를 넘어, 약에 관련된 방대한 지식과 정보의 무게, 매력과 재미에 빠져 책을 오래 붙들고 싶어진다. 특히 마지막에 실린 저자의 고백록 '나의 이야기'는 병원약사라는 존재를 여전히 모르거나, 단순 조제나 복약지도만을 하는 직업이라 오해하는 이들에게 강력히 추천하고 싶다. 저자가 말한 대로 병원약사로서의 보람과 기쁨, 고단함 너머에 환자를 진심으로 대하는 저자의 고운 마음과 그 누구보다 자기 일을 사랑하는 열정이 가득 느껴진다. 그녀는 정말 천생 병원약사다.

약에 대한 진실과 오해,
바로잡을 수 있다

황정민 방송인, 전 KBS 아나운서

그동안 되도록이면 약을 안 먹으려고 애쓰며 살아왔다. 그냥 약을 피하고 싶었다. 약이 목구멍을 넘어가는 그 느낌 자체가 싫었다. 하루에 한 번 정해진 시간에 약을 챙겨 먹는 일은 또 얼마나 힘든지. 나만 이렇게 약 먹기가 싫은 걸까? 그런데 언제부터인가 매일 챙겨 먹어야 하는 약이 하나둘 늘어나기 시작했다. 하지만 또 꾀가 났다. 조금이라도 증상이 나아지면 하루쯤 건너뛰어도 괜찮겠지…. 나는 자의적으로 약을 조절하고 있었다.

이 책을 읽으면서, 그동안 내가 얼마나 헛똑똑이 짓을 했는지 바로 깨달았다. 사례를 보니 나 같은 이들이 꽤 있다. 약은 스스로 챙겨 먹어야 하는 사적인 부분이라 그런 걸까? 많은 이들이 나처럼 이 정도는 괜찮겠지 하고 넘어가는 경우가 많아 보였다.

왜 약은 일정한 시간에 먹어야 하는지, 똑같은 효능을 가진 약들의 이름은 왜 다른지, 약 모양이 다른 것은 어떤 의미가 있는지 이 책을 통해 배웠다. 약에 대한 오해와 진실에 쉽게 다가갈 수 있어서 좋았다. 머리부터 발끝까지, 신생아부터 노인까지 약에 대한 안내를 받고 싶다면 한번 펼쳐보시라. 약 전문가가 약에 대한 정확한 정보들을 친절하고 쉽게 알려주고 있다.

약,
아는 만큼 보이게 해주는 책

양중진 법무법인 솔 대표변호사

얼마 전 한밤중에 배가 아파 잠에서 깼다. 화장실을 들락거리면서 밤새도록 시달리느라 혼이 났다. 그러다 며칠 전 아들이 같은 증세로 병원에서 약을 타 왔던 일이 생각났다. 날이 밝자마자 기진맥진한 상태로 아들에게 남은 약이 있는지 물었다. 아들은 걱정스러운 눈빛으로 남은 약을 건네줬지만, 상황은 쉽게 호전되지 않았다. 결국 이틀 동안 시달리다 병원에 가서 제대로 약을 처방받아서 먹었고, 다시 사흘이나 지나서야 복통과 설사가 그쳤다.

어머니는 평생 허리 통증을 안고 사셨다. 일흔 즈음에 수술을 받았지만, 여전히 진통제의 힘을 빌려야만 겨우 잠드신다. 어머니의 약 봉투는 나날이 늘어나기만 할 뿐, 도무지 줄어들 기미가 보이지 않았다. 저 약을 다 먹으면 배가 불러 밥은 안 먹어도 되겠다는 생각이 들 정도였다. 병원에 갈 때마다 약을 줄일 수 없는지 물어봤지만, 돌아오는 대답은 늘 같았다. "다른 과에서 필요한 약이라 처방한 것이니, 마음대로 줄이기는 어렵습니다."

내 이야기지만, 누구나 비슷한 경험이 있을 것이다. 그동안 이런 고민에 대해 속 시원한 답을 듣거나 적절한 해결책을 찾지 못했다. 이 책이 정말 반가운 이유다. 이 책이 다루고 있는 여러 주제는 일반인들이 한번쯤 물음표를 던졌던 것들이라 내용을 차근히 읽다 보면 밑줄을 긋게 된다. 아직은 완벽하게 해결할 수 없는 문제들이라도 해답의 실마리를 찾을 수 있다.

누군가는 "모르는 게 약"이라고 하지만, 내 생각은 다르다. 약에 관해서도 마찬가지로 "아는 만큼 보인다." 이 책의 주제들은 전문가의 영역에서 일반인들의 영역으로 가볍게 내려왔다. 약에 대한 자세하고 친절한 설명에다 약 기본지식의 유익함으로 채워져 있다. 이 책을 통해 독자들도 나와 같은 생각을 가질 것이라 확신한다.

약,
제대로 알게 해주는
이정표가 되기를

    대학교 은사님이 "약사는 모든 약을 먹어봐야 한다"고 말씀하신 적이 있다. 지금도 그 말씀이 잊혀지지 않는다. 은사님은 약을 복용하는 환자들이 겪는 고통을 약사가 직접 체험해봐야 환자에게 복약 상담을 제대로 잘할 수 있다는 철학을 우리에게 심어주신 것이다. 그 시절엔 사용하는 약도 제형도 다양하지 않았다. 그 한 문장은 아직도 기억에 남아 나에게는 환자를 대하는 자세의 기본이 되고 있다.

    이 책을 준비하면서 다시 한번 환자들을 생각했다. 나 역시 하나둘씩 아픈 곳이 생겨서 이제 경증 환자가 되었다. 늙는다는 건 정말 슬픈 일이다. 정신은 아직도 20대 청춘인데 몸은 그렇지 않으니 말이다. 그래도 젊은 시절 아프지 않고 약 없이 지냈으니 얼마나 다행인가?

    하지만 이렇게 당연하게 느껴지는 건강함을 어린 시절부터 누리지 못하고 평생 약을 복용해야 하는 이들이 있다. 나이가 들면서 만성질환이 생긴 어르신들도 있다. 또 어느 날 갑자기 암이라는 진단을 받은 환자도 있다. 그런 분들에게, 또 그런 환자와 함께하는 가족들에게, 그리고 가끔 아플 때 약을 접하는 모든 이들에게 이 책이 조금이나마 도움이 되면 좋겠다.

독자는 묻고 싶을지도 모르겠다. 이 책에 나온 내용을 필자는 철저히 지키고 있느냐고. 솔직히 고백하자면 100% 다 준수하지는 못한다. 그러나 무엇이 옳고 그른지 알고 하는 것과 모르고 하는 것은 전혀 다른 문제다. 독자들이 약 문제로 갈팡질팡할 때 이 책이 올바른 방향으로 안내하는 이정표 역할을 해주기를 바란다.

이 책을 준비하면서 내가 알고 있는 지식이 아직도 많이 부족함을 깨닫고 앞으로 더 열심히 공부해야겠다고 다짐했다. 저자보다 훨씬 지식이 많은 각 분야별 대학 교수들, 더 많이 약사 생활을 하신 고참 선배들, 한국과 미국에서 전문약사 자격을 획득한 수많은 선배와 후배, 동료들이 있다. 이 책에 실은 모든 내용은 여러 선배, 동료, 후배들의 지식을 참고해 정리한 것이다. 아울러 일반인들에게 약에 대한 지식을 쉽게 전달하고자 하는 마음을 다른 약사들보다 조금 일찍 행동으로 옮긴 것이다.

이 책에 허락된 지면이 제한적이라 싣지 못한 내용도 많고, 아주 약간씩만 언급한 부분도 있다. 그러나 실망할 필요는 없다. 이 책은 약에 대한 일반 상식을 독자에게 전달한 것이고, 추가로 궁금한 사항은 우리 주변에 있는 전문가 약사와 의사가 충분히 그 역할을 해줄 것이다. 보건의료계는 매일 수천수만 가지 연구를 통해 나날이 변화하고 있다. 예전에는 그 질병에 꼭 들어맞는 치료제로 인식되던 의약품이 부작용 때문에 시장에서 사라지는 일도 있고, 새로운 약물기전을 가진 의약품이 소개되기도 하고, 성분은 동일한데 몇 년 뒤 새로운 적응증에 사용하기도 한다. 따라서 이 책에서 언급한 내용이 수십 년 뒤에도 모두 맞는다고 할 수 없다는 사실도 기억해주면 좋겠다.

수년 전, 해외의료봉사에서 약사로서 경험한 내용을 중심으로 연세의료원 의료선교센터를 통해 책으로 낸 적이 있다. 그 내용을 접한 봄이다 프로젝트 이나경 편집주간은 일반인이 꼭 알아야 할 약에 관한 상식을 본격적으로 집필해볼 것을 권했다. 덕분에 병원약사로서 의약품에 대해 대중에게 하고 싶은 말을 담아낼 소중한 기회를 얻었고, 나는 용기를 내서 과감하게 도전할 수 있었다.

감사드리고 싶은 분들이 참 많다. 늘 옆에서 필자가 성장과 도약을 하도록 아낌없이 격려해주시는 세브란스병원 손은선 약무국장님, 언제나 따뜻한 위로와 힘을 주시는 김진수 선생님, 든든한 지원군 역할을 해주시는 송효숙 선생님, 고비마다 힘이 되어준 고종희, 금민정 선생님, 내 마음의 비타민 최단희, 김형선 약사님, 변치 않는 우정으로 마음의 안정을 준 약운 동기 소라, 민경, 수경, 순재, 재심, 성희에게 감사의 인사를 전한다. 책을 출판하는 일이 얼마나 값지고 중요한 역할인지 잘 알기에 만날 때마다 용기를 북돋아준 나의 또 다른 패밀리 희주, 경희와 혜인 언니, 늘 따뜻하게 응원해준 내 동생 재윤이, 맏이처럼 우리 집안의 기둥으로 물심양면 도와준 재민이, 든든한 남동생 성준이, 많은 조언을 아끼지 않는 황수현 제부, 힘들 때 MZ세대다운 조언과 응원을 보내준 조카 민지에게 지면을 빌려 고맙다는 말을 전한다. 마지막으로 우리 사남매 키우느라 고생하신 영원한 마음의 안식처이자 최고로 존경하는 부모님께 이 책을 바친다.

2024년 10월 김재송

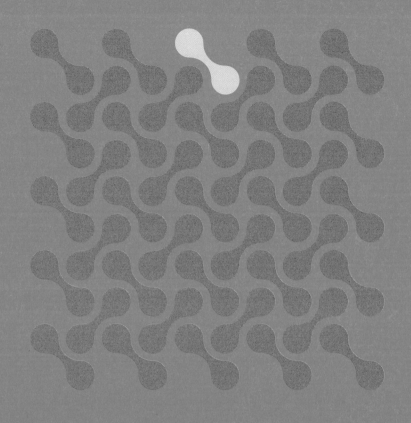

1부

약에 대한 기본 상식

1장
약은 왜 꼭 물과 함께 먹어야 할까?

　얼마 전 주말 드라마를 재미있게 보는데, 여주인공이 알약을 물도 없이 먹는 장면이 여러 차례 나왔다. 그 장면을 보면서 나는 아찔한 마음이 들었다. 알약이 제대로 녹지 않아 식도벽에 붙거나 걸려서 식도염 등을 일으킬 수 있기 때문이다. 이렇게 과몰입하는 것은 아마 직업병일 것이다. 하지만 저렇게 멋진 단발의 여주인공이 잘못된 방법으로 약 먹는 모습을 보고 청소년들이 따라 할까 봐 나는 드라마라는 사실을 알면서도 한동안 불편한 마음이 가시지 않았다.

　아주 작은 크기의 알약이라 할지라도 물 없이 먹어도 된다는 생각은 절대로 해선 안 된다. 알약이 크든 작든 모든 약은 꼭 충분한 양의 물(약 200㎖)과 함께 복용해야만 소화관에서 용해되어 혈액 속으로 들어가 제대로 된 약효를 나타낼 수 있다.

초중고 학교로 방문하는 약사들

대한약사회에서는 '약바로쓰기운동본부'를 조직해 약사 강사단을 운영하고 있다. 이들 강사단은 약의 올바른 복용법과 인식을 심어주기 위해 초중고교에 직접 방문해 의약품 안전 사용 교육을 시행한다. 교육 시간에 반드시 하는 실험 가운데 하나는 학생들이 직접 알약을 녹여보게 하는 것이다. 예를 들어 아세트아미노펜을 물과 우유에 동시에 넣고 일정 시간이 지난 후 각각 얼마나 녹았는지를 살펴보게 한다. 결과는 예상한 대로 물에 넣은 알약은 다 녹지만 우유에 넣은 알약은 일정 시간이 지나도 그대로 남아 있다. 이러한 실험을 직접 해본 학생들은 약을 우유가 아닌 물과 함께 먹어야겠다고 몸소 느끼게 된다.

약이 얼마나 잘 부서지고 잘 녹느냐에 대한 실험

알약이나 캡슐 제형(이하 내용고형제제)은 환자가 정확한 용량으로 직접 투여할 수 있고 휴대하기에 용이하다. 그리고 다른 제형보다 유효 기간이 길고 제조하기 쉽다는 점이 장점이 있다. 이런 내용고형제제의 약을 동그랗거나 길쭉하거나 네모난 형태로 만들기 위해서는 주된 약의 성분(유효성분) 이외에도 여러 물질의 첨가제를 추가해 압축한다.

이렇게 여러 가지 물질로 뭉쳐진 약이 우리 몸속에 들어왔을 때 유효성분이 얼마나 작은 입자로 잘 부서지고(붕해)[1], 체액에 얼마나 신속하게 녹는지(용출)[2]에 대한 여부가 약효를 나타나는 데 매우 중요한 역할을 한다. 유효성분이 잘 붕해되고 용출되어야만 몸 안에서 흡수되어 비로소 생체 안에서 이용이 가능하기 때문이다.

그래서 식약처는 내용고형제제의 제조 공정 중 붕해시험과 용출시험을 통해 품질 관리를 하고 있다. 즉 우리 몸속과 비슷한 환경 조건 안에서 내용고형제제는 일정한 시간 내에 거의 균일하게 붕해되어야 하며, 내용고형제제로부터 유효성분의 용출 속도를 측정해 적합성을 평가한다.

이때 생체와 비슷한 환경 조건을 설정하기 위해 온도는 '37±2℃', 시험액은 '물'로 진행한다. 국내 모든 의약품은 대한민국 약전에서 정해진 품질 기준에 맞춰 적합하게 제조되고 있다. 즉 모든 품질 기준을 평가하기 위해 진행한 시험법에서 '물'을 사용했고, 물에 의해 안전하게 붕해되고 용출된다는 것을 입증받았기에 물과 함께 복용을 권장하는 것이다.

음료수와 약물은 어떤 관계가 있을까?

환자 중에는 위장장애의 위험을 줄이려고 약을 우유와 함께 복용하거나 약의 불쾌한 맛을 감추려고 주스나 탄산음료와 함께 먹는 경우가 있다. 사우디의 한 연구팀이 사용 빈도가 높은 일반의약품(acetaminophen, ibuprofen, cetirizine, caffeine 등)을 대상으로 다양한 음료수가 약물의 붕해 시간에 어떤 영향을 미치는지를 연구했다.[3] 붕해시험은 버터밀크(발효 유제품)[4], 콜라, 에너지드링크, 오렌지주스, 아라빅 커피로 실시한 후 이를 물과 비교했다. 그 결과 모든 음료수가 약의 붕해 시간을 지연시킨다는 것을 확인했고, 이 밖에 다양한 연구에서도 진통제(acetaminophen, ibiprofen)를 대상으로 음료수 실험을 했더니 동일한 결과가 나타났다.

붕해 시간이 지연된다는 것은 흡수가 지연되므로 약효가 나타날 때까지 걸리는 시간이 물보다 오래 걸림을 의미한다. 물 이외의 음료수는 끈적끈적한 성질을 나타내는 점도가 높아서 붕해 시간을 지연시킬 수 있다. 그중에서도 유제품인 버터밀크가 훨씬 더 시간이 지연되었고 그 이유는 버터밀크에 들어 있는 단백질(카제인)과 지방이 알약 주변에 필름을 형성해 물이 정제에 침투하는 속도를 늦추기 때문이라고 보고했다.

이 외에도 사우디 연구팀에서는 온도에 따른 붕해 시간을 측정했다. 설탕을 뜨거운 물에 녹이면 빨리 녹는 것과 마찬가지로 5℃의 차가운 온도에서는 약이 붕해하는 데 소요되는 시간이 길었으나, 43℃의 고온에서는 크게 단축된 것으로 나타났다. 이는 온도가 증가함에 따라 점도와 결합력을 느슨하게 만들어 붕해가 쉬워지기 때문이다. 이러한 연구 결과를 통해 우리는 약을 먹을 때는 유제품, 콜라, 에너지드링크, 과일주스, 커피가 아닌 '미지근한 온도'의 '물'과 함께 먹어야 한다는 사실을 알 수 있다.

약물 흡수에 영향을 주는 산과 염기 반응

초등학생 시절 리트머스 종이로 산과 염기에 대해 실험한 기억이 있을 것이다. 약물은 화학적 합성물질이므로 산·염기적 특성이 있다. 염기성 약물은 산성 환경에서 이온화가 되어 흡수가 증가하고, 반대로 산성 약물은 염기성 환경에서 흡수가 증가한다.

발톱무좀 등에 사용하는 항진균제 이트라코나졸(itraconazole)은 약염기성 약물인데 산성(pH 2.5)인 콜라와 함께 복용 시 흡수가 증가했다는 연구가 있다.[5] 실제 국내 한 연구에서 조사한 시판 음료수의 평균 pH는 3.9로 대부분의 음료가 산성을 나타냈다. 탄산음료가 3.0으로 강한 산성이었고, 과일과 채소 음료는 3.1-3.7, 액상차 4.7, 액상커피 6.6, 유제품 6.8이었다.[6] 따라서 이러한 pH도 약물의 산·염기적 특성에 따라 흡수에 영향을 미친다는 사실을 인식하고 시판된 음료수와 함께 약을 먹는 것은 피해야 한다.

과일주스는 약물의 대사에 영향을 준다

자몽이 다이어트에 도움이 된다고 알려져 자몽주스나 자몽차를 마시는 사람이 많아졌다. 내가 대학생 시절에는 자몽을 접하기가 어려웠고 시중에서 자몽주스는 거의 찾을 수 없었다. 그러다 학부 약물학 시간에 자몽의 쓴맛을 내는 '나린진'(naringin)이라는 성분이 여러 약물의 대사에 관여하는 시토크롬(cytochrome P450 3A4, 이하 CYP3A4) 효소를 저해하는 작용을 하기에, 이 효소에 의해 대사되는 약과 함께 복용하면 해당 약물의 혈중농도를 높이는 위험성이 있음을 알게 되었다. 그리고 자몽을 맛본 이후에는 그 특유의 쏩쓸한 맛 때문에 나는 이 과일을 더욱더 좋아할 수가 없다.

모든 약물은 대부분 간에서 CYP3A4와 같은 효소에 의해 신장에서 쉽게 배설되는 화합물로 변형되는 생화학적 분해 또는 무독화 과정을 거친다. 그리고 이러한 화학적 변화를 '대사'라고 한다. 그런데 자몽주스처럼 CYP3A4 효소를 저해한다는 것은, 이 효소에 의해 대사되는 약의 생화학적 분해를 방해하므로 더 오랫동안 체내에 남아 혈중 약물 농도를 높이고 부작용 등 독성을 나타낼 가능성을 증가시킨다는 것을 의미한다.

또한 자몽주스는 위장관에서 약물이 흡수되는 단계에 관여하는 수송체(transporter) 단백질[7]을 억제해 약물의 체외 배출과 흡수에도 영향을 미친다. 자몽주스 이외에도 오렌지주스, 크렌베리주스, 석류주스, 포도주스, 사과주스 등과 상호작용을 일으키는 여러 약물이 있다. 알레르기성 비염의 증상 완화에 사용하는 펙소페나딘(fexofenadine) 같은 항히스타민제는 과일주스가 위 산도에 영향을 주어 약물의 흡수를 방해하고 약효를 저하시키므로 물과 함께 복용해야 한다. 또한 알루미늄이 함유된 제산제와 오렌지주스를 함께 마시면 알루미늄 성분이 체내로 흡수될 수 있으므로 함께 복용해선 안 된다. 탄산음료나 과일주스도 위의 산도를 높여 제산제의 약효를 저하시킨다.[8] 이처럼 물 이외에 약과 함께 복용하는 음료수는 약물의 효과에 직간접적인 영향을 미칠 수 있으므로 반드시 주의해야 한다.

우유는 약물의 흡수에 영향을 미친다

소아 환자일 경우, 보호자가 물 이외에 분유나 요거트 등에 약물을 섞어서 투여하는 사례가 종종 있다. 분유에 약을 혼합하는 경우에는 앞서 살펴보았듯 유제품 자체가 약물의 붕해를 지연시킨다는 점에 유의해야 한다. 또한 유아가 경험한 약물의 불쾌한 맛 때문에 자칫 분유 섭취까지 꺼리게 될 우려가 있으므로 분유와 함께 약을 복용하는 것은 삼가야 한다.

철결핍성 빈혈 등에 사용하는 철분제는 우유나 유제품뿐 아니라 녹차, 홍차 등 탄닌을 함유한 차와도 동시 복용을 피해야 한다. 철분의 흡수와 철분 이용률을 감소시킬 수 있기 때문이다.[9] 시프로플록사신(ciprofloxacin) 같은 퀴놀론계(quinolones) 항생제도 유제품과 함께 복용 시 약물의 혈중농도를 감소시킬 수 있다.[10] 또한 테트라사이클린계(tetracyclines) 항생제는 치아가 성장하는 시기에 복용하면 치아에 착색이 발생할 수 있어 12세 미만 소아에게는 투여를 금한다.[11] 치아 착색 기전은 명확하지 않지만 칼슘 이온이 킬레이트화를 통해 치아에 침착되어 발생한다고 알려져 있다. 따라서 테트라사이클린계 항생제와 칼슘이 포함된 우유는 함께 복용하지 않는 것이 좋다. 게다가 우유는 해당 항생제의 혈중농도도 감소시켜 약효를 감소시킬 수 있다.[12]

변비 치료제 비사코딜(bisacodyl)은 대장에 도달해서 약효가 나타날 수 있도록 장용성제형으로 만든다. 그런데 약알칼리성인 우유는 장용정(위에서는 녹지 않고 장에서는 녹도록 만든 알약)과 함께 복용하면, 우유가 위산을 중화시켜 알약의 보호막을 손상시키므로 장용정의 특성이 사라지게 된다. 따라서 위장에서 약이 녹아서 약효가 저하되거나 위를 자극해 복통이나 위경련 등 부작용이 나타날 수 있으므로 우유와 함께 복용하지 않아야 한다.

그러나 케토롤락(ketorolac) 등의 비스테로이드성 항염증제(NSAID)는 위장장애 감소를 위해 우유나 음식물과 함께 복용할 수도 있다. 또한 천식 치료제로 사용하는 몬테루카스트(montelukast) 성분을 가진 세립제형[13]의 경우에도 개봉 후 즉시(15분 내) 실온 이하에 보관된 소량(약 5mL)의 모유나 이유식 또는 죽과 같은 부드러운 음식에 섞어 복용할 수 있다.[14] 이처럼 우유와 유제품은 대부분의 경우 약물과 함께 복용은 삼가는 것이 좋으나, 약물 특성에 따라 복용 가능 여부가 다르므로 복약 안내문 및 의약품 설명서를 꼭 숙지하는 것이 필요하다.

카페인은 약물에 영향을 미친다

현대인이 가장 많이 마시는 음료는 커피일 것이다. 커피에는 카페인이 함유되어 있다. 천식에 사용하는 테오필린(theophylline) 등 기관지 확장제는 카페인이 함유된 음료나 음식과 함께 먹으면 중추신경계를 자극해 불안, 흥분, 심박수 증가 등의 부작용 위험이 높아진다. 따라서 초콜릿, 커피, 콜라, 차와 같이 카페인을 함유한 식품과 함께 복용하는 것을 삼가야 한다.

퀴놀론계(quinolones) 항생제는 카페인의 배설을 억제해 심장이 두근거리고 신경이 예민해지거나 불면 증상이 나타날 수 있고, 벤조디아제핀계(benzodiazepines) 항불안제는 카페인에 의해 예상치 못한 흥분 작용이 발생해 항불안 작용이 감소된다. 아미트립틸린(amitriptyline) 등의 삼환계 항우울제도 카페인 때문에 신경과민, 떨림, 불면 등의 부작용이 심해질 수 있고, 위십이지장궤양 등에 사용하는 파모티딘(famotidine) 같은 히스타민 길항제(H2 blocker)는 위의 염증을 악화시킬 수 있다. 또한 위궤양 등에 사용하는 프로스타글란딘(prostaglandins) 계열의 레바미피드(Rebamipide)는 위산 분비를 자극해 위의 염증을 악화시킬 수 있다.

비스테로이드성 항염증제(NSAID)가 함유된 복합 진통제도 카페인이 함유된 경우가 많아 카페인이 함유된 음료 등과 함께 복용 시 카페인 과다 복용으로 가슴이 두근거리고 다리에 힘이 없어지는 증상이 나타난다. 비스포스포네이트(bisphosphonates) 계열의 골다공증 치료제는 카페인으로 인해 해당 약물의 흡수가 현저히 감소할 수 있다.

카페인이 들어 있는 음료는 많은 경우 티라민도 함유하고 있으므로 티라민을 조심해야 하는 항균제 리네졸리드(linezolid)나 결핵약 이소나이아지드(isoniazid) 같은 약물과는 함께 먹지 않아야 한다.

약물의 최악의 적, 술

처음에 언급한 드라마에서 물 없이 약을 복용한 여주인공은 불면증에 시달리고 있었다. 그래서 현재 가장 많이 처방되는 수면제인 졸피뎀(zolpidem)을 복용했을 거라 추정해볼 수 있다. 그런데 다음 회에서는 수면제를 위스키와 함께 복용하는 장면이 나왔다. 나는 그 순간 "오! 하나님이시여!"를 외쳤다. 졸피뎀을 술과 함께 복용하면 중추신경계 우울증, 복합 수면장애, 정신운동 활동 손상 등의 위험이 증가할 수 있기 때문이다. [15] 또한 대부분의 약물은 간에서 대사되기 때문에 간에 무리를 주는 술과 약물을 함께 복용하는 것은 최대한 피해야 한다.

매일 세 잔 이상 정기적으로 술을 마시는 경우 비스테로이드성 항염증제(NSAID)를 복용하면 위장 출혈이 유발될 수 있으므로 의사 또는 약사와 상의해야 한다. [16] 약물과 술의 상호작용은 매일 325mg 미만의 저용량 아스피린에서도 나타났다. 또한 벤조디아제핀 계열 수면제 트리아졸람(triazolam)의 경우 술로 인해 이 약의 진정 작용이 증가할 수 있다. 실제 이 약의 설명서에는 술이나 다른 중추신경 억제제와 병용 시 잠에서 완전히 깨지 않은 채로 '수면 운전'을 한 사례가 보고된 바 있어 주의하도록 권고하고 있다. [17]

술은 항우울제의 진정 효과를 증가시키고, 지사제(설사를 멈추게 하는 약)로 사용하는 로페라미드의 중추신경계 효과를 증가시켜 졸음과 현기증의 위험을 증가시키며, 당뇨병 치료제인 설포닐우레아(sulfonylurea)의 혈당 강하 효과를 악화시키고 인슐린 저항성도 촉진시킨다. 더욱이 만성적인 술 복용은 장기이식 환자가 평생 복용해야 하는 면역억제제의 간독성 효과도 악화시킨다. [18] 또한 항히스타민제를 술과 함께 복용하면 항히스타민제의 중추신경 억제 효과나 졸음을 배가시킬 수 있고, 천식 치료제인 테오필린(theophylline)과 함께 복용하면 메스꺼움, 구토, 두통, 과민성 같은 부작용을 일으킬 수 있으며, 고지혈증 치료제인 스타틴(statin) 계열의 약물은 부작용으로 간 손상을 유발한다. 그리고 술은 혈전 예방 약물인 와파린(warfarin)의 대사에 영향을 미쳐서 출혈 위험성을 증가시키므로 금주해야 한다. 혐기성 세균을 치료하는 항균제인 메트로니다졸(metronidazole)은 반드시 금주가 필요한 약물이다. 술과 함께 복용 시 메스꺼움, 위경련, 구토, 두통 등 알코올 부작용(디설피람양 작용)이 강하게 나타나기 때문이다. [8]

이처럼 음료수와 약물은 다양한 상호작용을 가지고 있다. 골다공증 치료제로 사용하는 알렌드론산 성분은 의약품 설명서에 심지어

광천수, 보리차조차 이 약의 흡수를 저하시킨다고 기재되어 있다. 따라서 환자 스스로 모든 약물과 음료수와의 상호작용, 모든 잠재적 유익성과 위험성을 파악해 정확한 판단을 내릴 수는 없기에 약을 복용할 때는 반드시 금주하고, 물 이외의 음료수는 피하는 것이 가장 좋은 방법이다. 정말이지 음료수를 먹고 싶다면 약과 동시에 섭취하지 말고, 약물 복용 2시간 전이나 2시간 후에 마시도록 하자. 그것이 약물과의 영향을 최소화할 수 있는 최선의 방법이다.

약은 충분한 양의 물(약 200ml)과 함께 복용하도록 하자. 다시 말하지만 커피, 콜라, 과일주스, 우유, 유제품 등 다른 음료수와 동시 복용을 피하고, 약을 복용할 때는 반드시 술을 금해야 한다.

핵심 요약

1. 모든 의약품은 꼭 충분한 양의 물(약 200ml)과 함께 복용해야 한다.
2. 약을 먹을 때는 미지근한 물로 먹는 것이 좋다.
3. 물 이외의 음료수(유제품, 콜라, 에너지드링크, 오렌지주스, 커피 등)는 의약품의 흡수를 지연시킨다.
4. 의약품 안전 사용 교육은 대한약사회 약바로쓰기운동본부(http://www.paadu.or.kr)에서 누구나 신청할 수 있다.

2장
약의 모양이 다양한 이유

지금이야 장난감이 마트를 가득 채울 정도로 그 수와 종류가 많지만 내가 어린 시절에는 그렇지 않았다. 어릴 적 우연히 상점에서 유리로 만든 반짝반짝한 백조 인형을 보고 나서 그 인형이 너무 갖고 싶었다. 부모님은 혹여나 유리 인형이 깨질까 봐 사줄 수 없다고 하셨고, 나는 그 인형을 갖고 싶은 마음에 한동안 용돈을 몰래 모았다. 용돈을 다 모은 날, 결국 그 인형을 가질 수 있었지만 얼마 지나지 않아 와자작 깨져버려서 무척 속상했던 기억이 있다. 약사가 되고 병원에 입사해 주사조제파트에서 근무할 때 반짝반짝하고 각양각색의 예쁜 유리 앰플을 보면서 어릴 적 추억이 떠올랐고, 나는 그 모습에 반해 주사 조제가 그렇게 즐거울 수 없었다.

비슷하지만 모두 다른 약

주사약뿐 아니라 알록달록한 알약이나 캡슐을 보면 참으로 예쁘다. 그런데 그 안에 우리의 질병을 치료해줄 고마운 성분까지 담고 있으니 사랑스럽기까지 하다. 아픈 환자 입장에서는 쳐다만 봐도 힘든 약들일 텐데 무슨 소리인가 싶을 것이다. 약국의 조제실을 보여드릴 수 없는 점이 안타깝지만, 조제대에 가지런히 놓여 있는 다양한 주사제나 알약끼리 소담하게 포장된 조제약들을 한 번이라도 본다면 내 말에 충분히 공감할 수 있을 것이다.

그런데 이 책을 읽는 이들이 우리가 흔히 접하는 두통이나 복통에 먹는 알약을 가만히 들여다본 적이 있는지 궁금하다. 그런 적이 없다면 지금이라도 집에 있는 알약을 가져와서 한번 유심히 살펴보자. 조그만 알약 표면에 아주 작은 글씨나 모양이 인쇄되어 있거나 음각이 새겨진 것을 쉽게 볼 수 있을 것이다.

의약품 식별 표시 의무화

우리나라에서 만든 알약은 비슷한 생김새를 가졌어도 그 어느 것 하나 동일하지 않다. 2015년부터 약사법에서는 다른 의약품과 구별되도록 의약품 식별 표시를 시행하기 때문이다.

주사제, 정제, 캡슐제 등 다양한 제형의 의약품을 여러 제약회사에서 만드는데, 성분이 동일하다고 해서 동일한 모양으로 만든다면 사용자가 혼동해 자칫 잘못 복용할 수 있다. 그래서 약사법 제38조 6조항(의약품 식별 표시)을 신설하고, 의약품을 제조하거나 수입하는 경우 낱알 상태에서도 육안으로 다른 의약품과 구별될 수 있도록 낱알의 모양, 색깔, 문자, 숫자, 기호 또는 도안 등으로 표시하게 했다. 또한 이를 식약처에 등록해야 하고 변경하는 경우에도 의무적으로 변경

등록을 하게 했다. 이를 통해 이전에는 낱알 상태에서 식별이 불가능한 의약품이 많았으나 식별 표시 의무화로 이제는 누구나 약의 식별이 가능해졌다. 또한 식별이 불가능해 폐기할 수밖에 없었던 의약품의 양도 줄어들었다.

우리가 복용 중인 의약품을 약학정보원 홈페이지에서 검색해보자.[1] 먼저, '식별 문자'를 넣고 정제인지 캡슐인지 '제형'을 선택한다. 다음으로 원형, 타원형, 사각형 등에서 '알약의 모양'을 선택하고 '색상'을 고른다. 마지막으로 '분할선의 종류'를 선택해 검색을 누르면 제품명과 성분명이 쉽게 조회된다.

오래전 야간 근무를 하고 있을 때 하루는 한 형사가 찾아왔다. 수사 중이던 용의자가 복용하던 알약인데 어떤 약인지 알아보기 위해서였다. 건네받은 약은 코팅이 되지 않은 둥근 모양의 흰색 알약이었다. 벌써 20여 년 전이니 그 당시는 알약마다 부여하는 식별 인자도 없던 시절이었다. 거의 모든 약이 둥근 모양을 가진 흰색 알약이어서 이것만 가지고는 알 수가 없다고 대답했더니, 그 형사는 이 큰 병원에서 이 약 하나도 무슨 약인지 알 수 없다니 말도 안 된다며 화를 내고 발걸음을 돌렸다. 지금처럼 의약품 식별 표시 의무화가 되었더라면 그때 그 형사의 수사에 도움을 드릴 수 있었을 텐데 지금 생각해도 안타까운 마음이 든다.

우리 몸속에 들어온 약의 일생

우리가 약물을 투여하는 목적은 다양한 질병을 예방하거나 치료하기 위해서다. 약물이 가진 유효성분은 치료하려는 몸속 조직에 적절한 농도로 도달해야만 그 목적을 달성할 수 있다. 그러나 약은 원래 투여한 만큼의 유효성분과 용량, 모양과 형태 그대로 혈액을 순환하다가 배설되는 것이 아니다. 예를 들어 아세트아미노펜 500mg의 알약 한 알이 우리 몸속에 들어오면 500mg 그대로 작용한 후 배설되지 않는다. 우리 몸은 약물을 이물질로 인식해 배출하려고 한다.

약이 우리 몸속에 들어오면 먼저 장에서 '흡수'되고, 혈류를 타고 몸 전체에 퍼져서 약물이 효과를 나타내야 하는 부위에 도달하는 '분포'를 거친다. 혈류로 운반되기 전 장벽을 통과해 간으로 이동하고 주로 간에서 '대사'되어 약효가 없는 물질이 되거나 약효가 있는 성분으로 변환된다. 마지막으로 소변, 대변, 땀 등을 통해 몸밖으로 '배설' 되는 과정을 겪고 약은 일생을 마치게 된다. 이러한 흡수, 분포, 대사, 배설 과정 모두가 약효에 영향을 미칠 수 있다.

따라서 약물이 우리 몸속에서 어떻게 변화되어 움직이는지를 연구하는 학문이 약동학(pharmacokinetics)이고, 실제 환자를 치료하는 임상 환경에 적용하는 학문이 임상약동학(clinical pharmacokinetics)이다. 이 학문은 울혈성 심부전 치료제 디곡신(digoxin)처럼 약물의 농도에 아주 예민하게 반응해서 조금만 높아도 독성이 나타나거나 조금만 낮아도 약효가 사라지는 약물의 혈중농도를 모니터링해 환자 치료에 크게 기여한다.

약의 다양한 투여 방법과 제형

약물이 몸속에서 겪는 흡수·분포·대사·배설의 과정 가운데 약물의 손실을 최소화하거나 직접적으로 목표 조직에 적용하기 위해서 수많은 연구진이 노력해왔고, 그 결과물이 바로 다양한 투여 방법(투여 경로)과 제형이다. 먹는 약인 경우 제형은 가장 쉽고 보편적인 방법이지만, 목표로 한 신체 조직에 도달하기까지 매우 복잡한 과정을 거친다. 일단 약물을 삼키면 위장관의 소화액 속에서 잘게 부서져 녹고, 소장에서 장상피세포를 통과한다. 그런 다음 간문맥을 통해 간으로 들어가서 심장을 통해 순환하는 혈액을 타고 우리 몸 전체로 퍼진다. 그 후 순환하는 혈액에 있는 유효성분이 최종적으로 목표 조직에 도달해야만 약효를 나타낼 수 있다.

이런 복잡한 과정을 거쳐 약효가 나타나기까지는 일정 시간이 소요되고, 음식물이 위 내에 존재하는 경우 위 배출 시간이 지연되어 약물의 흡수에 영향을 미친다. 또한 위산은 강산성(pH 약 1.2)이므로 약물이 산성 환경에서 분해될 수도 있고, 간에서 효소에 의해 모두 대사되어 약효가 소실될 수도 있다. 그렇지만 주사제는 위를 통과하지 않고 투여한 약물이 거의 전량 바로 혈관에 들어가서 전신으로 순환한다.

그래서 경구 제형의 단점을 개선하기 위해 주사제로 개발된 약물이 많다. 주사제는 다시 혈관 내(정맥 내), 근육 내, 피부 아래(피하) 등으로 투여 방법이 나뉘고, 이 외에도 전신이 아닌 국소적으로 피부에 바르는 연고, 호흡기 질환에 사용하는 흡입기, 점비분말제(inhalers) 등 콧속에 투여하는 약물들이 있다.

약전

각 나라마다 '약전'을 만들어서 각 의약품의 품질 기준과 규격을 정하고, 제약회사는 그에 맞게 의약품을 생산해 적절한 품질 관리를 한다. 이 같은 과정을 통해 우수한 품질의 의약품이 유통될 수 있는 것이다. 다시 말해 약전은 모든 의약품의 기본이라고 할 수 있다. 우리나라 약전은 1958년 처음 제정된 이후 현재까지 국제 조화에 맞춰 꾸준히 개정했고, 현재 12개정까지 진행되었다. 약전에는 투여 경로에 따라 다음과 같이 제형을 분류한다.[2]

투여 경로에 따른 제제

• 경구로 투여하는 제제 : 정제, 캡슐제, 과립제, 산제, 경구용액제, 환제 등

• 구강 내 적용하는 제제 : 트로키제, 설하정, 박칼정, 구강용 스프레이제, 구강용해필름 등

• 주사로 투여하는 제제 : 주사제, 수액제, 지속성 주사제, 이식제

• 투석 및 관류용 제제 : 복막투석제, 혈액투석제, 관류제

• 기관지·폐에 적용하는 제제 : 흡입제 등

• 눈에 투여하는 제제 : 점안제, 안연고제

• 귀에 투여하는 제제 : 점이제

• 코에 적용하는 제제 : 점비분말제, 점비액제

• 직장으로 적용하는 제제 : 좌제 등

• 질에 적용하는 제제 : 질정, 질용좌제 등

• 피부 등에 적용하는 제제 : 외용액제, 로션제, 에어로솔제, 연고제, 크림제, 겔제, 경피흡수제, 첩부제(파스), 페이스트제 등

약물의 다양한 제형이 존재하는 이유

이렇게 다양한 투여 경로와 제형들이 필요한 이유는 무엇일까? 앞서 먹는 약인 경구 제형은 생리적 장벽을 통과해야 하는 험난한 과정을 거친다고 했다. 약을 복용하는 첫 단계부터 어려운 상황이 발생하는 것이다. 약물의 맛이 너무 써서 약을 먹기 힘든 경우도 있고, 알약을 삼키기 어려워하는 어린아이도 있으며, 파킨슨병 환자들은 손떨림이 심해서 물 없이 복용해야 하기도 한다. 또한 이렇게 약을 먹은 뒤에도 소장에서 흡수된 다음 심장을 통해 전신 순환하기 전에 간에서 유효성분이 모두 분해되는 경우도 있고, 간에서 대사되지 않아

처음 먹었던 형태 그대로 배설되는 경우도 있으며, 강산성인 위산에 의해 금방 분해돼버리는 경우도 발생한다.

　이러한 다양한 상황에 대처하려고 약물의 제형이 여러 형태로 존재하는 것이다. 먼저 쓴맛을 감춰 복용을 돕거나 주성분이 분해되는 것을 방지하려고 정제 표면을 당류 등 적절한 코팅제로 코팅하는 경우가 있다. 코팅하지 않은 정제를 '나정'이라고 하고, 나정에 고분자 화합물 등으로 코팅한 정제가 '필름 코팅정'이며, 설탕물(당류)을 코팅한 정제를 '당의정'이라고 한다. 또한 여러 성분을 층으로 쌓아 압축 성형하고 각 성분이 순차적으로 녹게 만든 제형도 있는데 이를 '다층정'이라고 부른다. 위산으로부터 보호하고 안전하게 장관까지 도달하게 해서 장에서만 녹게 만든 제형은 '장용정'이라고 하며, 정제 겉면에 적절한 방법으로 코팅해 약물이 서서히 녹아 약효가 오래도록 지속하게 만든 제형은 '서방정'이라고 한다.[2]

　이러한 제형적 특성을 유지하려면 원래 알약 그대로 복용해야 한다. 알약이 크다고 자르거나 가루로 분쇄하면 그 특성이 사라진다. 그러나 알약 가운데 음각으로 분할선이나 십자 모양이 새겨져 있다면 분할이 가능하다. 실제 염증성 장질환에 사용하는 펜타사 SR®(mesalazine)은 서방정이지만 분할선이 있으므로 투여가 쉽도록 분할이 가능하다.

　펜타사 SR®에서 SR은 'Sustained Release'의 약자로, 약물이 혈액 중에 방출되는 속도를 일정하게 제어하는 지속 방출형 제형을 뜻한다. 비슷한 용어로 ER(Extended Release, 서방출), CR(Controlled Release, 제어 방출), LA(Long Acting, 장시간 작용), PA(Prolonged Action, 작용 연장) 등이 있으며, 제약회사마다 생산하는 제품의 특성을 나타내고자 다르게 표현하고 있다.

　만성안정형 협심증 등에 사용하는 아달라트 오로스정은 삼투압

제어형 정제(Osmotic-controlled Release Oral delivery System. OROS)인데, 분홍색 딱딱한 알약 가운데 작은 구멍이 나 있고 그 안으로 물이 들어가면 삼투압 원리에 의해 약물이 밀려 나오도록 설계되어 24시간 동안 서서히 방출되는 서방형 제형이다. 그런데 이 약이 전혀 녹지 않고 그대로 대변으로 나온다고 걱정하는 환자들의 문의가 많다. 그럴 때마다이 약은 원래 흡수되지 않는 껍질 속에 약물이 들어 있어서 약물의 방출이 모두 끝나면 빈 껍질만 몸 밖으로 나오는 것이므로 걱정하지 않아도 된다고 안심시켜 드린다. 특수한 성질을 가진 약이므로 이 약은 반드시 통째로 복용해야 한다.[3]

캡슐제는 경질과 연질 두 종류가 있다. 우리가 흔히 아는 젤라틴으로 만든 캡슐에 주성분을 넣은 것이 경질 캡슐이고, 말랑말랑한 탄성이 있는 젤라틴 캡슐에 액상 내용물이 담겨 있어 자를 수 없는 것이 연질 캡슐이다. 또한 변비약 아락실®이나 어린이용 항생제에서 많이 볼 수 있는 과립 형태의 과립제, 거담제인 용각산®처럼 가루약으로 되어 있는 산제, 어린이용으로 시판되는 설탕물을 넣어서 만든 시럽용 제제, 물에 잘 녹지 않는 성분의 약을 균질하게 현탁시킨 현탁제, 용액 상태로 만든 경구용 액제, 생약의 침출액을 농축해 만든 엑스제 등이 있다.

물 없이도 복용할 수 있게 타액을 이용해 구강 내에서 신속하게 녹게 만든 것이 '구강붕해정'이며 편두통약, 우울증약, 알츠하이머형 치매약, 천식약 등에 사용된다. 또한 아이들이 씹어서 복용할 수 있는 정제인 '추어블정'(저작정), 물에 넣으면 급속히 기포를 생성하면서 녹는 '발포정'이 있다. 광고에서 자주 보는 비타민 발포정은 보통 산성물질, 탄산염 또는 탄산수소염을 사용해 만든다. 어금니와 뺨 사이에 끼워서 입안 점막을 통해 천천히 흡수되는 '박칼정'(buccal tablet)

은 마약성 진통제에 사용된다. 협심증에 사용하는 니트로글리세린(nitroglycerin)처럼 신속하게 녹아서 빠른 효과를 나타내야 하는 경우에는 혀 밑에 넣어 입안 점막에서 녹게 만든 '설하정'을 사용한다.

사탕처럼 만들어 입안에서 천천히 녹이거나 붕해시켜 목구멍과 같은 국소 부위 또는 전신에 작용하는 '트로키제'(troches)도 있는데, 니코틴이 함유된 금연 보조제나 감기약 등으로 시판된다. 요즘은 비아그라 성분을 필름처럼 얇은 판으로 만들어 명함 지갑 등에 꽂을 수 있도록 '구강용해 필름' 형태도 나온다. 입안을 헹구어 구강, 인두 등의 국소에 적용하는 액상 제제인 '가글제', 구강 내에 분무해 유효성분을 적용하는 '구강용 스프레이제'도 있다. 신부전 환자의 고칼륨혈증 치료에 사용하는 아가메이트젤리는 '경구용 젤리제'다. 이러한 제형을 건강기능식품에서도 흔히 볼 수 있다. 구강용해 필름 제형은 글루타치온 필름으로, 경구용 젤리제 제형은 폐경기 여성을 위한 각종 석류와 콜라겐 함유 제품에서 활용하고 있다.

핵심 요약

1. 식별 표시 등록 의무화로 모든 의약품은 식별이 가능하다.
2. 내가 먹는 약은 약학정보원(https://www.health.kr)에서 모두 식별이 가능하다.
3. 의약품의 흡수, 분포, 대사, 배설의 과정 가운데 약물의 손실을 최소화하거나 직접적으로 목표 조직에 적용하기 위해 다양한 투여 방법과 제형이 개발되었다.

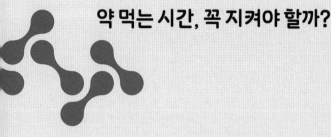

3장
약 먹는 시간, 꼭 지켜야 할까?

사례 1

24세 A 환자는 내과적 특이 사항이 없는 환자였다. 3일 전부터 신경 쓰는 일이 많아 두통이 심했고 위장장애가 없는 안전한 약이라고 여겨 아세트아미노펜을 증상이 있을 때마다 계속해서 복용했다. 증상이 나아지지 않자 결국 하루 30알 이상씩 3일간 복용하다가 오심, 구토를 주된 증상으로 응급실을 방문했다. 간 손상이 심해서 최악의 상황인 간이식까지 고려했으나 다행히 처치 후 안정되어 퇴원할 수 있었다. 아세트아미노펜의 하루 최대 복용량은 4g인데 이 환자는 약 20g을 복용한 상황이었다. 이처럼 모든 약은 용법과 용량을 정확하게 숙지하지 않으면 매우 위험한 상황을 초래하기에 최대 허용량 이내로만 복용해야 한다.

사례 2

63세로 신장이식을 받은 B 환자는 이식 후 혈당 조절이 잘 안돼서 인슐린 치료를 시작했다. 퇴원 전 당뇨병에 대한 교육도 받고 인슐린 약에 대한 설명 및 투여 방법도 교육받았으나, 퇴원 후 인슐린 자기주사를 제대로 투약하지 않았다. 인슐린 주사를 하루에 세 번 투여해야 했지만 환자가 자의로 하루 두 번만 투여했다. 그 결과 퇴원 2주 후 외래 진료 중에 고혈당 때문에 입원하게 되었다. 입원 후 다시 교육을 받았고 현재는 혈당이 잘 조절되고 있다.

최적의 용법과 용량

내가 근무하는 병원은 상급종합병원이라는 특성상 여러 진단명을 가진 노인 환자가 많이 입원한다. 노인 환자들의 처방전을 검토하다 보면 진단에 따라 처방받은 여러 종류의 약을 적절하게 복용할 수 있을까 걱정이 든다. 약사인 나는 부모님께도 병원에서 처방받은 약을 잘 드셔야 한다고 거듭 설명을 드리는데, 그럼에도 부모님은 기분이 괜찮아져서 하루 건너뛰고, 증상이 좋아졌다고 하루 세 번 복용할 약을 한 번만 드시기도 한다. 더구나 식전에 드시거나 자기 전 복용해야 하는 약은 훨씬 더 어려워하신다.

신약을 개발하기 위해서는 여러 단계의 임상시험을 거친다. 제1상 연구에서는 건강한 사람을 대상으로 약동학적 특성과 안전성을 파악한다. 2상에서는 신약의 가장 적절한 용량이 결정되고 유효성과 안전성을 탐색한다. 그리고 3상에서는 해당 적응증을 가진 환자에게 제2상에서 결정한 용량에 대한 유효성 및 안전성을 확증한다.

약물을 투여하고 나서 혈장 속 약물 농도가 50%로 감소하는 데까지 걸리는 시간을 '반감기'라고 하며, 보통 제1상의 약동학 시험에서 확인한다. 통상적으로 반감기의 5배 정도의 시간이 지나면 몸속에서 약물이 모두 배출되었다고 추정한다. 그리고 연속적으로 약물을 투여했을 때는 약 4-5번의 반감기가 지나면 혈액 중 약물 농도가 더 이상 증가하지 않고 일정한 범위 안에서만 오르락내리락을 반복하는 항정 상태(steady state)[1])에 도달했다고 간주한다. 항정 상태는 약물의 농도가 원하는 치료 목표 수준으로 일정하게 유지되는 상태를 말한다.

임상시험에서는 반감기뿐 아니라 여러 다른 지표들을 활용해 신약이 특정 질병을 치료할 때 독성이 나타나지 않는 안전하고 효과적인 혈중농도 범위를 설정한다. 적절한 혈중농도를 유지하기 위해 용량을 얼마나 투여할지(투여 용량), 어떤 주기로 투여할 것인지(투여 간격), 얼마 기간 동안 투여할지(투여 기간), 더 효율적으로 투여하는 방법은 무엇일지(투여 경로)를 고려해 최적의 용량과 용법을 결정한다. 이러한 각고의 노력과 심사숙고 과정을 거쳐 시판된 약물이므로 하루 세 번 먹어야 할 약을 내 기분에 따라 임의로 건너뛰거나 먹지 않으면 약물 투여로 기대했던 치료 목표에는 영원히 도달할 수 없다.

약 먹는 시간을 지켜야 하는 이유

앞서 사례 1에서 살펴보았던 아세트아미노펜은 우리에게 비교적 익숙한 진통제다. '타이레놀 8시간 2알 서방정® 650mg'이라는 약품명에서 보듯이 이 약의 용법은 8시간 간격, 하루 세 번 2알씩 복용이다. 타이레놀의 반감기는 약 4시간이며, 한 번 복용하면 반감기의 5배인 20시간이 지나야 우리 몸에서 거의 소실된다. 그런데 약을 복용하고 증상이 나아지지 않았다고 해서 정해진 용법의 두 배인 4알을 한꺼번에 먹거나, 8시간 간격을 지키지 않고 서너 시간 만에 반복적으로 먹어서 하루 최대 복용량인 4g을 초과한다면 어떤 일이 일어날까?

치료 용량에서 아세트아미노펜은 대부분 무독성 대사 물질로 바뀌고, 일부 독성 물질인 N-아세틸벤조퀴논이민(N-Acetyl-P-benzoQuinone Imine, NAPQI)으로 산화되더라도 몸속에 저장되어 있던 글루타치온과 결합해 해독될 수 있다. 그러나 한꺼번에 많은 양을 복용하면 저장된 글루타치온이 해독할 수 있는 양을 초과하므로 결국 간과 신장에 독성이 발생한다.[2] 물론 과다 복용한 극단적인 사례로 설명했으나, 임상시험에서 독성 없이 약효를 나타낼 수 있는 최저의 용량과 용법을 선정했으므로 이를 준수하는 것이 부작용을 최소화하고 원하는 치료 효과를 얻는 최선의 선택임을 기억해야 한다. 따라서 조제된 약과 함께 받은 복약 안내문과 의약품 설명서를 잘 숙지하고 그에 따른 복용 방법을 지켜야 한다.

일정한 시간 간격으로 복용

서방형 제형은 혈중농도를 일정하게 유지하도록 고안된 약물이므로 일정 시간 간격으로 복용해야 한다. 항생제도 마찬가지다. 그런데 제형에 따라서 복용 방법이 다른 약물도 있다. 항생제인 클래리트로마이신(clarithromycin)은 서방형 제형만 흡수 증가를 위해 음식물과 함께 복용하고, 일반 정제와 현탁액제는 음식물에 영향이 없어서 식사와 무관하게 복용이 가능하다.

자기 전이나 저녁식사 후 복용

하루 한 번 투여하도록 처방받은 약의 경우에는 자기 전이나 저녁식사 후에 복용하도록 권장한다. 두드러기나 가려움증을 가라앉혀 주는 항히스타민제는 졸음 등의 부작용이 발생할 수 있고, 진정제나 수면제에 사용되는 벤조디아제핀계(benzodiazepines), 항우울제(아미트립틸린 amitriptyline, 트라조돈 trazodone 등), 항경련제(페니토인 phenytoin, 카바마제핀 carbamazepine, 발프로산 valproate 등)도 졸음 같은 부작용을 줄이기 위해 자기 전 복용을 추천한다.

마찬가지로 변비에 사용하는 실콘®(폴리카르보필 polycarbophil), 아기오 과립®(차전자, 차전자피) 등의 팽창성 하제(Bulk forming laxative)와 자극성 하제 인 둘코락스®(비사코딜 bisacodyl)는 약효가 나타나려면 약 복용 후 7-8시 간 걸리므로 아침에 대변 활동을 유도할 목적으로 저녁식사 후 복용 을 추천한다. 하지만 취침 직전이나 누워 있는 동안의 복용은 피하고 최소 1시간은 소화를 시킨 후 잠자리에 들도록 권장한다.

스타틴 계열의 고지혈증 치료제 가운데 일부(로바스타틴 lovastatin, 심바스 타틴 simvastatin 등)는 밤 사이에 콜레스테롤 합성이 이루어지므로 생합성 저해 효과를 극대화하기 위해 취침 전 복용이 권고된다. 그러나 다른 성분의 약물(아토르바스타틴 atorvastatin, 로수바스타틴 rosuvastatin 등)은 12시간 이상 의 반감기를 가지기 때문에 지속 시간이 길어 하루 중 아무 때나 일 정 시간을 정해 복용할 수 있다.

아침이나 오전에 복용

반대로 아침이나 오전 복용을 추천하는 약물도 있다. 이뇨제는 취 침 전 복용하면 수면 중에 화장실에 자주 갈 가능성이 높으므로 아 침 복용을 권장한다. 주의력결핍과잉행동장애(Attention-Deficit Hyperactivity Disorder, ADHD)에 사용하는 메틸페니데이트(methylphenidate) 제제는 불면 부 작용이 있으므로 하루 한 번 복용 시에는 오전 중에 복용하고, 하루 두 번 복용 시에는 아침과 점심에 식전 복용을 추천한다. 파킨슨증후 군 치료제인 셀레길린(selegiline)도 불면 부작용 때문에 아침과 점심에 복 용하도록 권장한다. 이 모든 사항은 의약품 설명서에 명시되어 있다.

식전 공복에 복용

식전 공복에 복용을 추천하는 약물이 있다. 위궤양이나 위식도역류 질환 등에 사용하는 대표적인 위산분비억제제인 프로톤펌프저해제(proton pump inhibitor)는 효과를 최대화하기 위해 아침 식전 복용을 권장한다. 테트라사이클린계(tetracyclines) 항생제는 음식물 속에 함유된 칼슘과 착화합물을 형성하는 것을 방지하기 위해 공복을 추천한다. 골다공증 치료제인 비스포스포네이트계(bisphosphonates) 약물(알렌드로네이트 alendronate 등)은 음식물로 인한 생체 내 이용률이 저하되는 것을 방지하기 위해 아침에 일어나자마자 복용하고, 복용 후에는 식도염 등 식도 이상반응 발생 위험 때문에 적어도 30분간 그리고 최초 음식물 섭취 후까지 누워 있지 않도록 한다.[3]

트레스탄(Trestan)® 캡슐이나 Megestrol 현탁액과 같은 식욕촉진제는 식욕촉진 작용을 최대한 유도하기 위해 식전에 복용한다. 결핵약인 이소니아지드(isoniazid), 리팜피신(rifampicin)은 식사 때문에 흡수가 저하되지 않도록 공복에 먹도록 하고 있다. 그리고 약을 복용하고 15분 내에 식사를 하게 하는 약물도 있다. 당뇨병 치료제인 레파글리니드(repaglinide), 나테글리니드(nateglinide)는 음식에 대한 인슐린 분비 자극 반응이 약물 복용 후 30분 이내에 일어나므로 식전 15분 내에 복용하도록 권고한다.[4]

식사 직후 바로 복용

식사 직후 바로 복용을 권하는 약물도 있다. 발톱 무좀 등에 복용하는 항진균제(이트라코나졸 itraconazole 정제)는 위장장애를 일으키고 음식과 함께 복용하면 흡수가 증가되므로 식사 직후 바로 복용하는 것이 좋다. 훼로바유 서방정®(건조황산제일철 dried ferrous sulfate) 등 철 결핍성 빈혈에 사용하는 철분제제도 위장장애로 식사 직후 복용해야 한다. 메트포르민(metformin)은 당뇨병 치료제인데 특유의 금속성 맛과 설사, 구역, 복부팽만 등 위장관계 부작용 때문에 식사와 함께 또는 식사 직후 복용하도록 하고 있다.

식후 30분 복용

지금까지는 일정한 시간 간격, 곧 저녁이나 취침 전, 공복 복용, 식사 직후에 복용하는 약물에 대해 알아봤다. 그렇다면 우리가 흔히 알고 있는 '식후 30분' 복용은 그 외의 모든 약에 적용하면 되는 것일까? 국내 모든 의약품은 식약처에서 용량과 용법까지 모두 허가받아야 시판이 가능한데, 현재 판매되는 약품 가운데 '식후 30분'으로 명시된 용법은 찾으려고 해도 찾을 수 없다.

'식후 30분'은 한국에서만 사용하는 용법이고 외국에서는 하루 몇 회 정도로만 용법을 지시하고 있다. '식후 30분' 용법은 빈 속에 약물을 복용하면 생길 수 있는 속쓰림 증상을 예방하고, 규칙적인 약물 복용을 유도하기 위해 식사와 연계해 사용해온 관행적 용법이다. 하지만 다양한 질병을 가진 노인 환자들의 경우 여러 가지 약물을 한꺼번에 처방받기 때문에 식후 30분을 지켜 약물을 복용하기란 참으로 힘든 일이다. 나 역시 코로나19로 자가 격리하는 동안 식후 30분에 약을 복용하려고 했으나, 약 먹는 시간을 알람으로 맞춰놓고도 100% 지킬 수는 없었다.

식후 30분 복용에서 식사 직후 복용으로

환자가 의사나 약사 등 의료 서비스 제공자의 지시대로 얼마나 의약품을 잘 복용하는지 측정하는 지표가 '복약 순응도'다. 환자들이 약물 요법을 잘 준수하지 않는 것이 일반적인데, 이는 환자의 상태를 악화시키고 의료 비용의 증가로 이어질 수 있다. 따라서 약의 복용 방법을 단순화시키는 방안이 복약 순응도를 높이는 데 도움이 된다.[5] 복약 순응도에 영향을 미치는 요인은 매우 다양한데, 복잡한 복용 방법도 순응도를 방해하는 요인이다.

2014년 서울대 연구팀이 심혈관 질환을 가진 외래 환자를 두 그룹으로 나누어 약사의 복약 지도는 동일하게 진행하고, 한 그룹에만 '식후 30분'에서 '식사 직후'로 복용 방법을 단순화했다. 그 결과 복용 시간 단순화를 진행한 그룹의 복약 순응도가 향상되었다. 이 연구 결과를 토대로 2017년 서울대병원에서는 '식후 30분' 용법을 '식사 직후'로 변경했고 그 후 여러 병원에서도 이를 도입했다. 내가 근무하는 병원도 환자의 복약 순응도 향상을 위해 2022년 다직종 협의체의 의결을 거쳐 '식후 30분' 용법을 '식사 직후'로 변경했다. 그 외에도 공복에 복용하는 '식후 1시간, 식후 2시간, 식전 1시간, 식전 2시간'을 모두 '식전 1시간'으로 통일해 변경했고, '식전 30분'과 '식사 직전'은 '식사 직전'으로 통일했다.

핵심 요약

1. 모든 약은 용법과 용량을 정확하게 숙지하고 최대 허용량 이내로 복용한다.
2. 1회 용량, 투여 횟수, 약 먹는 시간은 꼭 지켜야 한다.
3. 약 복용 시간을 '식후 30분'보다는 '식사 직후'로 변경해 복약 순응도를 높이는 방안이 여러 병원에서 실제로 도입되고 있다.

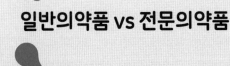

4장
일반의약품 vs 전문의약품

의료봉사로 우즈베키스탄에 다녀온 적이 있다. 의료봉사에서 가장 바쁜 곳은 늘 약국일 때가 많다. 한참 처방전을 보면서 열심히 조제하고 있는데, 통역사가 한 환자와 얘기를 나누더니 나에게 약을 사길 원한다는 의사를 전달했다. 나는 의료봉사를 하러 왔기 때문에 약을 판매하지 않는다고 설명했고, 환자는 무척 아쉬워하면서 발걸음을 돌렸다. 의료봉사가 끝나갈 무렵 그 환자가 왜 내게 약을 사고 싶어 했는지 이유를 알 수 있었다. 우즈베키스탄은 의약분업이 이루어지지 않아 의사의 처방전이 없어도 약국에서 모든 약을 구매할 수 있었기 때문이다.

진료는 병원에서, 조제는 약국에서
아마 지금의 20-30대는 생소하겠지만 우리나라도 2000년 이전에는 우즈베키스탄의 상황과 동일했다. 약국에서 환자가 증상을 호소하면 약사는 해당 증상에 맞는 약을 조제해줄 수 있었다. 한국전쟁 직후 전국 곳곳에 의사가 부족했기 때문에 정상적인 보건의료 체계가 작용할 수 있도록 약사들이 처방의 역할을 할 수밖에 없었고, 그것이 2000년까지 지속되었던 것이다. 그러나 2000년 7월, 의사와 약사의 전문성을 살려 "진료는 병원에서, 조제는 약국에서 하자"는 취지로 의약분업 제도가 도입되었다. 의약분업은 의약품의 오남용 예방, 항생제 사용량 감소, 환자의 알 권리 신장 등 의료 서비스의 질적 향상과 건강보험 재정 지출 감소 등을 통한 사회적 비용의 최소화를 목적으로 만들어졌다.

지금도 2000년 6월 말의 악몽이 떠오른다. 의약분업이 시행되면 외부 약국에서 의약품 재고를 확보하지 못할 수도 있다는 우려 때문에 복용 중인 약을 구매할 수 없을까 봐 외래 환자들이 종합병원으로 한꺼번에 몰려왔다. 이 때문에 병원 약국의 약사들은 새벽까지 한 환자당 최소 6개월 분량의 약을 조제해야 했고, 그 후 한동안 조제실과 투약구에는 환자들이 찾아가지 않은 조제약들이 수십 개의 상자에 가득 쌓여 있었으며, 약사들은 그 상자 안에서 일일이 환자들의 약을 찾느라 애를 먹어야 했다.

일반의약품과 전문의약품의 차이

의약분업 이후 전문의약품은 의사의 처방전이 있어야만 약국에서 조제가 가능해졌다. 그렇다면 일반의약품과 전문의약품의 차이는 무엇일까? 내가 먹는 의약품이 전문의약품인지 혹은 일반의약품인지는 약품의 외부 포장에 반드시 표기되어 있으므로 확인이 가능하다. 자, 그럼 집에 있는 약 박스나 의약품 설명서를 한번 확인해보자.

약사법 제2조[1]에서는 '일반의약품'을 오남용 우려가 적고, 의사의 처방 없이 사용해도 안전성과 유효성을 기대할 수 있으며, 의사의 전문 지식 없이도 질병 치료를 위해 사용 가능하고, 부작용이 비교적 적은 의약품이라고 명시되어 있다. 그리고 의약품 분류 기준에 관한 규정 제4조에서도 자세하게 정의하고 있다.[2] 쉽게 말해 현재 약국에서 의사의 처방전 없이도 살 수 있는 의약품을 말하며, 아세트아미노펜과 같은 해열제를 비롯해 감기약, 소화제, 근육통 완화약, 상처치료 연고 등이 여기에 속한다.

이와 반대로 '전문의약품'이란 식약처 고시에 따르면 약리작용 또는 적응증(어떠한 약이나 수술에 의해 치료 효과가 기대되는 병이나 증상)으로 볼 때 의사의 진단에 따라 사용되어야 하고, 투여 경로의 특성, 용법, 용량의 준수나 설정 시 의사의 지시가 필요한 의약품을 말한다. 또한 부작용과 약물 상호작용, 습관성 및 의존성, 내성 문제, 오남용 등이 우려되는 약, 마약류 의약품, 독극약 등의 의약품을 전문의약품으로 분류했다.[3] 즉 의사의 처방전이 꼭 있어야만 약국에서 조제받을 수 있는 의약품을 말한다.

전문의약품은 왜 광고를 할 수 없을까?

현행 법률상 국민들의 의약품 오남용 방지를 위해 전문의약품은 대중광고를 전면적으로 금지한다. 반면 일반의약품은 대중광고가 가능해 TV 광고를 통해서 흔하게 접할 수 있다. 그러나 식약처는 약사법에서 거짓·과장 광고, 의·약 전문가 추천 광고, 소비자 오인 우려가 있는 광고, 체험담을 이용하는 광고, 의약품 오남용 우려 광고 등을 엄격하게 관리하고 있다.[4] 그런데 전문의약품에 대한 TV 광고가 허락되는 경우도 있다. 예외적으로 접종률을 고려한 예방용 의약품인 '백신'은 대중광고가 허용되어 있어 여러 유명인들이 광고 모델로 활동하는 모습을 볼 수 있다.

그렇다면 왜 전문의약품은 대중광고를 하지 못하는 것일까? 소비자의 알 권리 차원에서 필요하다는 목소리도 있다. 지금은 시판되지 못하지만 한때 관절염 치료제 등으로 사용된 바이옥스 Vioxx®(로페콕시브 rofecoxib)를 예로 들어보자. 한때 이 약은 기존과는 다른 약물기전을 가지고 개발되었기 때문에 기존 진통제보다 위장장애가 적다는 장점이 부각되어 우리나라에서도 엄청나게 처방되었다. 미국에서 이 관절염 치료제는 제품 출시 첫해부터 안전성 데이터가 불충분하게 수집된 상태에서 소비자 직접 광고를 시작했다. 판매사인 머크사는 대대적인 대중광고로 엄청난 이윤을 창출했으나, 이 약이 뇌졸중과 심장질환의 위험을 높인다는 임상시험 결과가 발표되면서 시장에서 철수하게 되었다.

바이옥스 사례에서도 볼 수 있듯이 의약품은 시판 후에도 장기간에 걸쳐 안전성을 검토해야 함에도 불구하고 시판 즉시 대중광고를 통해 사람들에게 대대적으로 노출시키면 환자들의 판단을 흐리게 해 위험에 빠트릴 우려가 있다. 환자는 의약품의 광고를 보고 의사에게 해당 의약품의 처방을 요구하기도 한다. 이미 여러 연구에서 소비자 직접 광고가 처방에 영향을 미친다는 결과를 발표했다.[5] 따라서 대중광고는 광고일뿐 오남용과 부작용 측면에서 의약품을 더욱 신중하게 고려해야 할 필요가 있다.

편의점에서 살 수 있는 안전상비의약품
약국이 아닌 24시간 편의점에서도 구입할 수 있는 의약품이 있다. 안전상비의약품이 그것이다.[6] 이는 약국이 문을 닫는 공휴일과 심야 시간대처럼 의약품 구입이 불가능한 불편 사항을 해소하기 위해 2012년 11월부터 도입되었다. 그래서 약국이 아닌 24시간 연중무휴로 운영되는 상점에서도 일반의약품 가운데 20개 품목 이내로 안전상비의약품을 판매하고 있어 가벼운 증상의 경우 환자가 스스로 판단해 시급하게 사용할 수 있게 되었다.

안전상비의약품에는 해열진통제, 소화제, 감기약, 파스 등이 속한다. 편의점에서 약을 구매해본 사람이라면 안전상비의약품의 포장 단위가 3알, 혹은 6알로 그 양이 적어서 놀랐을 수도 있다. 긴급하게 증상을 해소하기 위해 구입하는 의약품이므로 안전상비의약품의 포장 단위를 '1일'에 필요한 수량으로 지정했기 때문이다. 따라서 증상이 지속될 경우에는 반드시 의약사에게 방문해야 한다.

또한 '안전'이라는 단어가 붙어 있다고 해서 안전상비의약품이 다른 일반의약품보다 무조건 안전할 거라고 생각하는 것은 금물이다. 접근의 편이성을 위해 도입되었을 뿐 부작용 같은 위험성은 다른 일반의약품과 동일하게 존재하기 때문이다.

이처럼 의약품은 처방전 유무에 따라 전문의약품과 일반의약품으로 나뉘고, 일반의약품 가운데 일부는 안전상비의약품으로 약국 이외에서도 구입할 수 있다.

핵심 요약

1. 일반의약품은 의사 처방전 없이 약국에서 살 수 있지만, 전문의약품은 의사 처방전이 꼭 있어야만 약국에서 조제받을 수 있다.
2. 안전상비의약품은 일반의약품 중 환자가 가벼운 증상일 경우 스스로 판단해 사용할 수 있도록 허가된 의약품을 말한다. 약국뿐 아니라 24시간 연중무휴인 상점에서도 구입할 수 있다.

제품명	효능효과	용법용량
1 닥터베아제정	소화불량, 식욕감퇴(식욕부진), 과식, 체함, 소화촉진, 소화불량으로 인한 위부팽만감	1회 1정씩 1일 3회 복용
2 베아제정	소화불량, 식욕감퇴(식욕부진), 과식, 체함, 소화촉진, 소화불량으로 인한 위부팽만감	1회 1징씩 1일 3회 복용
3 신신파스아렉스	어깨결림, 요(허리)통, 신경통, 류마티스, 타박상, 염좌(삠), 근육통, 관절통	1일 1-2회 환부에 부착
4 어린이부루펜시럽 (이부프로펜)	류마티양 관절염, 연소성 류마티양 관절염, 골관절염(퇴행성 관절질환), 감기로 인한 발열 및 동통, 요통, 월경곤란증, 수술후 동통 등	1일 3-4회 어린이 1회 용량 : ·11-14세 : 200-250mg (10-13ml) ·7-10세 : 150-200mg (8-10ml) ·3-6세 : 100-150mg (5-8ml) ·1-2세 : 50-100mg (3-5ml)
5 어린이용타이레놀정 80mg (아세트아미노펜)	감기로 인한 발열 및 동통(통증), 두통, 신경통, 근육통, 월경통, 염좌통(삠 통증) 등	1회 용량을 4-6시간마다 필요시 복용, 몸무게에 따른 1회 용량(10-15mg/ kg)으로 복용
6 어린이타이레놀현탁액		
7 제일쿨파프	삠, 타박상, 근육통, 관절통, 골절통, 요(허리)통, 어깨결림, 신경통, 류마티스통증	1일 1-2회 환부에 부착

제품명	효능효과	용법용량
8 타이레놀정160mg (아세트아미노펜)	감기로 인한 발열 및 동통(통증), 두통, 신경통, 근육통, 월경통, 염좌통(삔 통증)	1회 용량을 4-6시간 마다 필요시 복용, 몸무게에 따른 1회 용량 (10-15mg/kg)으로 복용
9 타이레놀정500mg (아세트아미노펜)	감기로 인한 발열 및 동통(통증), 두통, 신경통, 근육통, 월경통, 염좌통(삔 통증)	만 12세 이상 소아 및 성인 : 1회 1-2정씩 1일 3-4회(4-6시간마다) 필요시 복용
10 판콜에이내복액	감기 여러 증상(콧물, 코막힘, 재채기, 인후(목구멍)통, 기침, 가래, 오한(춥고 떨리는 증상), 발열, 두통, 관절통, 근육통)의 완화	1회 30ml 1일 3회 복용
11 판피린티정	감기의 여러 증상(콧물, 코막힘, 재채기, 인후통, 오한, 발열, 관절통, 두통, 근육통)의 완화	1회 1정씩 1일 3회 복용
12 훼스탈골드정	소화불량, 식욕감퇴(식욕부진), 과식, 식체(위체(체함)), 소화촉진, 소화불량으로 인한 위부팽만감	1회 1정씩 1일 3회 복용
13 훼스탈플러스정	소화불량, 식욕감퇴(식욕부진), 과식, 식체(위체(체함)), 소화촉진, 소화불량으로 인한 위부팽만감	성인 1회 1-2정, 소아(만 8세-만 15세 미만) 1회 1정 1일 3회 복용

5장
알약 공포증

사례

81세의 전립선암 환자인 C는 만성 통증 때문에 오랫동안 진통 효과가 지속되는 서방형 진통제를 처방받았지만 통증 조절이 되지 않아 병원에 내원했다. 그동안 복용하던 약에 대해 상담을 진행하던 중 환자가 의약사와 상의 없이 임의로 알약을 빻아 가루약으로 만들어 복용했다는 사실을 확인하게 되었다. 알약을 가루로 갈면 서방형 제형의 특성이 사라지므로 약효가 오래 유지되지 못한다. 암 환자에게 통증 조절은 삶의 질을 유지하는 데 매우 중요한 요소일 수밖에 없다. 약사는 C 환자에게 올바른 약 복용법을 재교육했고, 약을 원형 그대로 복용하면서부터는 통증이 안정적으로 조절되었다.

알약 삼킴 곤란

어린 시절 잔병치레가 유독 많아 그때마다 가루약을 먹는 것이 정말 싫었다. 가루약이 입 주변 여기저기에 묻어날 뿐 아니라, 입안에 넣자마자 퍼지는 쓴맛 때문에 삼키는 것이 무척 괴로웠다. 그러다가 조금 더 자라서 알약을 먹을 수 있게 되었을 때 꿀꺽 삼킬 수 있는 알약 덕분에 약 먹는 시간의 괴로움이 줄었던 기억이 난다.

알약은 가루약의 쓴 성분을 감춰주고 휴대하기가 간편한 장점이 있다. 또 병원에 와서 투약해야 하는 주사제와 비교했을 때도 언제든 집에서 투여할 수 있다는 장점이 있다. 그런데 모든 사람이 알약을 선호하는 것은 아니다. 환자가 약물을 잘 복용하도록 복약상담을 정성껏 진행하는 약사가 정작 본인은 알약을 삼키지 못해 힘들어하는 경우도 본 적이 있다. 처방전을 검토하다 보면 처방받은 알약이 너무 커서 다른 약물로 변경을 요청하는 사례도 종종 발견한다. 얼마 전에는 코로나19 백신 접종을 하면서 아세트아미노펜을 알약으로 먹어야 하는데, 크고 기다랗게 생긴 알약을 한 번에 삼키지 못해 고생하는 지인의 이야기도 들을 수 있었다.

2023년 한 연구팀이 한국 노인 421명을 대상으로 설문조사를 한 결과, 알약을 삼키기 어렵다고 응답한 비율은 34.9%나 되었고, 알약 삼킴이 어려워 복용하지 않은 경험이 있는 노인은 26.8%로 나타났다. 앞에서 소개한 사례의 노인 환자가 임의로 알약을 분쇄했던 이유를 짐작할 수 있게 하는 결과다. 또 이 연구에서는 고령일수록, 그리고 알약 수가 많을수록 알약 삼킴 곤란이나 약 복용을 거부하는 경험이 더 많았다고 했다.[1] 이렇게 알약 삼킴 곤란으로 환자들이 약물을 복용하지 않는다면 질병 관리가 제대로 되지 않고, 결과적으로는 이환율(병에 걸리는 비율)과 사망률이 높아지는 원인이 될 수 있다.

알약 공포증의 원인은 무엇일까?

알약 삼킴 곤란의 원인에는 여러 가지가 있을 수 있으나, 크게 환자의 신체적 측면, 심리적 측면, 의약품 측면으로 생각해볼 수 있다. 먼저 신체적 측면으로는 뇌졸중, 파킨슨병, 치매와 같은 중추신경계 질환이나 암, 위식도 역류 질환 등에 의한 생리학적 삼킴 곤란이 원인이 될 수 있다. 두 번째 원인은 신체 기능적으로는 문제가 없지만 심리적인 문제로 알약 삼키기를 두려워하거나 싫어하는 경우다. 과거에 알약을 삼키는 과정에서 구역질이나 질식처럼 불쾌하거나 위험한 경험을 했을 수 있고, 씹어서 삼키는 음식과는 다르게 씹지 않고 삼켜야 하는 알약이 부담되거나 이질감이 느껴져서일 수 있다. 마지막으로 알약이 크거나 질감이 좋지 않거나 불쾌한 맛과 냄새가 나는 등 의약품의 측면도 알약 삼킴 곤란의 원인으로 작용한다.

알약을 쪼개어 먹는 방법은 괜찮을까?

조제된 약뿐 아니라 일반 영양제나 건강기능식품도 크기가 큰 알약 형태가 많아서 알약 삼킴 곤란을 겪는 성인들이 있다. 이때 휴대용 알약 커팅기를 활용해 의사나 약사와 상의 없이 임의로 알약을 쪼개서 먹는 경우가 있다.

그렇다면 알약을 분할하는 것은 괜찮을까? 약사 입장에서는 환자가 임의로 알약을 분할해 먹는 것을 결코 권장하지 않는다. 알약에는 여러 층의 성분이 순차적으로 녹도록 만든 '다층정', 위산으로부터 보호하려고 장에서만 녹게 만든 '장용정'(장용캡슐), 정제 겉면을 코팅해 약물이 서서히 녹아 약효가 오래 지속되게 만든 '서방정'(서방캡슐) 등 다양한 제형이 있다.[2] 따라서 알약이 크다고 자르거나 가루로 분쇄하면 이러한 제형적 특성이 사라지므로 약효를 제대로 보기 위해서는 알약의 원형 그대로 복용해야 한다.

예를 들어 서방형 제형을 분할하거나 분쇄하면 서서히 약물이 방출되는 약물 특성이 사라져 버린다. 그럴 때 한꺼번에 약물이 방출되어 부작용이나 독성의 위험이 증가할 수 있다. 그 외에도 수분을 흡수하는 흡습성이 있거나, 빛에 약해서 차광이 필요한 의약품, 면역억제제나 항암제, 태아에게 악영향을 줄 수 있는 최기형성 의약품, 식도 자극을 일으킬 수 있는 골다공증 치료제 등도 분할하거나 분쇄하지 않고 그대로 복용하는 것이 안전하다.

물론 약의 특성에 따라 분할과 분쇄가 가능한 알약도 있다. 따라서 환자는 임의로 이를 판단하지 말고 반드시 의약사와 상담해야 한다. 서방형 제형이지만 할선이 있어서 분할이 가능한 펜타사 서방정®과 같은 약물도 있다. 분할 복용이 가능한 의약품인지 의약사에게 먼저 확인하고, 알약 커팅기 등으로 분할해 안전하게 복용해야 한다. 만일 분할이 불가능한 의약품이라면 물에 녹여 복용할 수 있는지 확인하고, 이것도 어렵다면 동일한 성분을 가진 크기가 더 작은 정제나 캡슐, 붕해정, 가루약, 시럽, 주사제 등으로 제형을 변경하거나 비슷한 효능의 약물로 변경하는 대안도 활용할 수 있으니 의약사와 상담하는 것을 권한다.

알약을 잘 삼키도록 돕는 여러 가지 방법

호주의 한 연구팀에서는 약을 잘 삼키도록 고안된 방법들을 사용해 알약 삼키는 능력이 향상되었다는 결과를 발표했다.[3] 첫 번째 방법은 정제가 물보다 무거운 성질을 이용한 방법으로, 정제 복용 시 효과적인 '사이다병(pop-bottle) 요법'이다. 혀 위에 정제를 올려놓고 입술을 물병 입구에 단단히 고정시킨 뒤 고개를 확 뒤로 젖히면서 물과

정제를 동시에 삼키는 것이다. 이렇게 고개를 확 뒤로 젖히면 물이 들어가면서 동시에 알약이 넘어가고, 기도의 입구를 열어주는 자세가 된다. 소아들이 가장 선호하는 자세로 조사되었다.

두 번째 방법은 물보다 가벼워 물에 뜨는 캡슐의 성질을 이용한 방법으로, 캡슐을 복용할 때 효과적인 '구부리기(lean-forward) 요법'이다. 캡슐을 혀 위에 올려놓은 후 물을 한 모금 머금고 고개와 턱을 가슴 쪽으로 숙이면서 물과 캡슐을 함께 삼키면 된다.

'사이다병 요법'은 고개를 뒤로 확 젖히는 방법이고 '구부리기 요법'은 고개를 숙이는 것이다. 그러나 두 방법 모두 삼킴 장애가 있는 환자에게는 질식과 흡인성 폐렴의 위험성이 있으므로 권장되지 않는다.

세 번째 방법은 허리를 똑바로 편 상태에서 머리를 뒤로 젖히거나 숙이지 않고 '앞을 보면서 약과 물을 함께 삼키기(central head posture) 방법'이다.

이 외에 직경이 큰 빨대를 이용하는 방법도 있다. 약을 입에 넣은 다음 빨대로 물을 빨아들이면서 약을 함께 삼키는 방법이다. 물병이나 빨대를 입에 물기 위해 입술을 동그랗게 하면 동시에 목구멍도 동그랗게 되기 때문에 알약을 삼키기가 훨씬 쉬워진다.

외국에서는 어린이와 청소년에게 알약 삼키는 기술을 연습시키기 위해서 알약을 삼키기 쉽게 만든 컵이나 빨대 모양의 보조 기구를 사용하기도 한다. 일단 이 보조 기구를 사용해 삼키는 방법을 익힌 이후에는 보조 기구의 사용을 중단할 수 있다.[4] 그리고 알약을 반 알로 분할하면 쓴맛이 넘어오기 때문에 아이들을 위해 알약을 코팅해주는 기구[5]도 판매하고 있으며, 윤활제 젤 제형이나 윤활제 스프레이 제형 등도 시판되고 있다.

알약의 개수가 많아 한꺼번에 삼키지 못할 때는 약을 한 알씩 차

레로 복용하는 방법도 시도해볼 수 있다. 조그마한 크기로 뭉친 빵 조각의 크기를 점점 크게 키워가면서 삼킴 기술을 연습하는 방법도 있다. 그러나 이 방법도 삼킴 곤란이 있는 환자에게는 질식을 유발할 수 있으므로 권장되지 않는다.

예전에는 쓴맛이 나는 가루약을 먹지 못하는 환자들에게 전분으로 만든 무색무취의 얇은 식용 필름인 오부라이트(oblaat)로 약을 싸서 복용하도록 했으나, 현재 국내에서는 시판되는 제품을 구할 수 없다. 약 복용이 쉽도록 도와주는 복약 보조 젤리(medication aid jelly) 제품은 시판되고 있다. 숟가락에 먼저 이 젤리 제품을 소량 얹고, 그 위에 먹기 힘든 가루약이나 알약을 올린 뒤, 다시 소량의 젤리 제품을 덮어서 복용하면 된다. 그러나 해당 제품에 포함된 잔탄검[6] 성분은 2011년 미국에서 신생아 괴사성 장염 사망 사고가 발생한 적이 있어 12개월 이하의 영유아는 복용하지 않는 것이 좋다.

2014년 미국 성인을 대상으로 한 설문조사에서 1주일에 최소 한 번 이상 삼킴 장애를 겪는 환자의 유병률이 3%로 조사되었다.[7] 이처럼 알약 삼킴 곤란으로 고통을 겪는 성인들이 의외로 주위에 많고, 이는 삶의 질에 적지 않은 영향을 미치기에 다양한 방법들이 시도되고 있는 것이다.

그러나 삼키기 곤란하다고 해서 알약의 제형을 임의로 변경해선 안 된다. 각 제형들이 갖고 있는 특성을 그대로 유지해야만 약효가 제대로 나타날 수 있기 때문이다. 따라서 임의로 알약을 분쇄하거나 분할하지 말고 원형 그대로 복용하도록 하자. 만일 알약을 먹기 어렵다면 약사와 상의해 제형을 변경하거나, 비슷한 효능을 가진 다른 약으로 의사에게 처방 변경을 요청하는 방법도 있다.

6장
약물 오남용의 심각성

사례

주요 우울장애를 앓던 17세 청소년 환자가 병원 응급실에 실려왔다. 이 환자는 구토와 의식 상실 상태로 의사소통이 불가능했다. 그리고 양쪽 팔에서 바늘 자국이 발견되었다. 휴대전화 문자메시지에는 낯선 장소에서 낯선 사람을 만나 스스로 약을 주사했다는 내용이 담겨 있었다. 약물중독을 의심하고 독성 검사를 진행한 결과, 치사량의 메트암페타민이 확인되었다. 의식이 회복된 후 환자에게 확인했더니 일주일에 두 번 정도 술을 마셨고 응급실 방문 당일 새벽에는 술을 5병 마시고 집으로 돌아가서 메트암페타민을 투여한 것으로 나타났다. 이후 환자는 정신과 상담을 받았고, 자해 위험이 있어 입원해서 정신과 치료를 받은 뒤 8일째에 퇴원했다.[1]

우리나라는 마약 청정국이 아니다

2023년 전국을 떠들썩하게 만든 마약 사건이 있었다. 여러 병원을 전전하며 마약류를 투약받던 한 사람을 경찰이 조사해보니 유명 연예인이었던 것이다. 그런데 경찰은 어떻게 한 병원도 아닌 여러 병원에서 투약한 그를 추적할 수 있었을까? 바로 마약류통합관리시스템[2] 덕분이었다. 이 시스템이 도입되기 전에는 수입상 따로, 도매상 따로, 병원 따로, 약국 따로 식약처에 구매와 사용 내역을 보고했다. 그러나 이 시스템이 도입된 이후 모든 마약의 수입, 판매, 사용 등의 보고가 한 곳으로 모이면서 자료가 통합되어 관리되기 때문에 정부에서 마약의 흐름을 한눈에 파악할 수 있다.

또한 2023년 봄 강남 학원가와 학교 인근에서 중고생들에게 마약이 든 음료수를 건네준 일당이 경찰에 붙잡힌 일이 있다. 학생들에게 나눠준 음료수에서는 필로폰 등의 마약 성분이 검출되었다. 이렇게 음료인 것처럼 속여서 마약을 먹이는 범죄가 증가하면서 길에서나 지인이 건네주는 음료수도 마음 놓고 마실 수 없는 세상이 되었다.[3]

UN의 정의에 따르면 인구 10만 명당 마약류 사범이 20명 미만이어야 마약 청정국이라 부를 수 있다. 우리나라는 2016년에 이미 25.2명으로 조사되어 안타깝게도 더 이상 마약 청정국으로 분류되지 않는다. 대검찰청의 〈2022 마약류 범죄백서〉에 따르면, 2022년 전체 마약류 사범은 18,395명으로 2021년(16,153명)에 비해 13.9% 증가했다. 이는 1999년에 처음으로 연간 1만 명을 기록한 이후 역대 최고치다. 그중 마약과 대마보다도 메트암페타민(필로폰) 등 향정신성의약품 사범이 가장 많은 비중을 차지했다.

마약류 범죄가 이처럼 증가한 이유는 최근 인터넷(다크웹)이나 SNS(텔레그램) 등으로 국제 우편물을 통해 쉽게 해외 마약류 구입이 가능해졌기 때문이다. 이러한 불법 마약은 투약한 사람에게도 위험하지만 환각 상태에서 범죄를 유발해 사회적으로 해악을 일으키므로 더욱 위험하다. 〈2022 마약류 범죄백서〉에 따르면 마약류 투약 사범이 투약 후 환각 상태에서 살인, 강도, 인질극, 절도 등의 강력 범죄를 저지르거나 마야 구매를 위해 돈을 마련하려고 범죄를 저지르는 일이 적지 않았다. 또 자살이나 과다 투약으로 사망하는 사례도 빈번히 발생하고 있다.[4]

마약류의 정의

마약(narcotics)은 중추신경계에 작용하면서 오용하거나 남용할 경우 인체에 심각한 위해가 있다고 인정되는 약물을 말한다. WHO에서는 '마약'을 의존성, 내성, 금단증상이 동반되고 사회에도 해를 끼치는 약물이라고 정의했다. 〈마약류 관리에 관한 법률〉과 시행령에서 마약류는 마약, 향정신성의약품, 대마로 분류하고 해당하는 성분을 정하고 있다. 그 외 마약류를 규제하는 법에는 〈마약류 불법 거래 방지에 관한 특례법〉, 〈특정 범죄 가중처벌 등에 관한 법률〉, 〈형법〉 등이 있어 국가적으로 엄격하게 관리되고 있다.[4]

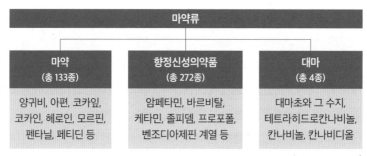

(식약처 홈페이지 2020. 06. 04. 기준)[5]

마약의 역사

모든 마약은 아편에서 출발한다. 양귀비 열매의 유액을 건조시킨 것이 아편이다. 아편은 기원전 2100년경 수메르인의 점토판에 기록되어 있을 정도로 수천 년 동안 통증을 완화시키는 물질로 알려져 왔다. 이 아편 때문에 1840년과 1856년에 두 차례에 걸쳐 중국과 영국 간의 아편전쟁이 발발했다.

그렇다면 이런 천연 아편 물질에서 의약품으로 사용되는 화학물질은 누가, 언제 만들었을까? 1805년에 독일인 약사 프리드리히 제르튀르너(Friedrich Sertürner)가 아편에서 활성 성분을 추출, 정제해 아편보다 10배 더 강력한 화학물질을 분리해냈다. 그는 그리스신화 속 꿈의 신인 모르페우스(Morpheus)의 이름을 따서 모르핀(Morphine)이라고 명명했다. 1832년에 두 번째로 코데인(Codeine)이 정제되었고 그 이름은 그리스어 'poppy capsule'에서 따왔다.

그러다 1874년 모르핀 분자를 변형한 더 강력한 물질인 다이아세틸모르핀(diacetylmorphine)이 만들어졌다. 이후 바이엘(Bayer)사는 이 물질을 모르핀 의존성의 위험이 없는 영웅적인 약물(heroic drug)이라는 의미로 '헤로인'(heroin)이라고 이름을 지었고, 1898년 진해제(기침 억제제)와 마약 의존성 치료제로 시판했다. 그러나 남용의 위험성, 그리고 주사로 투약할 때 다른 마약보다 중독 가능성이 더욱 높아 1924년 미국에서는 의료용 마약으로 시판을 금지했다. 그렇지만 헤로인은 베트남전쟁에서 미군의 약 40%가 사용했고, 귀국한 군인의 7%가 계속 사용한 바 있다. 1980년대 중반에는 에이즈(AIDS)의 위험성이 알려지면서 HIV 감염의 두려움 때문에 헤로인 흡입이 유행했다. 이후 2001년 아프가니스탄전쟁 때도 고통에서 살아남기 위해 마약에 의지하는 사례가 발생했다.[6]

이후 모르핀과 유사한 진통 효과를 나타내지만 의존성이 적은 합성 마약이 계속해서 개발되었다. 해당 마약에는 펜타닐(fentanyl)과 페티딘(pethidine) 등이 포함된다. 1959년 만들어진 펜타닐(fentanyl)은 모르핀보다 200배나 더 강한 진통 작용을 갖고 있다. 주로 마취 시 정맥 투여 방법으로 사용되며, 암 환자의 통증 관리를 위해 붙이는 패치나 사탕처럼 물고 있는 제형으로도 시판되고 있다. 현재 미국인 중 50세 이하 사망 원인 1위는 아편계 마약성 진통제 오남용으로 알려졌으며, 그중 약 67%가 펜타닐 과다 투여로 사망한 것으로 추정된다. [4]

페티딘(pethidine)은 1939년 독일에서 최초로 합성되었고, 국내에서는 데메롤(demerol)로 알려져 있다. 또한 옥시코돈(oxycodone) 성분의 마약도 지속형 제형으로 암 환자의 심한 통증을 조절하기 위해서 처방하고 있으나, 미국에서 이 약물을 분쇄해 남용하는 사례가 많아 현재는 분쇄가 불가능한 제형으로 생산하고 있다. [6]

마약류 가운데 마약이 아닌 향정신성의약품에 속하는 대표적인 불법 약물이 '메트암페타민'이다. 일본 제약회사가 만든 각성제 '히로뽕'(philopon)으로도 알려져 있다. 이 약물의 이름은 "일하는 것을 사랑한다"라는 그리스어 'philoponos'에서 유래되었다. 이 약물도 제2차 세계대전 중 군수용품으로 대량 생산되어 군인에게 사용되었다. 투여 시 빠르게 중독되고, 도파민이 손상되어 중추신경계를 파괴하는 위험한 약물이다. [4]

호기심에서 시작하는 마약

2022년 19세 이하 마약류 사범은 481명으로[4] 2011년 41명에서 10배가 넘게 급증했다. [7] 게다가 전체 마약류 사범 중 20-30대의 비중은 57.1%를 차지해 2021년 56.8%보다 증가하는 추세이므로 앞으로 청소년 사범과 함께 지속적으로 늘어날 것으로 예상된다. SNS나 웹사이트를 통해 청소년들의 마약류 접근이 쉬워졌고, 최근에는 데이트 강간 약물인 GHB(Gamma Hydroxy Butyrate)[8]를 성범죄에도 악용하고 있어 현재 그 위험성이 심각한 상황이다.[4]

마약이 성인보다 청소년에게 더 위험한 까닭은?

청소년은 성인보다 불법 약물에 노출되면 더욱 위험하다. 청소년기는 뇌 발달에 중요한 시기다. 그래서 청소년기의 마약류 투여는 뇌 발달을 방해하고 뇌에 돌이킬 수 없는 손상을 일으킨다. 특히 메트암페타민은 중독성이 강한 각성제이며, 이 약물을 만성적으로 사용하면 지속적인 신경 손상이 발생할 수 있다.

2015년 국내 한 연구팀에서는 청소년 111명과 성인 114명을 대상으로 메트암페타민을 투여한 군과 투여 안 한 군으로 나누어 MRI 검사를 시행하고 청소년과 성인의 뇌를 비교했다. 그 결과 청소년 불법 약물 투여군이 성인 투여군보다 전두엽 대뇌피질[9] 두께가 더 얇은 것으로 나타났다. 뇌의 이 부분은 기억력, 사고력 등 인지 기능을 담당하며 두꺼울수록 좋다. 이러한 연구 결과는 더 적은 용량과 더 짧은 사용기간에도 청소년의 뇌가 성인의 뇌보다 메트암페타민에 민감하고 취약함을 의미한다. 청소년의 이러한 뇌 특성 때문에 메트암페타민 의존성은 성인보다 청소년에게 더욱 위험성이 높은 것으로 추정된다.[10]

처음에 소개한 17세 환자 사례는 청소년에게 판매가 금지된 술을 구입해 매주 주기적으로 마셨던 것도 문제였지만, 핸드폰 문자 하나로 손쉽게 마약류를 구해 투여할 수 있는 위험천만한 세상이 되었음을 여실히 보여주었다. 미국과 터키에서 진행한 연구에 따르면 메트암페타민 중독이 있는 소아 환자는 성인에 비해 오심, 구토, 복통 등 위장관 증상이 더 두드러지는 경향이 있었다. 게다가 위장관궤양, 천공, 출혈과도 관련이 있을 수 있다.[1] 그런데 이 환자는 매주 음주까지 했다고 하니, 아마 그 피해가 더욱 심각했을 것이다. 실제 구급대원이 현장에 도착했을 때 환자 주변에 피가 섞인 토사물이 있었기 때문에 응급실 도착 이후 혈성 구토를 확인하기 위해 다양한 검사를 시행했다고 한다.

불법 마약이 아닌 처방약에 의한 중독

미국 펜실베이니아의 필라델피아 거리에 좀비처럼 서서 걷지도 앉지도 못하고 엉거주춤한 자세로 멈춰 있던 마약중독자들의 처참한 모습을 TV나 유튜브에서 본 적이 있는가? 약사 입장에서는 그러한 미국 거리의 모습이 이제 먼 나라에서 일어난 남의 이야기처럼 느껴지지 않는다. 내시경을 위해 투약하는 프로포폴, 불면증을 치료하기 위해 먹는 수면제, 암 환자의 통증을 경감하기 위해 붙이는 마약성 진통제 패치 등 우리 주변에도 흔히 접할 수 있는 온갖 종류의 마약류가 있기 때문이다. 그래서 국민 모두가 마약류에 경각심을 가져야 한다. 한 번의 호기심, 그리고 한 번쯤은 괜찮겠지 하는 방심이 마약중독이라는 지옥과 나락의 시작이 될 수 있다.

최근 처방받아야만 구매할 수 있는 마약성 진통제의 오남용 문제가 사회적 이슈가 되고 있다. 그 이유는 병원 처방을 통해 예전보다 손쉽게 마약성 진통제를 구할 수 있게 되었기 때문이다. 2021년에는 10대 청소년들이 펜타닐 패치를 불법 투약해 40여 명이 검거되는 사건까지 발생했다. 아무리 합법적으로 처방했다 하더라도 마약류 관리가 소홀할 때 이렇게 남용된다는 사실을 알 수 있다. 이러한 처방

마약의 문제를 인식한 미국은 이미 2017년에 마약 위기를 선언했으나, 2020년 한 해만 해도 마약 과다 복용으로 사망한 사람 수가 6만 8천 명에 이른다. 또 캐나다는 2016년부터 2021년까지 6년 동안 2만 3천 명이 마약으로 인해 사망했다.

2023년 국내 한 연구팀이 마약성 진통제를 처방하고 조제하는 의약사를 대상으로 심층 인터뷰를 진행했다. 인터뷰 결과, 20대 많은 젊은이들이 해당 지역이 아닌 타 지역에서부터 찾아와 여러 병원을 돌아다니며 펜타닐 패치 처방을 요구하는 일이 일어나고 있음을 알 수 있었다. 환자 본인뿐 아니라 보호자가 마약중독이 되는 경우도 있고, 마약 없이 살 수 없다고 처방을 강력하게 요구하기도 하며, 처방 용량이 너무 많아 의사와 상의해 조정했을 때는 엄청난 항의를 받기도 했다고 한다.[11]

이렇듯 마약성 진통제의 오남용이 의심되는 일이 많이 일어나고 있다. 의사가 펜타닐(fentanyl) 정제와 패치제를 처방할 때 환자의 투약 이력 조회를 의무화하는 법안이 2024년 6월 14일부터 시행되었다. 이처럼 정부는 마약류 의약품 오남용을 방지하기 위해 부단히 노력하고 있다. 2019년 뉴스에서 약 6년에 걸쳐 다른 사람의 명의로 수면제인 졸피뎀을 처방받아 복용한 40대 남성과 그에게 신분을 빌려준 사람, 그리고 이를 방조한 처방 의사 2명을 검거했다는 보도가 실린 적이 있다. 마약류 처방과 관리가 더욱 엄격해져서 이제 더 이상 이런 일이 우리 주변에서 찾아볼 수 없기를 간절히 바란다.[12]

7장
약의 부작용

전 국민을 대상으로 코로나19 백신을 접종하던 시기에는 누구라도 지인을 만나면 백신 부작용에 대해 서로 이야기를 나누기에 바빴다. 그런데 이상하게도 부작용이 전혀 없었다는 사람, 약간 있었다는 사람, 너무 심했다는 사람 등 그 반응이 사람마다 무척 다르게 나타났다. 이처럼 모든 의약품은 품질에 문제가 없더라도 환자에 따라 상이한 반응이 나타날 수 있다. 또한 모든 의약품은 투여 이후 부작용이 발생할 위험이 항상 존재하며, 시판 전에는 예상하지 못했던 부작용이 시판 후에 갑작스레 발생할 수도 있다.

의약품 부작용에는 어떻게 대처해야 할까?

우리가 흔히 알고 있는 약의 부작용부터 살펴보자. 두드러기나 가려움증에 사용하는 항히스타민제(anti-histamines)와 신경안정제는 주로 졸음을 유발하고, 이부프로펜(ibuprofen) 같은 해열진통소염제는 속쓰림을 일으킨다. 그래서 항히스타민제와 신경안정제는 '자기 전' 복용을, 해열진통소염제는 '식사 직후' 복용을 권장한다.

그 외에도 발톱무좀 등에 복용하는 항진균제인 이트라코나졸(itraconazole)은 위장장애를 일으키므로 '식사 직후' 바로 복용하는 것이 좋다. 골다공증 치료제인 비스포스포네이트계(bisphosphonates) 약물인 알렌드로네이트(alendronate)는 '아침'에 일어나자마자 복용하되 식도염, 식도궤양과 같은 식도 이상반응이 보고된 바 있기 때문에 약물을 위로 신속히 도달시켜 식도 자극을 감소시키려면 충분한 양의 물(170-230㎖)로 삼켜야 한다. 또 복용 후에는 적어도 30분간 그리고 최초 음식물 섭취 후까지 누워 있지 않도록 주의해야 한다.[1]

이와 같이 처방받은 약의 복약 안내문을 꼼꼼히 확인하고 복용 방법을 지킴으로써 불필요한 부작용 발생을 피할 수 있다. 이 밖에도 여드름 치료 등에 사용하는 미노사이클린(minocycline)이 포함된 테트라사이클린계(tetracyclines) 항생제는 태아의 치아 발육기인 임신 후반기, 그리고 12세 미만의 소아가 장기 사용하는 경우 영구적으로 치아 변색 증상이 나타나므로 투여를 금한다.[2]

부작용의 또 다른 이름

부작용이란 용어는 매우 다양하게 정의되는데 부작용(side effect), 이상 사례(Adverse Event, AE), 약물 이상반응(Adverse Drug Reaction, ADR) 등이 있다.[3] 이 용어들의 차이를 알아보자. 먼저 부작용이란 환자의 질병을 치료하기 위해 허가받은 약물을 정상적인 용량 내에서 투여한 경우에 나타나는 모든 의도치 않은 효과들을 말하며, 이때 의도되지 않은 이로운 효과까지도 포함한다. 즉 가장 큰 의미로서 본래 약물에서 기대했던 주 작용이 아니라 그 외에 발생한 부정적인 작용과 긍정적인 작용을 모두 통틀어 말한다.

다음으로 '이상 사례'는 의약품의 투여나 사용 중에 발생한 바람직하지 않고 의도되지 않은 증상 또는 질병을 말하며, 투여한 의약품과 반드시 인과관계를 가져야 하는 것은 아니다. 반면 '약물 이상반응'은 의약품을 정상적으로 투여하고 사용해 발생한 유해하고 의도하지 않은 반응으로, 해당 의약품과의 인과관계를 배제할 수 없는 경우를 말한다.[4]

정리해보면 가장 넓은 의미로 원래 허가된 효과 이외에 나타난 모든 작용을 '부작용'이라고 하고, 부작용 중에서도 바람직하지 않은 효과가 '이상 사례'이며, '이상 사례' 중에서도 투여한 의약품이 영향을 미쳤을 가능성이 있는 경우를 '약물 이상반응'이라고 한다(부작용 ⊃ 이상 사례 ⊃ 약물 이상반응).

탈리도마이드와 비아그라

끔찍한 부작용으로 사용이 중단된 약물의 가장 유명한 사례가 유럽에서 입덧 치료제로 사용했던 탈리도마이드(thalidomide)다. 이 약을 투약한 임산부에게서 팔다리가 없거나 매우 짧은 바다표범발증(phocomelia)의 기형아가 태어났기 때문이다. 또한 1990년대 장운동 조절제로 많이 사용되었던 시사프라이드(cisapride)는 부정맥 발생 때문에 2000년에 시장에서 철수되었다. 그 외에도 COX-2 차단제인 관절염 치료제 바이옥스(Vioxx®, Rofecoxib)와 당뇨병 치료제인 아반디아(Avandia®, Rosiglitazone)는 심혈관계 위험 때문에 2004년과 2010년에 각각 제약 시장에서 철수되었다.

아무리 약물을 허가받은 적응증, 또는 용량과 용법에 맞춰 사용하더라도 환자와 약물 특성에 따라 부작용은 발생할 수 있다. 그러나 부작용이 발생했다고 그 약물을 무조건 시판 중지해야 하는 것은 아니다. 부작용을 이용해 새로운 적응증에 적용한 사례도 있기 때문이다. 비아그라(Viagra®)가 대표적이다. 비아그라의 성분명은 실데나필(sildenafil)로 협심증 치료제로 처음 개발되었으나 이 약을 사용하면서 나타난 부작용을 이용해 발기부전 치료제가 개발되었다. 또 전립선비대증 치료제인 프로스카(Proscar®, finasteride) 역시 털을 자라게 하는 부작용을 활용해 탈모 치료제인 프로페시아(Propecia®)를 개발했다.

임상시험에서 나타난 부작용은 빙산의 일각

모든 신약은 식약처의 허가를 받아 시판하기 위해 임상시험을 진행한다. 그런데 임상시험에서는 특정 질환을 가진 일부 소수의 환자에게만 약물을 투여하고 그 과정에서 나타난 부작용만을 가지고 안전성을 판단한다. 안전성과 내약성(약물을 투여했을 때 환자나 임상시험 대상자가 부작용이나 불편감을 참을 수 있는 정도)을 보는 제1상 연구는 약 20-100명을 대상으로, 용량을 결정하는 제2상은 수백 명을 대상으로, 유효성을 검증하는 제3상은 2,000명 정도를 대상으로 진행한다.

결국 대략 3,000명의 제한된 환자만을 대상으로 임상시험을 시행하기 때문에, 판매 시작 시 알려진 부작용은 빙산의 일각일 뿐이다. 즉 일부 제한된 환자만을 대상으로 한 임상시험에서는 모든 환자에게 발생할 수 있는 부작용을 미리 예측하거나 전부 파악할 수는 없다. 따라서 시판 후에도 보건의료인뿐 아니라 환자들의 자발적인 부작용 보고와 다양한 연구 등을 통해 지속적으로 부작용에 대한 정보를 수집하는 것이 필요하다.

의약품 이상 사례 보고 시스템

이러한 이유로 우리나라도 의약품 이상 사례(부작용) 보고 시스템 (Korea Adverse Event Reporting System, KAERS)을 운영하고 있다. 이는 한국의약품안전관리원에서 전산 시스템을 통해 의약품 등의 이상 사례를 보고받고 관리하는 시스템이다. 즉 의약품 부작용 전산 시스템은 의약전문가, 제조사와 수입회사, 소비자 등으로부터 의약품 등의 이상 사례를 효율적으로 보고받고 관리할 수 있도록 구축되어 있다. 또한 한국의약품안전관리원은 지역 의약품안전센터를 전국에 여러 개 지정해 각 센터에서 수집된 약물 이상 사례를 관리한다. 세브란스병원도 의약품안전센터로 지정되어 관할 지역의 보건의료인에게서 이상 사례를 수집하고 시스템에 보고하는 역할을 하고 있다.

약물을 사용하는 도중에 생각하지 못했던 부작용이 나타나는 경우에는 소소한 증상이라도 복용 시간과 나타난 증상 등을 기록해 의사나 약사와 상담하는 것이 좋고, 환자가 직접 의약품 이상 사례 보고 시스템에 신고할 수도 있다. [5]

의약품 부작용 피해 구제 사업

병원에서 의사가 처방한 의약품을 지시에 따라 복용했음에도 예견하지 못한 부작용으로 심각한 장애를 입거나 사망하는 경우가 발생할 수도 있다. 환자나 유족 입장에서는 마른하늘에 날벼락과 같은 일일 것이다. 이런 상황에 대비하기 위해 우리나라는 의약품 부작용 피해 구제 사업을 운영하고 있다. 정상적인 의약품 사용에도 불구하고 의약품 부작용으로 사망, 장애, 질병 피해를 입은 유족 및 환자에게 사망일시보상금, 장애일시보상금, 진료비 및 장례비를 지급하는 사업이고, 장애가 발생하거나 사망한 날부터 5년 이내에 보상 신청이 가능하다.[6] 그러나 항암제나 특수 질병에 사용되는 의약품 등 식약처에서 지급을 제한하는 사유에 해당하는 경우에는 보상에서 제외된다.

본인과 가족에게 약물 부작용이 발생해 심각한 피해를 입었다면 운영 기관인 한국의약품안전관리원과 의약품안전나라에서 의약품 부작용 신고 및 피해 구제 상담을 신청할 수 있다.

부작용 보고, 환자에게 또 다른 약이 된다

시판된 약을 먹고 환자가 경험한 이상 사례는 아무리 사소하더라도 부작용과 관련된 실마리 정보가 될 수 있다. 또 이런 정보들이 모인다면 임상시험에서 아예 나타나지 않았거나 우리가 미처 알지 못했던 부작용을 발견하는 기회가 된다. 부작용 사례를 의사나 약사에게 알리고 의약품 설명서에 삽입해 앞으로 해당 의약품을 사용할 의료진과 환자들에게 도움을 줄 수 있으며, 심각한 부작용일 경우에는 식약처에서 조치를 취할 수 있다. 이렇듯 시판 이후에도 의약품의 안전성을 위해 보건의료계는 지속적으로 노력을 기울이고 있다.

지금은 보건의료인들이 부작용을 보고하는 것은 당연하다고 여기지만, 20여 년 전에는 보고를 매우 꺼렸다. 의사가 환자에게 부작용이 나타나는 '나쁜 약'을 처방했다고 오해할 수 있기에 의료진들이 보고 자체를 회피했던 것이다. 그러나 지금은 많은 인식의 변화로 부작용 보고는 의료진과 환자 모두에게 당연한 의무이고, 최종적으로는 우리 국민 모두를 위하는 일이라는 인식이 정착되었다. 그래서 오늘도 의약품에 대한 부작용 보고는 계속되고 있다.

모든 의약품은 부작용이 발생할 수 있다. 그리고 사소한 부작용도 발견하는 즉시 의사나 약사, 혹은 의약품 이상 사례 보고 시스템을 통해 자발적으로 보고하면 결국 나를 포함한 모든 환자에게 또 다른 '약'이 될 수 있다.

핵심 요약

1. 모든 의약품은 부작용이 발생할 위험이 항상 존재한다.
2. 부작용이라는 용어는 매우 다양하게 정의된다(부작용 ⊃ 이상 사례 ⊃ 약물 이상반응).
3. 임상시험에서 나타난 부작용은 일부에 불과하며 시판 후에도 계속해서 추적 관찰이 필요하다.
4. 한국의약품안전관리원에서는 '의약품 이상 사례 보고 시스템'을 운영해 의약품의 부작용을 보고받고 관리한다.
5. 예견하지 못한 의약품 부작용으로 피해를 입는 경우를 대비해 '의약품 부작용 피해 구제 사업'이 운영되고 있다.
6. 의약품 부작용 신고 및 피해 구제 상담은 운영 기관인 의약품안전나라(https://nedrug.mfds.go.kr)와 한국의약품안전관리원(Tel. 14-3330, 1644-6223, https://open.drug-safe.or.kr)을 통해 접수할 수 있다.

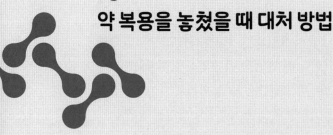

8장
약 복용을 놓쳤을 때 대처 방법

약학대학이 6년제로 바뀌면서 병원 약국은 거의 1년 내내 약대생들이 와서 실습을 하고 있다. 학부 시절에 한 은사님이 약사라면 모든 약을 먹어봐야 한다고 말씀하셨다. 지금은 먹는 항암제도 많고 고가의 약도 많기 때문에 그 말씀을 100% 실천할 수는 없지만, 약대생들의 실습에 나름 반영하고자 교육 과정에 꼭 넣는 수업이 있다. 이름하여 '가짜 약 한 달간 복용하기'다.

가짜 약 복용하기 프로젝트

3명씩 조를 짜서 질환별로 복용하기 까다로운 가짜 약을 준다. 가짜 약을 복용하기 전에 약 복용에 방해되는 요인들을 예상해 해결 방안을 찾고, 어떻게 제때 복용할지 계획을 세운다. 한 달 동안 가짜 약을 복용하게 한 다음 복용법의 지시사항대로 잘 복용했는지, 음식물과 상호작용이 있는 약들은 어떻게 식이 조절을 했는지, 복약 순응도는 어느 정도였는지를 점검한다. 또 예상했던 방해 요인들과 실제 복용 과정에서 나타난 방해 요인들을 어떻게 해결했는지, 그 방안들을 정리해 조별로 발표한다. 수년 동안 이 수업을 진행해오면서 약 복용을 방해하는 가장 빈번한 요인들은 '술을 먹거나 회식으로 놓치는 경우, 아침에 늦잠을 잔 경우, 주말에 복용을 누락하는 경우'로 늘 비슷했다.

이 수업과 더불어 가상 환자에게 직접 복약상담을 진행하는 역할극 발표도 하게 했다. 이 역할극에서도 가상 환자가 제일 자주 묻는 질문은 "복잡한 복용 방법을 어떻게 하면 잊어버리지 않고 지킬 수 있을까?"였다. 학생들은 해결 방안으로 핸드폰 알람 설정이나 유료 알림 앱 같은 우리가 일반적으로 아는 방법도 제시했지만 기발한 아이디어도 종종 나왔다. 기억에 남는 방법으로는 연상요법을 활용해 좋아하는 연속극이나 뉴스 시작 시간을 약 먹는 시간으로 지정하는 것이었다. 또 칫솔에 '약 먹자'라는 라벨을 붙여 양치질을 할 때마다 복용을 잊지 않게 하는 방법도 있었다. 그러나 무엇보다 효과가 좋았던 것은 조원끼리 서로 점검하면서 복용을 잊지 않도록 독려했던 방법이었다.

나이가 들면서 쌓여가는 피로에 종합비타민제를 복용하기 시작했지만, 그 역시도 매일 챙겨 먹기가 어려웠다. 또한 부모님이 연세가 드시면서 약의 개수가 많아지고 제때에 약 복용을 어려워하시는 모습을 보면서 약사로서 해결 방법을 찾아보게 되었다. 복용을 잊었을 때의 대처 방법도 중요하지만, 그보다 먼저 복약 지시사항대로 약을 잘 먹는 것이 더 중요하다.

알람 설정과 달력에 표시

약을 놓치지 않고 잘 먹는 가장 쉬운 방법은 약 먹는 시간에 맞춰 핸드폰 알람을 설정해두고, 알람이 울려서 약을 복용한 뒤에는 즉시 달력에 표시하는 것이다. 이는 하루에도 여러 번 깜빡하는 고령자에게 좋은 방법이다. 간혹 일주일에 한 번, 한 달에 한 번과 같이 투여 간격이 매일이 아닌 경우라면 자녀들도 함께 알람 설정을 해두었다가 부모님의 약 복용을 챙겨드리는 것을 권장한다. 약대생들의 발표에서도 확인했듯이 지지하는 누군가가 있다면 약 복용이 그렇게 힘들지 않을 수 있다.

환자의 약 복용을 돕는 도구들

요일별 알약통

주위에서 가장 흔하게 볼 수 있는 도구는 요일별로 약을 넣을 수 있게 만든 약통이다. 요즘은 요일별로 구분되어 있을 뿐 아니라 하루

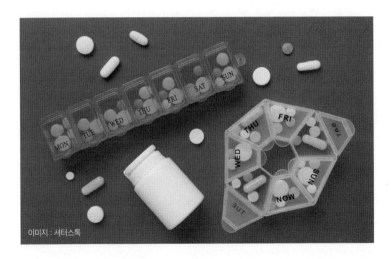

이미지 : 셔터스톡

안에 아침, 점심, 저녁으로도 칸이 나누어져 있어 사용하기 더욱 편리하다. 알약통은 화장대나 탁자 위처럼 일상에서 눈에 잘 보이는 곳에 두고 복용하는 것이 좋다.

요일이 변경되는 약병[1]

동일한 일상이 반복되다 보면 어제가 오늘 같고 오늘이 내일처럼 느껴져 내가 약을 먹었는지 안 먹었는지 구분이 잘 안될 때도 있다. 약국에 오는 많은 고령 환자들의 약이 남아 있는 이유가 이 때문일 것이다. 이러한 모습을 지켜보던 한 약사가 약병을 개발했는데, 환자가 약을 복용하려고 뚜껑을 열면 자동으로 요일이 바뀌는 형태다. 이렇게 요일이 변경되면 약의 복용 유무를 자연스럽게 확인할 수 있다. 또한 뚜껑에는 습기 방지를 위해 방습제가 부착되어 완전 밀폐가 가능하도록 설계되어 있다.

알람 기능식 약통

알람 기능식 약통은 약 보관과 함께 알람 설정이 가능하다. 원하는 복용 시간을 예약 설정하면 알람이 울리도록 설계되어 복용 시간을 알려주고 휴대도 가능하다.

약 먹는 달력

투명 아크릴통에 약을 넣어 보관할 수 있어서 복약 여부를 한눈에 확인할 수 있는 달력 형태의 약통도 있다. 주일력 형태는 아침, 점심, 저녁, 하루 세 번 먹기 편하게 구분되어 있고, 달력 형태는 하루 한 번 먹을 약을 보관할 수 있다.

그 외에도 해외에서는 약 먹는 달력 형태에 알람 기능을 추가한 제품도 출시되고 있으나, 현재 국내에서는 아쉽게도 판매되지 않는다. 노인 인구가 많아지고 있으므로 복약 순응도를 높이기 위해 점점 더 편리하고 기능이 뛰어난 제품들이 개발되리라 기대해본다.

복용을 잊었을 때 대처 방법

약 복용을 깜빡했다면 어떻게 대처해야 할까? 복용했어야 할 시점과 다음번 복용 시점 사이에 중간 지점을 기준으로 '생각난 시점'이 중간 지점보다 이전이면 복용하고, 그 이후라면 다음번 복용 시점에 복용하면 된다. 단, 약을 건너뛰었다고 해서 다음번 복용 시점에 두 배의 용량을 복용해선 안 된다.

예를 들어 1알씩 하루에 세 번 복용해야 하는 약물이 있다고 하자. 오전 7시, 오후 1시, 오후 7시에 복용한다고 가정했을 때, 오전 7시와 오후 1시의 중간 지점은 오전 10시고 오후 1시와 오후 7시의 중간 지점은 오후 4시다. 그러므로 만일 아침약을 깜빡했는데 생각난 시점이 오전 9시 45분이라면 오전 10시 이전이므로 바로 복용하면 된다. 또 약을 깜빡하고 생각난 시점이 10시 15분이라면 중간 지점인 오전 10시 이후이므로 아침약은 건너뛰고 오후 1시에 복용하면 된다. 오후 1시에 복용할 때는 아침에 먹지 않은 약까지 생각해 두 배의 용량인 2알을 복용해선 안 되고, 반드시 1회분인 1알만 복용하도록 한다.

매일 복용하는 약물의 사례가 이러하다면, 주 1회나 월 1회 복용하는 약물의 경우에는 어떻게 해야 할지 고민될 수 있다. 골다공증 치료제 리세드론산(risedronate)으로 한번 살펴보자. 이 약은 매일 1회(5mg/T), 주 1회(35mg/T), 월 1회(150mg/T)[2] 복용할 수 있는 다양한 함량·단위의 제형이 시판되고 있다. 주 1회 복용하는 제형(35mg/T)을 정해진 요일에 복용해야 하는데 이를 잊어버렸다면 다음 날 아침 35mg 1알을 복용하고, 다음 복용일에 다시 1회분을 복용하면 된다.

그리고 월 1회(150mg/T) 복용하는 경우에는 다음 복용일이 7일 이상 남았는지 7일 미만으로 남았는지를 기준으로 판단한다. 복용을 놓쳤음을 알았을 때 다음 복용일이 7일 이상 남았다면 다음 날 아침에 복용하고(이 약은 아침 공복에 복용하는 약이다), 다음번 복용은 기존에 정해진 복용일에 다시 복용하되 마찬가지로 1회분만 복용하면 된다. 만일 다음 복용일이 7일 이내(미만)로 남았다면 그 달은 복용하지 않고 다음 정해진 복용일까지 기다린 후 1회분만 복용하도록 한다.

예를 들어 복용하는 날을 매월 첫날로 지정해 복용하던 환자가 7월 1일의 복용을 놓쳤다면 인식한 날을 기준으로 복용 여부를 판단하면 된다. 이때 기억할 사항은 7일 이내에 1회분 용량의 두 배인 2알을 복용하지 않도록 주의해야 한다는 점이다. 다음 복용일이 8월 1일이므로 7일 이내 중복 복용이 되지 않으려면 7월 24일을 기준으로 판단하면 된다. 약을 놓친 사실이 24일에 생각났으면 25일 아침에 복용하고, 25일에 생각났으면 7월은 건너뛰고 다음 달인 8월 1일에 복용하는 것이다. 이 기준은 31일로 끝나는 달은 모두 동일하게 적용하면 된다. 30일로 끝나는 달은 23일이 기준이다.

그러나 이 방법은 리세드론산에 제한해 적용이 가능하다는 점을 기억하자. 투여 간격이 긴 다른 약물들은 그 약물 특성에 맞춰 누락 시 복용하는 방법이 따로 있기 때문이다. 그리고 약을 놓친 것이 생각난 날 먹어야 할지, 기준일보다 늦게 생각이 나서 장기간 약 복용을 못 해 문제가 생기는 것은 아닌지 고민될 때는 지체하지 말고 반드시 의약사에게 문의해 다음 복용일을 조정하는 등 도움을 받아 올바른 약 복용을 실천하도록 하자.

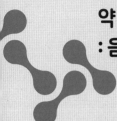

9장
약 먹을 때 피해야 할 음식이 있다
: 음식물과 의약품의 상호작용

사례

76세 환자 A는 승모판 기계판막치환술을 시행한 후 혈전 예방을 위해 와파린을 복용하고 있었다. 그런데 와파린 치료 효과를 모니터링하기 위한 INR(International Normalized Ratio, 혈액 응고에 걸리는 시간) 수치가 목표보다 낮게 나왔다. INR이 목표 수치보다 낮으면 혈전이 생길 위험이 높아지기 때문에 그 사유를 조사했고, 청국장이 피를 맑게 해준다는 이야기를 들은 환자가 평소보다 청국장찌개를 많이 먹었음을 알게 되었다. 청국장의 주재료인 콩에는 비타민K가 많이 함유되어 있다. 이후 복약상담을 통해 다량의 비타민K가 함유된 음식이 와파린 복용에 미칠 수 있는 영향에 대해 설명하고 환자가 해당 음식들을 과도하게 섭취하지 않도록 했다. 이후 환자 A는 목표하는 INR 수치를 지속적으로 유지할 수 있었다.

약과 음식의 상호작용

어느 날 20세기에 유행했던 음악을 들려주는 프로그램을 시청하다가 〈사랑은 유리 같은 것〉이라는 노래를 오랜만에 들었다. 그런데 약에 대해 공부하면 할수록 이 노래의 가사처럼 약도 유리 같다는 생각을 하게 된다. 매우 정교하게 만들어져서 임상시험 때와 조금이라도 다른 환경에 놓이면 약물 자체가 가진 효과와 독성이 달라지기 때문이다. 그렇기에 약을 복용할 때는 올바른 복용 방법을 지키는 것이 대단히 중요하다. 오늘날은 사람들의 생활 수준이 향상되면서 삶의 질과 건강한 삶에 대한 관심이 그 어느 때보다 높아졌다. 현대인들이 다양한 건강 관련 식품을 소비하게 되면서 음식물과 약물의 상호작용에 대한 관심 또한 부쩍 증가했다.

우리 몸에 들어온 약물은 흡수, 분포, 대사, 배설의 과정을 겪는다. 위장관 내에서 약물이 용해되어 장관벽을 투과해 흡수되고, 간에서의 초회 통과 작용(first-pass effect)을 거쳐 몸 전체로 순환되는 과정을 겪는다. 그런데 음식물은 위장관 내에서 용해될 때도, 장관 흡수 과정 중 약물 수송체 단백질의 작용에도, 그리고 간에서의 초회 통과 작용 등 대사에도 영향을 미칠 수 있다. 주로 간에서 여러 대사 효소가 관여해 약물이 대사되어 변환되는데 이 대사 과정에 관여하는 효소에도 음식물이 영향을 미칠 수 있다.

약물과 약물 사이의 상호작용에 대한 연구 자료는 많지만, 약물과 음식 사이의 상호작용에 관련한 자료는 많지 않은 편이다. 약물과 음식의 상호작용을 다룬 자료 가운데 2016년 식품의약품안전평가원에서 우리나라 음식을 대상으로 발행한 〈약과 음식의 상호작용을 피하는 복약 안내서〉가 있다. 이를 참고해 식사 시간, 술과 음료수를 제외한 '음식'에만 초점을 맞춰 질환군에 따라 정리해보았다. 그러나 이 책에서 다루는 내용보다는 의사와 약사의 복약 지도가 환자가 참고할 수 있는 최적의 맞춤형 정보라는 사실을 기억하면 좋겠다.

혈액응고방지제 와파린

음식과 약물의 상호작용을 언급할 때 떠올릴 수 있는 대표적인 약물이 와파린이다. 와파린은 피를 묽게 만들어 피떡이라고 하는 '혈전'을 예방하는 약물이다. 이 약을 복용할 때는 비타민K와 관련된 음식을 굉장히 주의해야 한다. 비타민K는 와파린과 반대 작용을 해서 피를 응고시키기 때문이다. 따라서 몸속 비타민K의 양이 와파린의 작용에 영향을 미치므로 비타민K가 많이 함유된 식품은 피해야 한다.

비타민K가 많이 함유된 식품에는 녹색 채소, 콩류, 해조류 등이 있다. 이런 음식을 적당히 섭취할 때는 문제가 없지만, 과도하게 섭취할 경우에는 와파린의 효과를 감소시켜 혈전이 생길 위험이 높아진다. 시금치, 콩류, 브로콜리, 아스파라거스, 양배추, 무청, 미니양배추, 케일, 콜라드그린, 소간, 녹차, 김에는 비타민K가 다량 함유되어 있다. 이러한 식품들을 끓이거나 삶아서 조리하더라도 비타민K의 함유량에는 큰 변화가 일어나지 않는다. 처음에 소개한 사례에서 보면 환자 A는 청국장찌개가 열을 가해 조리한 음식이므로 괜찮다고 방심했던 것이다. 이 외에도 크랜베리주스를 포함한 크랜베리 함유 식품은 와파린 효능에 영향을 주기에 섭취를 삼가야 한다. 은행, 당귀, 양파, 마늘, 생강, 백지, 감초, 정향, 동규자 등은 와파린과 병용 시에 출혈 위험이 증가하므로 역시 복용을 피해야 한다.

그런데 얼마 전에는 비타민K 함유 식품을 피해야 한다는 주의사항을 오히려 너무 철저히 지켜서 복약상담이 의뢰된 환자가 있었다. 이 환자는 음식을 먹기 전에 인터넷에서 하나하나 검색하며 비타민K

가 들어 있지 않은 음식만 찾아 먹었다고 한다. 한동안 그렇게 하다 보니 도무지 먹을 음식이 없어서 힘들다고 의료진에게 하소연한 경우였다. 그래서 담당 의사는 약사에게 와파린 복약상담을 의뢰했다. 와파린을 복용 중인 환자는 비타민K가 함유된 식품을 전혀 먹지 않는 것이 아니리, 과량 섭취하지 말고 일정량을 규칙적으로 섭취하는 것이 중요하다.

천식 치료제 테오필린

천식에 사용하는 테오필린(theophylline)은 제형에 따라서 음식물과의 상호작용이 다르게 나타날 수 있지만, 모든 제형에서 고탄수화물이나 고지방 식이는 피하는 것이 좋다. 고탄수화물 식사는 이 약의 흡수를 감소시켜 약효를 저하시키고, 고지방 식이는 이 약의 흡수를 증가시켜 약효가 증가되므로 부작용을 초래할 수 있다.

통풍 치료제

통풍에는 콜키신(colchicine), 알로푸리놀(allopurinol) 등의 약을 사용한다. 이 질환은 약물과 음식물의 상호작용을 주의하기보다, 요산의 농도를 증가시켜 통풍을 악화시키는 퓨린 함유 식품을 조심해야 한다. 퓨린이 다량 함유된 식품에는 등 푸른 생선, 고기, 새우, 시금치, 조개, 멸치, 맥주 등이 있다. 또한 과당(fructose)이 들어간 빵 종류나 청량음료도 요산을 증가시킨다. 특히 효모가 들어 있는 맥주나 막걸리 같은 곡주에는 퓨린이 다량 함유되어 있어 혈중 요산 수치를 현저하게 증가시키므로 반드시 금주해야 한다. 그러나 채소류, 아몬드, 코코넛, 치즈를 제외한 유제품, 자두를 제외한 과일류, 초콜릿은 알칼리성 식품으로 소변을 알칼리화시켜서 소변에 녹을 수 있는 요산의 양을 증가시키므로 약물의 치료 효과를 높이는 데 도움이 된다.

심혈관계 질환 치료제

1. 고혈압 치료제 등에 사용하는 안지오텐신 전환 효소 억제제와 안지오텐신 Ⅱ 수용체 길항제(angiotensin converting enzyme inhibitor & angiotensin Ⅱ receptor antagonist)는 체내에 있는 칼륨의 양을 증가시켜 부정맥과 심박수 증가를 일으킬 수 있다. 따라서 바나나, 오렌지, 매실, 녹황색 채소, 저염소금(칼륨 함유 식염 대용물) 등 칼륨이 다량 함유된 식품은 피해야 한다.

2. 고혈압 치료제 등에 사용하는 베타차단제(아테놀롤 atenolol 등)는 고기와 함께 먹으면 약효가 증가되어 저혈압이나 어지럼증을 유발한다.

3. 티아지드계 이뇨제(히드로클로로티아지드 hydrochlorothiazide 등) 및 루프계 이뇨제(푸로세미드 furosemide 등)는 알로에와 함께 복용하면 체내의 칼륨양이 지나치게 감소할 수 있으므로 주의하고, 채소와 과일을 많이 먹도록 한다. 티아지드계(thiazides) 이뇨제는 화학조미료 MSG의 작용을 증가시켜 어지러움, 두통, 입 주위 마비 등의 증상이 나타날 수 있다.

4. 강심 배당체로 심부전과 부정맥 등에 사용되는 디곡신(digoxin)은 식이섬유가 많은 음식과 함께 복용하면 체내에서 이 약의 농도가 감소하므로 식이섬유가 많은 음식(곡류)과는 2시간 이상의 간격을 유지해야 한다. 또한 감초나 검은 감초[1]도 저칼륨혈증을 일으켜 부정맥과 심장마비를 일으킬 수 있으므로 주의해야 한다.

갑상선기능저하증 치료제 레보티록신

철 보충제나 칼슘, 콩은 레보티록신(levothyroxine)의 흡수를 방해하므로 4시간 간격을 두고 섭취하도록 한다. 콩가루, 목화씨가루, 호두, 식이섬유를 먹는 경우에는 약의 용량 조절이 필요할 수 있다.

감염증

1. 항균제 리네졸리드(linezolid)는 약한 모노아민산화효소억제제(MAOI)이므로 티라민[2]이 다량 함유된 음식이나 음료를 피해야 한다. 다량의 티라민은 교감신경을 흥분시켜 심박수와 혈압을 급작스럽게 올릴 수 있기 때문이다(cheese effect).

2. 무좀 등에 사용하는 항진균제 그리세오풀빈(griseofulvin)은 지방성 식사 후에 복용하면 지방에 녹아서 흡수가 촉진된다.

3. 결핵약 이소니아지드(isoniazid)는 티라민과 히스타민이 함유된 식품[3]과 함께 복용하는 것을 삼가야 한다. 카페인이 함유된 대다수의 음식과 음료수에는 티라민이 함유되어 있으므로 함께 먹지 않도록 한다.

지금까지 약물과 함께 섭취할 때 주의해야 할 음식에 대해 살펴보았다. 하지만 이 책에 담긴 내용은 음식와 약물의 상호작용에 대한 일부이기에 더 자세한 내용은 의약사의 지시, 내가 먹는 약의 의약품 설명서와 복약 안내문을 참고해야 한다. 약 복용 전에는 반드시 처방 지시사항과 첨부문서를 숙지하는 것을 잊지 말자. 그리고 한 가지 분명한 사실은 무슨 음식이든 몸에 좋다고 해서 과도하게 먹거나 한 가지 음식만 지속적으로 먹어서 영양적으로 불균형한 식사를 하지 않아야 한다는 것이다. 무엇이든 과한 것은 아니한 것만 못하다.

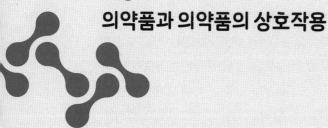

10장
의약품과 의약품의 상호작용

사례

77세 췌장암 환자 B는 지속적으로 통증을 관리해야 했기에 병원에서 받은 진통제를 꾸준히 복용하고 있었다. 하지만 가끔 통증이 더 심해지면 외부 약국에서 진통제를 추가로 구매해 복용하기도 했다. 환자와 복약상담 중에 이 사실을 인지하고 외부 약국에서 구매한 진통제를 확인해봤더니 병원에서 처방받은 진통제와 같은 계열의 비스테로이드성 항염증제(NSAID)였다. 이 약은 노인에게서 위장 출혈 같은 부작용이 더 빈번하게 발생하기에 주의가 필요한 약물이다. 약사는 환자에게 외부에서 추가 구매한 진통제는 복용하지 않도록 하고 병원에서 처방받은 진통제의 용법을 지키도록 교육했다.

병원 약국에서 근무하다 보면 의약품에 대한 문의 전화를 많이 받는데, 그 가운데 가장 어려운 질문이 '약물상호작용'에 관한 것이다. 약사는 약에 대한 전문가지만 모든 약물상호작용에 대해 빠짐없이 알고 있는 것은 아니다. 그래서 약에 대한 자료 하나하나가 소중하고, 긴박한 상황에서 의료진과 환자로부터 문의가 들어오면 발 빠르게 자료를 찾아서 도움을 드리려고 노력한다. 약에 대한 자료를 찾다 보면 'A+B=C'라고 명확하게 밝혀진 약물의 상호작용도 있지만, 우리나라가 아닌 외국에서 개발된 약이거나 자료가 없거나 불충분해서 답변에 어려움을 겪기도 한다.

약물-약물 상호작용

약물과 약물 사이의 상호작용(drug-drug interaction)은 환자가 여러 가지 약물을 동시에 투여했을 때 약물들이 서로 영향을 미쳐 한 약물의 효과나 약동학이 이전에 투여되거나 병용 투여된 다른 약물에 의해 달라지는 현상을 말한다. 노인 인구가 늘어남에 따라 약물을 여러 개 동시에 복용하는 인구수도 증가했기 때문에 약물 간 상호작용이 발생할 위험도 높아졌다.

한국은 고령자 인구 비율이 2018년에 14.3%로 이미 '고령사회'로 진입했고 2026년에는 20.8%가 예상되어 '초고령사회'가 될 것으로 전망된다.[1] 2020년 노인실태조사에 따르면 3개월 이상 지속적으로 질환을 앓고 있으며 의사의 진단을 받은 만성질병이 있다고 응답한 비율은 전체 노인의 84%였고, 그 가운데 만성질병 3개 이상인 비율은 27.8%로 나타났다. 그에 따라 현재 3개월 이상 의사의 처방약을 복용하는 노인의 비율이 전체의 82.1%이고, 그중에서 3종류 이상의 약을 복용하는 노인은 25.7%로 조사되었다.[2]

이처럼 나이가 들면서 복용하는 약물의 종류와 수도 많아진다. 약물 간 상호작용을 점검해 중복 복용이나 부작용에 대한 위험을 최소화하기 위해서는 환자가 진료 시 받은 모든 처방전을 종합적으로 검토해야 한다. 그래서 국가적으로 안전한 약물사용시스템을 도입했는데 그것이 바로 의약품안전사용서비스(Drug Utilization Review, DUR)다.

의약품안전사용서비스(DUR)

환자가 여러 의사에게 진료받는 경우, 의사와 약사는 환자가 복용 중인 약을 모두 파악하지 못한 채 처방과 조제를 하게 될 위험이 있다. 그럴 때 환자는 약물 부작용에 노출될 수밖에 없다. 따라서 의약품의 처방과 조제 시에 부적절한 약물 사용을 사전에 점검할 수 있도록 의약사에게 의약품 안전 정보를 실시간으로 제공하는 것을 'DUR' 또는 '의약품안전사용서비스'라고 한다.[3]

즉 A병원의 의사가 처방을 완료하는 시점에 처방을 낸 약물 내역이 건강보험심사평가원(이하 심평원)에 보내지고, 심평원에서는 A병원 외에 다른 B병원과 C병원에서 처방을 낸 약물 중 병용 금기나 중복 처방인 약물은 없는지를 확인한다. 만일 문제가 있을 경우에는 점검 결과를 다시 A병원에 보내 검토하게 하는 시스템이다.

동일한 과정이 약국에서도 진행된다. 약사는 의사가 부득이하게 처방할 수밖에 없어서 입력한 사유도 적합한지 한 번 더 점검한다. 이 밖에도 병용 금기, 연령 금기, 임부 금기, 동일 성분 중복, 효능군 중복, 용량 주의, 투여 기간 주의, 노인 주의 항목에 대해 점검한다. 그러나 앞에서 소개한 사례처럼 약국이나 24시간 편의점에서 구입한 일반의약품이나 안전상비의약품에 대한 정보는 제공되지 않는다. 그러므로 처방받은 약물을 복용 중인 경우에는 반드시 의약사와 상의한 후 추가 약물을 구입해야 한다.

약물상호작용의 분류

약물상호작용은 발현 기전에 따라 약동학적 또는 약력학적 상호 작용으로 분류할 수 있다. 그러나 약에 따라 동시에 발생하는 경우도 있다. 약동학적 상호작용은 병용 약물 투여에 의해 흡수, 분포, 대사, 배설 과정 중에 다른 약물의 혈중농도나 조직 분포가 변화하는 것을 말한다. 약력학적 상호작용은 약물이 작용하는 수용체 부위에 병용 투여한 약물이 경쟁적으로 작용해 효과가 더 높아지거나(상가 additive, 상 승 synergy), 저하되거나(길항 antagonistic), 조직의 민감성과 반응성을 변화시 킬 때 발생하는 현상이다.[4]

약물상호작용은 너무나 다양하고 복잡해서 이 책에서 모두 소개 하기에는 무리가 있다. 그래서 의약품 설명서를 참고해 간단한 사례 정도만 소개하고자 한다.

흡수에 영향을 주는 약물상호작용

1. 시프로플록사신(ciprofloxacin) 등 플루오로퀴놀론계(fluoroquinolones) 항생제, 테트라사이클린계(tetracyclines) 항생제와 병용하면 이들 항생제의 흡수를 감소시켜 약효를 저하시키는 약물이 있다. 제 산제(알루미늄, 마그네슘 함유), 철분제, 칼슘제, 아연 또는 철분이 함유 된 종합비타민제 등이다. 따라서 병용 투여한다면 2시간 이상 의 간격을 두는 것이 바람직하다.

2. 항진균제인 이트라코나졸(itraconazole)은 위산도를 저하시키는 약 물과 병용 시 흡수에 방해를 받는다. 알루미늄을 포함하는 위 산을 중화시키는 제산제나 히스타민 H_2 수용체 길항제, 프로 톤펌프억제제와 같은 위산분비억제제가 위산도를 저하시키는 약물이다. 따라서 병용 시에 주의를 기울이고 2시간 이상의 간

격을 두고 투여하는 것이 좋다.

3. 고지혈증 치료제인 콜레스티라민(cholestyramine)은 담즙산 결합 수지로 와파린(warfarin), 테트라사이클린계(tetracyclines) 항생제, 갑상선 및 티록신제제와 병용 시 이들 약물의 체내 흡수를 지연시키거나 감소시킬 수 있다. 또한 이 약은 병용 투여하는 다른 약물과 결합할 수 있으므로 다른 약물과 투여 간격을 가급적 길게 두는 것이 좋다.

4. 흡착형 지사제로 길쭉한 포 형태로 시판되는 디옥타헤드랄 스멕타이트(dioctahedral smectite)는 장내 세균의 이상 발효에 의해 생성되는 가스, 병원성 세균, 독소나 바이러스를 흡착시켜 배설하는 흡착성을 가지므로 다른 약물과 함께 복용 시 흡수율이나 흡수 시간에 영향을 미칠 수 있으므로 간격을 두고 복용해야 한다. [5]

5. 폴리스티렌(polystyrene)은 신부전증 환자의 칼륨을 몸밖으로 배출시켜주는 고칼륨혈증 치료제다. 이 약은 알루미늄, 마그네슘 또는 칼슘 등을 함유하는 제산제나 완하제와 병용 시에 칼륨 결합 능력이 저하될 수 있고, 장관 내에 분비된 탄산수소염이 중화를 방해해 전신성 알칼리증이 나타날 수 있다. 또한 이 약은 다른 경구 투여 약물의 위장관 흡수와 효과를 감소시켜 다른 경구 투여 약물과는 병용을 피해야 하고, 병용 시 3시간 간격을 두고 투여한다.

용량 조절 등 주의가 필요한 약물상호작용

1. 항생제 시프로플록사신(ciprofloxacin)은 시토크롬 P450 1A2(CYP1A2) 효소의 작용을 억제하므로, CYP1A2로 대사되는 약물(천식 치료

제 테오필린 theophylline, 카페인 등)의 혈중농도가 높아져 약물의 독성이 증가할 수 있으므로 병용 시 테오필린 용량의 감량을 고려해야 한다.

2. 고지혈증 치료제 아토르바스타틴(atorvastatin)과 로수바스타틴(rosuvastatin)은 시토크롬 P450 3A4(CYP3A4) 효소에 의해 대사되므로 이 효소를 강력하게 억제하는 CYP3A4 억제제(시클로스포린, 마크로라이드계 항생제 및 아졸계 항진균제)와 병용 시 이 약의 혈중농도를 증가시킬 수 있으므로 약의 용량을 감량할 필요가 있다.

약효 감소나 독성 증가로 병용 투여를 피해야 하는 상호작용

1. 혈소판응집저해제로 허혈성 뇌졸중 등에 사용하는 클로피도그렐(clopidogrel)은 부분적으로 시토크롬 P450 2C19(CYP2C19)를 통해 활성 대사체로 대사되므로, CYP2C19의 활성을 저해하는 약물(CYP2C19 저해제)과 병용하는 것은 권장되지 않는다. CYP2C19 저해제로는 프로톤펌프저해제(오메프라졸, 에스오메프라졸 등), 항우울제(플루복사민, 플루옥세틴 등), 항진균제(보리코나졸, 플루코나졸 등), 혈전·색전 치료제(티클로피딘 등), 퀴놀론계(Quinolones) 항생제(시프로플록사신 등), 위 십이지장궤양 치료제(시메티딘 등), 항경련제(카바마제핀, 옥스카바제핀 등) 등이 있다.

2. 항우울제로 사용하는 파록세틴(paroxetine)을 포함한 선택적 세로토닌 재흡수 차단제(SSRI) 계열 약물은 MAO 저해제(항균제인 리네졸리드 또는 메칠렌블루)와 병용 투여하거나, 이 약의 투여를 중단한 후 14일 이내에 MAO 저해제를 투여하는 것은 세로토닌증후군의 위험성을 증가시키기 때문에 금하고 있다.

지금까지 약물과 약물 사이에 일어나는 상호작용 사례를 간략히 살펴보았다. 항생제 치료 중에 알루미늄이 함유된 제산제를 일반의 약품으로 구매해 복용하는 경우에는 항생제의 흡수가 저해되어 치료 효과가 나타나지 않을 위험이 있다. 약물 간의 상호작용은 한 가지 약물에서도 여러 대사 효소의 작용을 받는 경우가 있고, 다른 약물에 의해 영향을 받거나 다른 약물에 영향을 끼치기도 하는 등 매우 복잡하다.

하지만 약물 간 상호작용이 있다고 해서 반드시 병용을 금지하는 것은 아니다. 왜냐하면 의약사가 상호작용의 가능성을 충분히 인지한 후 적절한 용량과 투여 간격을 조정한다면 사용이 가능하기 때문이다. 따라서 환자는 평상시 복용하는 의약품을 빠짐없이 의약사에게 알리고, 일단 처방된 의약품을 복용한 이후에는 의약사와 상의 없이 추가적인 약물을 복용하지 않도록 주의해야 한다.

핵심 요약

1. 처방과 조제 시에는 실시간으로 제공되는 의약품안전사용서비스(DUR)를 통해 약물상호작용 등을 사전에 검토하고 있다.
2. 의사에게 처방받은 약물을 복용 중인 경우에는 반드시 의약사와 상의한 후 일반의약품과 같은 추가 약물을 사용해야 한다.
3. 건강보험심사평가원(https://www.hira.or.kr) 홈페이지에서 '내가 먹는 약! 한눈에' 서비스, 나의 진료 정보 열람, 우리 지역 좋은 병원 찾기를 이용해보자.

11장
의약품 설명서에서 이것만은 챙기자

나이가 들면서 점점 작은 글자들이 하나둘씩 읽기가 어려워진다. 눈이 나빠지면서 제일 불편한 것은 알약이나 캡슐에 적힌 식별인자, 그리고 약품과 함께 동봉된 의약품 설명서를 보기가 힘들어졌다는 것이다. 이 책의 독자들은 의약품 설명서를 꼭 읽어보는지, 아니면 귀찮은 종이 조각으로 생각해서 버리는지 궁금하다. 아마도 대부분 후자이지 아닐까 추측한다. 약에 대한 정보를 얻기 위해 약사인 나조차 겹겹이 접힌 종이를 펼쳐 깨알 같은 글자를 읽기가 벅찬데, 종이 설명서를 볼 때마다 환자들은 얼마나 힘들까 하는 생각이 든다.

외면당하는 의약품 설명서

2022년에 한국보건사회연구원에서 조사한 데 따르면 설문에 참여한 일반인의 절반인 51.1%와 만성질환자 37.2%가 의약품에 첨부된 의약품 설명서를 거의 읽지 않는다고 응답했다. 또 첨부문서를 읽는 일반인의 48.7%와 만성질환자의 52.9%가 내용을 이해하기 어렵다고 대답했다. 일반의약품의 용기와 외부 포장에 적힌 기재사항에 대해서는 일반인의 37.1%와 만성질환자의 27.5%가 그 정보를 이해하기 어렵다고 답했다.[1]

이미 예상했지만 종이로 된 의약품의 첨부문서가 전문적인 정보를 담고 있음에도 불구하고 실제 필요한 사람들에게조차 외면받고 있다는 것을 확인할 수 있었다. 의약품 설명서가 대부분의 사람들에게 환영받지 못하는 이유는 무엇일까? 도대체 아무런 도움이 안 되는 것 같은 이 종이 설명서가 모든 약품 박스마다 들어 있는 이유는 무엇일까?

'의약품 표시 등에 관한 규정'에 따르면 의약품 사용설명서는 "의약품의 용기나 포장 또는 첨부문서 기재사항의 글자 크기, 줄 간격, 기재 방법 등을 정함으로써 의약품의 투약 과실을 예방하고 알기 쉽고 정확한 의약품 정보를 제공하는 것을 목적으로 한다"라고 명시되어 있다. 모두 환자를 위한 것임은 분명하다. 그러나 실제로 제약회사가 의약품 판매 허가를 받기 위해 식약처에 제출한 내용들을 그대로 첨부문서에 기재했기 때문에 환자들이 보기에는 내용이 어려울 수밖에 없다. 또한 의약품 설명서를 정확하게 이해할 수 있도록 도와주는 설명 자료도 부족하다. 이러한 이유로 유용한 정보가 의약품 설명서에 가득 포함되어 있지만, 환자들의 눈에는 하얀 것은 종이이고 까만 것은 글자로 인식되는 것이다.

이렇게 읽기가 어려운 의약품 설명서지만 복용하는 약품과 함께 꼭 보관하는 것이 좋다. 그 내용을 모두 이해하고 숙지할 수는 없더라도 약을 복용하기 전에 내가 먹는 약이 어떤 약인지, 주의할 사항은 무엇이고, 어떤 부작용이 나타날 수 있는지 확인할 수 있기 때문이다. 의약품 설명서를 간혹 분실하는 경우도 있다. 그럴 경우에는 약학정보원[2]이나 의약품안전나라[3]에서 약품명만 알면 관련 자료를 찾을 수 있으니 걱정하지 않아도 된다.

자, 그럼 지금부터 의약품의 첨부문서인 의약품 설명서를 규정 등을 참고해 찬찬히 살펴보도록 하자.[4][5][6][7]

[제품명] 해당 의약품의 간략한 정보를 파악할 수 있다.

의약품 설명서 맨 위에 제일 큰 글씨로 쓰여 있고, 이 약의 상품명, 제형, 함량, 주성분명을 한글명으로 알 수 있다. 여기서 함량은 유효성분의 함량이다.

[의약품 분류] 내가 먹는 약이 일반의약품인지 전문의약품인지 확인할 수 있다.

일반의약품 또는 전문의약품을 오른쪽 상단에 표기한다. 일반의약품도 의사가 처방하는 사례가 있다.

[원료 약품 및 분량] 유효성분과 첨가제를 파악할 수 있다.

대부분의 의약품은 유효성분에 염기가 붙어 있어서 염을 포함한 전체 함량을 표시하고 괄호 안에 유효성분을 표시한다(예를 들면, 유효성분으로서 ○○mg에 해당). 환자가 복용 중인 약과 상호작용이 있는지 확인할 때는 이 유효성분을 확인하면 된다. 또한 알레르기가 있는 경우 알레르기를 일으키는 원인 성분이 첨가제 성분에 포함돼 있는지를 확인할 수 있다. 만일 첨가제로 유당을 사용하는 경우 "이 약은 유당을 함유하므로, 갈락토오스불내성, Lapp 유당 분해 효소 결핍증 또는 포도당 - 갈락토오스 흡수 장애 등의 유전적 문제가 있는 환자에게 투여하면 안 된다"를 주의사항 항목에 기재하고 있다.

[성상] 해당 의약품의 색깔, 모양, 제형을 알 수 있다.

약의 성상과 제형을 표시한다(예, 흰색의 팔각형 정제).

[효능·효과] 식약처에서 승인받은 해당 의약품의 적응증을 알 수 있다.

임상시험 결과로 나온 해당 의약품의 안전성과 유효성에 근거해 식약처에서 승인받은 질환명 또는 증상명 등을 구체적으로 표시한다. 또한 항생제의 경우에는 적응증과 유효균종을 구분해 기재한다 (예, 유효균종 : 포도구균, 적응증 : 편도염).

[용법·용량] 해당 의약품의 투여 용량과 용법을 파악할 수 있다.

식전, 식후, 식간 등 식사와 관련한 투여 시간, 1회 투여량(또는 1일 투여량), 1일 투여 횟수, 투여 빈도(1일 1회 또는 2회, 6시간마다 등), 그리고 필요시 투여 기간, 가능한 경우 하루 중 약물 효과가 최적인 시간을 기재하고 있다. 간장애·신장애 환자, 고령자, 소아 등 특수 집단은 용량 조절이 필요할 수 있는데, 이 항목에서 권장 용량을 기재하고 있다. 특히 소아에게 사용할 수 있는 의약품은 연령별 또는 체중별로 용법과 용량을 기재한다.

의약품 설명서에서 언급하는 연령의 기준은 다음 표와 같다. 또한 약물 사용 전에 조제해야 하는 경우(약물을 현탁하거나 희석해야 하는 경우)에 대한 정보가 이 항목에 '이 약의 조제법'으로 기재된다. 예를 들어 항생제인 오구멘틴시럽®은 "별도 표시된 표선의 2/3가량까지 물을 부어 잘 섞은 다음, 표선까지 물을 채우고 충분히 흔들어 사용한다"라고 표기되어 있다.

※ 연령 기준(단위 : 일, 개월, 세)[8]

명칭	한문, 영명	연령
신생아	新生兒(Term newborn infants)	출생일 – 28일 미만
영아	嬰兒(Infants and toddlers)	28일 이상 24개월 미만
유아	幼兒	24개월 이상 만 6세 미만
어린이	Children	24개월 이상 만 12세 미만
청소년	靑少年(Adolescent)	만 12세 이상 만 19세 미만
소아	小兒(Pediatric population)	신생아, 영아, 어린이, 청소년의 통칭. 성인과 구분되는 의미
고령자(노인)	高齡者(老人)(Geriatrics)	만 65세 이상

[사용상의 주의사항] 환자가 필요한 항목을 찾아 참고할 수 있다.

사용자들이 가장 이해하기 어려운 항목이고, 안전성에 대한 최신 정보를 담고 있는 부분이다. 이 항목은 부작용에 대한 설명이 중심 이며, 약품 허가를 받기 위해 실시한 임상시험 중에 나타난 부작용과 시판 후 수집한 부작용을 사용상의 주의사항에 기재하고 있다(첨가제 포함). 또한 효능과 효과, 용법과 용량에 관한 주의사항을 모두 기재하 고 있기 때문에 이 항목을 전체적으로 숙지하기란 전문가에게도 어 려운 일이다. 따라서 개인에게 필요한 핵심적인 부분만 파악하는 것 이 좋다.

전문의약품과 일반의약품의 '사용상의 주의사항'은 아래 표와 같 이 작성 항목이 다르다. 일반의약품이 더 간략하게 핵심적으로 기재 하고 있다.

전문의약품	일반의약품
1. 경고 2. 다음 환자에게는 투여하지 말 것 3. 다음 환자에는 신중히 투여할 것 4. 이상반응 5. 일반적 주의 6. 상호작용 7. 임부, 수유부, 가임 여성, 신생아, 　 유아, 소아, 고령자에 대한 투여 8. 임상검사치에의 영향 9. 과량 투여 시의 처치 10. 적용상의 주의 11. 보관 및 취급상의 주의사항 12. 전문가를 위한 정보 13. 기타	1. 다음과 같은 사람은 이 약을 복용(사용)하지 　 말 것 2. 이 약을 복용(사용)하는 동안 다음의 약을 　 복용(사용)하지 말 것 3. 이 약을 복용(사용)하는 동안 다음의 행위를 　 하지 말 것 4. 다음과 같은 사람은 이 약을 복용(사용)하기 　 전에 의사, 치과의사, 약사와 상의할 것 5. 다음과 같은 경우 이 약의 복용(사용)을 　 즉각 중지하고 의사, 치과의사, 약사와 　 상의할 것. 상담 시 가능한 한 이 첨부문서를 　 소지할 것 6. 기타 이 약의 복용(사용) 시 주의할 사항 7. 저장상의 주의사항

〈전문의약품〉

1. **경고** : 치명적이거나 극히 중대하고 비가역적인 이상반응 등 특별히 주의를 환기할 필요가 있을 경우에 기재한다. 조현병 환자의 치료에 사용하는 클로자핀(clozapine)은 "생명을 위협하는 과립구감소증과 무과립구증을 일으킬 수 있다"라고 경고 사항에 적혀 있다.[9] 비스테로이드성 항염증제(NSAID)는 매일 세 잔 이상 정기적으로 술을 마시는 사람이 이 약이나 다른 해열진통제를 복용할 경우 위장 출혈이 유발될 수 있으므로 반드시 의사 또는 약사와 상의하도록 명시하고 있다.

2. **다음 환자에게는 투여하지 말 것** : 안전성 문제 때문에 의약품을 투여해서는 안 되는 상황(금기사항) 등을 기재하고 있다. 예를 들

어 비스테로이드성 항염증제(NSAID)는 이 항목에 소화성궤양 또는 위장관궤양이나 천공의 병력이 있는 환자, 위장관 출혈 병력이 있는 환자 등이 기재되어 있다.

3. **다음 환자에는 신중히 투여할 것** : 환자의 원질환, 합병증, 가족력, 체질 등으로 볼 때 이상반응의 위험성이 높아 투여 여부에 특별히 주의가 필요한 경우, 또는 환자에 대한 세밀한 관찰이 필요한 경우를 기재한다. 예를 들어 비스테로이드성 항염증제(NSAID)는 이 항목에 '간장애, 신장애, 고령자, 고혈압 환자, 심부전 환자' 등이 기재되어 있다.

4. **이상반응** : 의약품을 사용한 결과 발생할 수 있는 이상반응을 기재한다. 임상시험 동안이나 시판 후 확인된 이상반응이 기재되어 있다. 사실 너무 복잡해서 약사들도 읽기가 쉽지 않다. 그러나 해당 의약품을 복용한 후 이상반응이 발생했다면 본인에게 나타난 이상반응이 이 약물 때문인지를 확인할 때 유용하다. 이상반응의 발현 빈도는 매우 흔하게(10% 이상), 흔하게(1% 이상 10% 미만), 흔하지 않게(0.1% 이상 1% 미만), 드물게(0.01% 이상 0.1% 미만), 매우 드물게(0.01% 미만), 빈도 불명으로 표기한다.

5. **일반적 주의** : 약물의 안전한 사용을 위해 임상적으로 의미가 있는 이상반응 등 필요한 정보를 종합적으로 보여주는 항목이다. 운전 및 기계 조작 같은 일상생활에 미치는 영향 등이 기재되어 있으므로 이 약을 복용하면서 어떤 것을 주의해야 하는지 확인할 수 있다. 예를 들어 알레르기성 비염 치료 등에 사용하

는 항히스타민제인 레보세티리진(levocetirizine)은 "이 약 복용 후 졸림, 피로, 무력증이 나타날 수 있으므로, 운전이나 기계 조작 같이 기민함을 요구하는 작업을 행할 경우 좀 더 주의를 기울여야 한다"라고 명시되어 있다.[10] 또한 의약품을 취급하거나 환자에게 투여하는 사람이 특히 주의해야 할 사항과 환자가 주의해야 할 사항도 기재되어 있다.

6. **상호작용** : 해당 약물을 다른 약물과 병용하면 해당 약물 혹은 함께 투여한 약물의 약력학적 효과를 증대하거나 감소시킬 수 있고, 이상반응의 위험을 증가시켜 새로운 이상반응을 초래하거나 기저 장애의 악화를 유발할 수 있는 경우 등을 기재한다. 따라서 이 항목에서는 현재 본인이 복용 중인 약이 포함되어 있는지 확인해 해당 약물과 함께 복용할 때 어떤 위험을 초래할 수 있는지 파악할 수 있다. 일단 상호작용에 대한 내용이 많다면 본인이 복용하는 약이 다른 약과 반응할 가능성이 높다는 의미이므로 무척 주의를 기울여야 한다.

7. **임부, 수유부, 가임 여성, 신생아, 유아, 소아, 고령자에 대한 투여** : 제형, 효능·효과, 용법·용량 등으로 볼 때 다른 환자에 비해 특히 주의할 필요가 있다고 판단되는 사항을 기재한다. 임상시험의 결과에 따라 사용상의 주의사항을 기재하는 것이므로 소아에 대한 유용한 자료가 없는 경우에는 '소아에 대한 투여' 항목에 이를 언급하고 있다. 예를 들어 메토트렉세이트(methotrexate) 정제[11]의 경우 "미숙아, 신생아, 영아(1세 미만), 소아에 대한 안전성은 확립되어 있지 않다(사용 경험이 적다)"라고 표기되어 있다.

8. **임상검사치에의 영향** : 이 항목에는 의약품 사용 결과 임상검사 치에 영향을 미치는 경우를 설명하고 있다.

9. **과량 투여 시의 처치** : 이 항목에는 과량 투여로 나타나는 사항 이 있을 경우 이를 기재하고 있다. 예를 들어 메토트렉세이트 (methotrexate) 정제의 경우 부주의로 과량 투여하면 로이코보린 (leucovorin)에 의해 중화되고 독성이 감소할 수 있으므로 로이코 보린을 즉시 주사하도록 기재되어 있다.

10. **적용상의 주의** : 자가 투여하는 주사제, 흡입기, 이식 및 피부에 바르는 제제의 자세한 투여 부위나 투여 방법 등 투여에 필요 한 설명이 기재되어 있다. 약물 조제 방법 및 품질 관리에 대 한 세부 설명과 조제된 약물의 권장되는 저장 기간 및 조건에 대해서도 설명한다. 또한 개봉 후 사용 방법과 환자가 약물 복용을 잊어버린 경우 취해야 할 지침도 기재되어 있다. 예를 들어 안구건조증에 사용하는 일회용 히알루론산(hyaluronate) 점 안제[12]의 경우 "최초 사용 시, 개봉 시의 용기 파편을 제거하기 위해 1-2방울은 점안하지 않고 버린다. 개봉한 후에는 1회만 즉시 사용하고 남은 액과 용기는 바로 버린다"로 명시되어 있 다. 골다공증 치료제로 주 1회 복용하는 알렌드론산(alendronate) 70mg[13]의 설명서에는 "복용을 잊어버린 경우 다음날 아침 70mg을 복용하고 기존에 정해진 복용일에 다시 복용한다. 이 후 주 1회 정기적으로 복용하되 같은 날 2정을 복용해서는 안 된다"라고 표기되어 있다.

11. **보관 및 취급상의 주의사항** : 의약품의 변질과 변패를 방지할 수 있는 보관 장소 및 보관 방법과 온도, 햇빛, 습도 등에 관해 주의 정보가 있는 경우 관련 정보를 기재하고 있다.

12. **기타** : 아직 평가가 완료되지 않았거나 의심스러운 정보 사항 또는 학회 보고 사항, 그리고 기타 다른 항목에 해당되지 않는 주의사항 등을 기재하고 있다. 결핵약 리팜피신(rifampicin)[14]의 경우 "요, 변, 타액, 담, 땀, 누액, 치아가 이 약 및 그 대사 산물에 의해 등적색으로 착색되고 혈청도 같은 모양으로 착색된다. 또한 소프트 콘택트렌즈가 변색될 수 있다. 치아 변색은 영구적일 수 있다"라는 환자나 보호자가 알아야 하는 내용이 바로 이 기타 항목에 기재되어 있다.

〈일반의약품〉

소비자가 안전하게 자가요법(self-medication)을 하기 위해 반드시 알아야 할 사항 위주로 식약처 허가사항을 명확하게 요약해 기재하고 있다.

1. **다음과 같은 사람은 이 약을 복용**(사용)**하지 말 것** : 금기사항 항목을 요약 기재하고 있으므로 환자 본인과 관련된 항목이 있는지 확인한다. 예를 들어 소화제 큐자임®은 만 7세 이하의 어린이는 복용해선 안 된다고 표기돼 있다.

2. **이 약을 복용**(사용)**하는 동안 다음의 약을 복용**(사용)**하지 말 것** : 병용 금기 의약품이나 상호작용을 일으키는 의약품을 기재하고 있

으므로 현재 복용 중인 약물이 포함되어 있는지 확인한다.

3. **이 약을 복용(사용)하는 동안 다음의 행위를 하지 말 것** : 이 약을 복용하는 동안 해서는 안 되는 행위에 대해 기재하고 있다. 모유를 통해 약이 분비되는 경우, 중요한 이상반응이나 사고가 일어날 수 있는 경우, 의약품이 특정 음식이나 음료와 상호작용이 가능한 경우, 그에 해당하는 경고를 기재한다. 예를 들어 진통제인 이부프로펜(ibuprofen) 정제에는 "다른 비스테로이드성 항염증제(NSAIDS)와 함께 복용하지 않는다. 모유로의 이행이 보고되어 영아에서 심각한 이상반응 발생이 우려되므로 수유를 중단하거나 약물 투여를 중단해야 한다"라고 명시되어 있다.

4. **다음과 같은 사람은 이 약을 복용(사용)하기 전에 의사, 치과의사, 약사와 상의할 것** : 여러 요인으로 이상반응 발생의 위험이 높은 경우 등 일반인이 복용 여부를 결정해서는 안 되는 경우를 기재한다. 예를 들어 변비약인 둘코락스에스장용정®(비사코딜 bisacodyl+도큐세이트 docusate)은 임부 또는 임신 가능성이 있는 여성 또는 수유부가 기재되어 있다. 또한 항생제 후시딘연고®(fusidic acid)도 동일하게 임부 또는 임신 가능성이 있는 여성 또는 수유부가 포함되어 있고, 그 외 미숙아 및 신생아는 간기능이 미숙하므로 장기간 또는 광범위한 표면에 투여 시 간기능 장애를 일으킬 수 있으므로 주의하라는 내용이 포함되어 있다.

5. **다음과 같은 경우 이 약의 복용(사용)을 즉각 중지하고 의사, 치과의사, 약사와 상의할 것. 상담 시 가능한 한 이 첨부문서를 소지할 것** : 이

약물을 계속 복용할 때 더 악화되거나 지속될 수 있는 이상반응이 기재되고, 특정 기간 또는 특정 횟수 이상 의약품을 사용한 뒤에도 증상의 개선이 없는 경우에 어떻게 해야 하는지 설명하고 있다. 예를 들어 변비약인 둘코락스에스장용정®은 1주 정도 투여해도 변비의 개선이 없을 경우, 그리고 투여 후 보고된 아나필락스 반응이나 혈관 부종 같은 이상반응 등이 기재되어 있다.

6. **기타 이 약의 복용^(사용) 시 주의할 사항** : 기타 다른 항목에 해당되지 않는 주의사항을 기재한다. 예를 들어 일회용 점안제는 개봉 후 사용 방법, 정해진 용법·용량의 준수, 장기간 지속 사용 금지 등이 기재되어 있다.

7. **저장상의 주의사항** : 온도, 습도, 광선 등 저장 방법을 기재한다. 예를 들어 어린이의 손에 닿지 않도록 보관, 직사광선을 피하고 습기가 적은 서늘한 곳에 보관, 원래 용기에서 꺼내어 다른 용기에 보관하지 말 것 등이다.

[저장 방법] **약품을 보관하기 위한 온도와 차광 여부를 파악할 수 있다.**
'밀폐 용기[15], 기밀 용기[16], 실온^(1~30℃) 보관, 빛을 피해 보관' 등과 같은 내용을 확인할 수 있다

[사용기간] **유효기한을 의미하며, 외부 포장에 기재된 사용기간을 확인할 수 있다.**
대부분의 약품에 "외부 포장을 참조하십시오"라고 쓰여 있으므로

외부 포장을 반드시 보관해야 한다. 그리고 유효기한의 글씨 크기가 작거나 음각으로 표기되어 보이지 않는 경우가 있으므로 펜으로 박스에 크게 표기해두는 것이 좋다. 유효기한 표시는 '년, 월, 일'의 순서로 표시된다. 그러나 수입 의약품은 표시 방법이 '일, 월, 년' 순으로 적힌 경우도 있으므로 혼동하지 않도록 표기 순서를 확인해야 한다. 예를 들어 수입약인 고혈압 치료제 암로디핀(amlodipine)의 사용기간이 'EXP: 25/05/27'라고 표기돼 있다면 연도가 제일 처음 숫자인지 나중 숫자인지 구분이 모호할 수 있다. 이런 경우에는 제약회사 홈페이지를 방문해 제품 설명서를 확인해보면 '제조일로부터 36개월'로 명시돼 있으므로 맨 앞에 표기된 숫자가 연도임을 확인할 수 있다.

일반의약품의 첨부문서는 전문가가 아닌 일반인도 이해하기 쉽게 핵심 내용을 정리해 싣도록 권고하고 있지만, 아직도 일부 일반의약품과 전문의약품의 경우 식약처 허가를 받기 위해 사용했던 내용을 그대로 기재해 일반인이 이해하기에는 많은 어려움이 있다. 따라서 첨부문서를 전문가용과 일반 소비자용으로 구분해 일반인도 쉽게 내용을 알 수 있도록 개선하자는 요구가 높아지고 있다.

또한 첨부문서 외에도 수입 약의 경우 아직도 유효기한이 '년, 월, 일'의 순서인지 '일, 월, 년'의 순서인지 회사마다 기재 순서를 다양하게 표기하고 있어서 개선이 시급하다. 앞서 예를 든 것처럼 수입 약의 의약품 설명서에 대해 지속적인 개선을 요구하고 있지만 아직도 유효기한의 기재 순서뿐 아니라 제조일로부터 몇 개월까지 유효한지 설명이 없는 경우도 많다. 이러한 문제점을 인식하고 전문가와 소비자가 힘을 합쳐 끊임없는 관심과 개선을 요구해야 하겠다.

지금까지 약품에 들어 있는 첨부문서인 의약품 설명서를 자세하게 살펴보았다. 부디 독자들이 의약품을 사용하는 데 이 내용을 최대한 활용할 수 있길 바란다. 의약품 설명서를 읽는 일은 쉽지 않지만, 내가 복용하는 약에 관심을 갖고 주의사항을 숙지하는 일은 매우 중요하다. 의약품 설명서에는 제약회사가 해당 약과 관련된 소중한 정보들을 한 장의 설명서에 집약해 기재해두었고 소비자가 알아야 할 약에 대한 유용한 정보가 많이 포함되어 있다.

핵심 요약

1. 의약품과 함께 동봉된 첨부문서인 의약품 설명서는 복용하는 약과 함께 꼭 보관해야 한다.
2. 의약품 설명서에 기록된 내용(제품명, 의약품 분류, 효능·효과, 용법·용량, 사용기간 등)은 내가 복용하는 약의 이해를 위해 필요하다. 단 사용상의 주의사항은 내게 필요한 항목만 핵심적으로 파악하면 된다.
3. 의약품 설명서를 분실했을 때는 약학정보원이나 의약품안전나라에서 제품명을 검색해 조회할 수 있다.
4. 의약품 부작용 신고 및 피해 구제 상담 신청은 모든 의약품에 첨부된 의약품 설명서에 반드시 기재하게 되어 있다.
- 한국의약품안전관리원 Tel. 14-3330, 1644-6223, https://open.drugsafe.or.kr

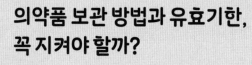

12장
의약품 보관 방법과 유효기한, 꼭 지켜야 할까?

　　의사의 길을 포기하고 평범한 가정주부로 살던 여주인공이 마흔이 넘어 다시 의사가 되기 위해 고군분투하는 드라마를 재밌게 시청하다가 또 직업병이 발동하고 말았다. 주인공이 의료봉사를 나갔던 장면에서였다. 혼자 사는 어르신 댁에 왕진을 가서 살뜰히 보살펴 드리며 인슐린을 투여하고 난 후, 상온에 두었던 인슐린을 냉장고에 다시 넣으면서 했던 대사 때문이었다. "인슐린은 꼭 냉장보관하셔야 합니다."

　　박스 포장 그대로 사용하지 않은 인슐린은 겉포장에 표시된 대로 냉장보관해야 하지만, 개봉해 사용한 인슐린은 대부분 실온에 보관하고 28일간 사용할 수 있다. 실내 온도가 올라가는 한여름에는 냉장보관을 할 수 있으나, 인슐린 약품마다 개봉 후 냉장보관 가능 여부가 다를 수 있으므로 반드시 보관사항을 확인해야 한다. 왜냐하면 란투스 솔로스타주®(인슐린 글라진 insulin glargine)는 "사용을 시작한 펜은 냉장고에 재보관해서는 안 된다"고 명시되어 있기 때문이다. 냉장고에 보관하던 인슐린을 사용할 때는 꺼낸 직후 바로 사용하지 말고 사용하기 15분 전에 꺼내놓았다가 쓰거나 손바닥 사이에 인슐린 약병을 살살 굴려가면서 체온으로 냉기를 없앤 후 사용하는 것이 좋다. 차가운 상태에서 주사하면 주사 부위에 국소적인 자극을 줄 수 있기 때문이다.

의약품의 보관은 '유통기한'이 아닌 '유효기한'

식약처는 지난 2023년 1월 1일부터 〈식품 등의 표시·광고에 관한 법률〉을 바탕으로 폐기물 감소와 탄소 중립 실현을 위한 국제 흐름에 발맞추기 위해 '소비기한 표시제'를 본격 시행했다. '소비기한'은 식품 등에 표시된 보관 방법을 준수할 경우 섭취해도 안전에 이상이 없는 기한을 말하고, '유통기한'은 제품의 제조일로부터 소비자에게 유통·판매가 허용되는 기한을 말한다.[1] 식품은 '소비기한'이 '유통기한'보다 더 길지만, 소비자가 '유통기한'을 식품의 폐기 시점으로 오인하는 경우가 많았기 때문에 도입하게 된 것이다.

그렇다면 의약품도 마찬가지일까? 식품과는 달리 의약품은 '본래 포장'을 뜯는 시점이 중요하다. 포장을 개봉한 날부터 사용 가능한 기간이 시작되고 품질 유지 기간이 짧아지기 때문이다. 먼저 용어에 대해 살펴보자. 의약품은 '유통기한'이라는 용어를 사용하지 않고 '유효기한'(유효기간, 사용기한, Expiration Date)과 '사용가능기한'(Shelf Life, Beyond Use Date; BUD)이라는 용어를 사용한다.

'유효기한'은 의약품의 용기에 붙은 라벨이나 겉포장에 표기되는 날짜로, 제약회사가 식약처에서 허가받은 적합한 보관 조건에서 약효가 유지되는 기한을 의미한다. '사용가능기한'은 의약품의 용기나 포장을 개봉한 이후 의약품의 품질 유지를 예상하는 기한이다. 따라서 본래 용기나 포장 상태 그대로 보관했을 경우에는 '유효기한' 이내에 사용이 가능하지만, 개봉하면 '사용가능기한' 동안에만 사용할 수 있다.

그러나 개봉된 의약품의 사용 과정에서 품질 손상 등 문제가 발견된 경우에는 '유효기한'과 '사용가능기한'이 남아 있어도 사용을 중단하고 즉시 폐기해야 한다.[2] 부서지거나 습기로 인해 외형이 변형된 정제나 캡슐, 변색되거나 덩어리가 된 가루약, 변색되거나 내용물이 균일하지 않고 덩어리지거나 오염이 의심되는 시럽제, 액체가 과도하게 분리되거나 약액 상태가 균일하지 않은 연고제, 형체가 변형되거나 딱딱하게 굳어버린 좌제 등이 있는지 확인해 의약품의 품질 문제를 판단하면 된다.

의약품의 재포장

만성질환 환자의 약은 의약품을 본래 용기에서 꺼내 복용 시점이 같은 여러 약품을 비닐 약포지에 한 포로 담아서 먹기 쉽도록 포장하는 경우가 있는데, 이를 '재포장'이라고 한다. 원래 용기에서 일부를 꺼내 지퍼백에 담는 경우도 재포장에 포함된다. 그렇지만 식약처의 허가사항에 '원래 용기에 보관' 또는 '재포장 불가'가 표시된 경우에는 재포장이 불가능하다. 왜냐하면 그 의약품은 습도와 빛으로부터 보호될 수 있는 특수 재질로 포장돼 생산되었기 때문이다.

한국병원약사회에서 2019년에 발행한 〈의료기관 내 개봉 의약품 관리 지침〉에 따르면 비닐 지퍼백이나 개별 약포장지로 재포장된 의약품 중 정제나 캡슐은 일반적으로 1년, 한 가지 성분으로만 분쇄한 가루약은 6개월까지 사용할 수 있다. 눈에 넣는 안약, 코나 귀에 적용하는 점비제와 점이제, 가글제는 개봉 후 1개월까지 사용해야 하고, 그 외 연고와 크림은 6개월까지다.[2] 그러나 재포장되거나 개봉된 의약품은 특별한 지시사항이 없다면 '처방일수 동안 복용'하는 것이 원칙이다. 따라서 처방된 일수 동안 정확히 지시사항대로 복용해 약이 남지 않도록 하는 것이 바람직하다. 또한 병이나 PTP[3]로 포장된 의약품은 겉포장에 표기된 유효기한이 사용가능기한이지만, 약을 복용하려고 PTP 포장에서 의약품을 꺼냈다가 미복용하는 등 원래의 포장이 제거된 경우에는 개봉된 의약품과 동일한 사용가능기한을 따라야 한다.

안약

모든 안약(점안제)은 무균 제조 공정으로 만들어진다. 엄격한 무균 설비에서 균이 들어가지 않도록 만든 후 미생물의 혼입을 방지할 수 있는 기밀용기에 넣어 만들도록 '약전'에 규정되어 있다. 여러 번 투여하도록 만든 다회 투여용 안약은 미생물의 증식을 억제하기 위해 적절한 보존제를 넣을 수 있다. 따라서 이렇게 미생물을 방지하기 위해 깐깐하게 만들어진 안약을 사용할 때는 오염 및 감염 예방을 위해 사용 전 반드시 손을 깨끗이 씻어야 한다.

안약은 여러 번 사용할 수 있도록 다회 투여용 안약과 한 번씩 사용하도록 만들어진 1회용 점안제가 있다. 1회용 점안제는 작은 앰플같이 생긴 1회용 인공눈물약을 떠올리면 된다. 다회 투여용 안약은 개봉 후에는 무조건 한 달 안에 사용하고 폐기해야 한다. 날짜를 기억하기 위해 개봉한 날짜를 약병에 표기해두는 것이 좋다. 그런데 1회용 점안제는 보존제를 함유하고 있지 않기에 개봉 후에는 1회만 사용하고 남은 액과 용기는 즉시 버려야 한다. 다시 한번 강조하지만 안약은 무균 제조 공정으로 만들어졌기 때문에 오염 방지를 위해 손 위생을 철저히 하고 눈에 닿지 않게 투여하며, 그럴 일은 없겠지만 다른 사람과 증상이 같더라도 공유해선 안 된다.

시럽제

경구용 시럽제는 당류나 감미제를 넣은 끈적끈적한 성질의 '액상 시럽제', 가루로 되어 있어서 사용 전에 물을 넣어 녹이거나 현탁시켜 먹도록 만든 '건조 시럽제'(대부분의 항생제)로 크게 나눌 수 있다. 의료기관 내 개봉 의약품 관리 지침에 따르면 액상 시럽제는 약국에서 큰 부피의 원래 포장에서 소량을 조제 약병에 담아 조제한 경우는 사용 가능기한이 조제한 날로부터 1개월이지만, 원래 포장된 시럽병을 개봉한 경우는 6개월이다.

그러나 건조 시럽제는 각 의약품마다 물에 녹여 조제한 후 안정성을 유지하는 기간이 다르므로 의약품 설명서나 복약 안내문의 지시사항을 따라야 한다. 예를 들어 항생제 건조 시럽인 오구멘틴시럽®(아목시실린 amoxicillin+클라불란산 clavulanate)은 병에 있는 가루약을 물에 녹인 후 7일간 냉장보관해 사용할 수 있고, 세프독심 건조시럽®(세프포독심 cefpodoxime)은 물에 현탁한 후 냉장보관해 14일 이내에 사용해야 한다. 건조 시럽제라고 해서 모두 녹인 후 냉장보관해야 하는 것은 아니다. 클래리트로마이신(clarithromycin) 성분의 건조 시럽제는 물에 용해시킨 후 14일 이내 사용 가능하지만 냉장보관하지 않아야 한다.

의약품의 보관 방법

앞서 인슐린은 사용 후 실온보관하라고 했고 건조 시럽제는 냉장보관하라고 했는데 과연 '실온'과 '냉장'의 보관 온도는 정확하게 몇

도를 말하는 것일까? 대한민국 약전에는 저장 온도에 대해 다음과 같이 명시되어 있다. 20℃는 표준온도, 15-25℃는 상온, 1-30℃는 실온, 30-40℃는 미온, 냉소는 1-15℃의 곳을 말한다. 따라서 인슐린은 30℃ 이하의 온도에 보관하면 된다. 그 외 냉장보관은 2℃-8℃, 냉동보관은 0℃ 이하를 의미한다.[4]

의약품은 반려동물이나 어린이의 손이 닿지 않는 안전한 곳에 보관하고, 특별한 조건이 없는 경우 직사광선을 피해 바람이 잘 통하는 서늘하고(대개 온도 25℃ 이하) 건조한 곳(대개 습도 60% 이하)에 보관하는 것이 일반적인 보관 방법이다. 그러나 냉장보관해야 하는 의약품, 습도를 주의해야 하는 의약품, 빛을 차단해야 하는 의약품 등 의약품마다 차이가 있다. 그러므로 약품의 겉포장과 복약 안내문에 기재된 보관 방법을 확인하고 그에 맞도록 보관해야 한다. 예를 들어 아달라트오로스정®(니페디핀 nifedipine)은 유효성분이 빛과 습기에 민감하므로 "사용 직전에 포장에서 꺼내야 한다"라고 의약품 설명서에 기재돼 있다.

가장 좋은 의약품 보관 용기는 약통이나 PTP 포장같이 제조된 그대로의 포장 용기다. 일반의약품의 '저장상의 주의사항'에는 "의약품을 원래 용기에서 꺼내 다른 용기에 보관하는 것은 의약품 오용에 따른 사고 발생이나 의약품 품질 저하의 원인이 될 수 있으므로 원래 용기에 넣고 꼭 닫아 보관할 것"이라고 기재되어 있다. 따라서 원래 포장된 용기 상태로 보관하되 겹겹이 접혀서 첨부돼 있는 의약품 설명서와 함께 보관하는 것이 좋다. 의약품 설명서는 효능, 복용 방법, 주의사항 등 환자에게 꼭 필요한 정보를 담고 있다. 특히 유효기한은 약품 상자 겉면에 쓰어 있기 때문에 꼭 포장된 상자와 설명서를 함께 보관해야 한다. 그리고 약통의 뚜껑은 꽉 닫아서 보관하도록 한다.

13장
사용하지 않는 의약품을 폐기하는 방법과 그 이유

오늘도 마트에서 장을 보면서 식료품의 유통기한을 꼼꼼히 살피느라 시간이 한참 걸렸다. 무엇을 사든지 유통기한부터 꼭 점검하는 것이 약사들이 가진 직업병이다. 식료품의 유통기한이 중요하다면 우리 몸을 치료하는 의약품은 더 말할 필요도 없을 것이다. 의약품을 사용할 때는 유효기한과 사용가능기한을 철저하게 확인해야 한다. 그리고 처방일수의 기간 동안 복용하고, 남은 약은 아깝다고 보관해두지 말고 바로 폐기해야 한다.

남은 약을 나누어 쓰는 일은 위험하다

아이가 눈병에 걸려서 사용하고 남은 안약이 집에 있다고 하자. 그런데 마침 엄마에게도 유사한 증상이 발생했다. 이럴 때 시간도 없고 귀찮으니 안과에 가지 않고 남아 있는 안약을 그대로 사용하면 안

될까 하는 생각이 들 수 있다. 그러나 이는 절대로 해선 안 되는 행동이다. 사용하던 안약 입구에 세균이나 오염물질이 묻어 있을 수도 있고, 동일한 세균으로 발생한 눈병이 아닐 수도 있기에 위험이 따른다. 사용하고 남은 안약은 미련 없이 과감하게 버려야 한다.

마약성 진통제인 듀로제식패치®(펜타닐 fentanyl)가 처음 시판되었을 때 이 약을 가족에게 나눠주었다가 큰 사고가 날 뻔한 사례도 있었다. 암 환자인 시아버지가 암성 통증 조절을 위해 듀로제식패치를 사용하고 있었다. 마침 관절염으로 고생하는 며느리에게 패치를 붙이면 통증이 신기하게 사라진다며 건네주었다가 며느리가 호흡곤란 증상으로 응급실에 실려온 것이다. 요즘은 마약성 진통제에 대해 복약 상담을 철저히 하고 있어서 이런 일은 잘 발생하지 않지만, 사용하던 의약품을 다른 사람에게 나눠주는 것이 얼마나 위험한 일인지를 충분히 알려주는 사례다.

질병의 증상이 비슷하다고 해서 이전에 처방받고 남아 있던 조제약을 복용해선 안 되며, 의사의 진료를 받고 새로 처방받은 조제약을 먹어야 한다. 특히 어린이의 경우 이전에 처방받았던 조제약을 임의로 먹이거나, 증상이 비슷하다고 해서 형제자매와 약을 나누어 먹여선 안 된다. 소아의 약은 일반적으로 체중으로 약의 용량을 결정하기 때문에 임의로 복용할 경우 효과가 나타나는 용량보다 적게 또는 많이 복용해 약의 내성만 키우거나 독성이 나타날 수 있다. 그리고 일반적인 감기약도 증상이 좋아졌다고 해서 복용을 중단해선 안 되고, 의사가 지정한 처방일수까지 복용해 약을 남기지 않도록 한다.

2009년 한 연구에서 청소년을 대상으로 항생제 사용과 관련된 설문조사를 한 결과 "비슷한 증상이 있을 때 이전 처방받았던 항생제가 남아 있다면 그것을 복용한다"라는 항목에 32%의 학생이 "그렇다"라고 응답했으며, "처방된 항생제를 복용하는 도중에 증상이 나아지면 항생제 복용을 중단한다"라는 항목에는 66.5%가 응답해 의약품 사용 태도에 개선이 필요한 것으로 나타났다.[1]

남은 약은 어떻게 해야 할까?

남은 약을 쓰레기통에 그냥 버려도 되는지 궁금할 것이다. 병원이나 시험검사 기관에서 발생한 폐의약품은 〈폐기물관리법〉에 따라 의료 폐기물 전용 소각장에서 처리하도록 엄격하게 통제하고 있다. 그러나 가정 안에서 발생한 폐의약품은 '생활계 유해 폐기물'로 분류되어 약국이나 보건소 등에 비치된 분리 전용 수거함에 폐기 후 소각하도록 '권고'하고 있다.[2]

한 연구에 의하면 가정 안에서 발생한 폐의약품을 주로 종량제 봉투나 싱크대 배수구, 혹은 화장실 변기에 폐기한다고 조사된 바 있다. 전용 수거함에 폐기하지 않은 폐의약품은 결국 일반생활폐기물과 함께 매립지로 운반되고 빗물이 폐기물에 스며들어 토양과 수질 오염 등의 문제를 유발한다. 또 직접적으로 변기나 싱크대에 버려 폐기하면 생활하수로 유입되고 그렇게 유입된 의약품을 불충분하게 처리하면 수중 생태계를 교란시킬 수 있다.[2]

이렇듯 너도나도 남은 의약품을 쓰레기로 처리해 버린다면 우리나라 금수강산이 화학물질인 의약품으로 오염되어 환경이 파괴되고 결국 국민 건강에 악영향을 끼칠 수밖에 없다. 따라서 오래된 약이나 남은 약은 최대한 빨리 가까운 약국과 보건소 등에 설치되어 있는 '폐의약품 분리전용 수거함'에 버려야 한다. 그리고 강력한 마약성 진통제인 펜타닐 패치제(fentanyl patch)는 사용 후 즉시 접착면끼리 서로 겹치도록 반으로 접어 폐기해 다른 사람들에게 피해가 가지 않도록 해야 한다. 사용된 패치라 하더라도 소아가 호기심에 핥거나 부착한다면 치명적일 수 있기 때문이다.

폐기물관리법 제14조 제1항 및 시행규칙 제16조의2에 의거해 가정 내 폐의약품을 '생활계 유해 폐기물'로 분류하고 폐의약품 처리 의무를 관할 지자체에 부여하고 있다.[2][3] 이에 따라 약국 이외에 각 지역 보건소, 주민센터, 우체국, 도서관 등 공공시설에서도 폐의약품을 버릴 수 있는 전용 수거함이 설치되어 이용할 수 있다. 특히 서울시는 누구나 쉽게 폐의약품을 분리 배출할 수 있도록 구청, 주민센터 등 공공시설 571개 폐의약품 수거함의 위치를 제공하는 '스마트서울맵' 서비스를 시행하고 있다.[4]

의약품은 어린이의 손이 닿지 않는 곳에

남은 약을 최대한 빨리 폐기해야 하는 이유는 환자 자신에게는 안전하고 효과적인 의약품이 다른 사람에게는 해로울 수 있기 때문이다. 남은 약을 신속하게 폐기하면 다른 가족이나 반려동물이 실수로 의약품을 복용하거나 오용할 위험을 줄일 수 있다. 미국의 한 연구에 따르면 5세 미만 어린이의 94.1%가 가정에서 의도하지 않은 의약품 복용 때문에 약물중독으로 병원에 내원했고, 심지어 38%는 보호자가 옆에 있었는데도 사건이 발생한 것으로 나타났다.[5]

또 다른 연구에서는 미국 독극물 통제센터 연합(the American Association of Poison Control Centers)의 국가 독극물데이터시스템을 통해 2001년부터 8년 동안 5세 이하 소아가 의약품을 잠재적인 독성 용량으로 복용해 응급실 치료를 받은 데이터를 분석했다. 그 결과 응급실에 방문한 45만 3,559명 가운데 가정에서 보관 중인 의약품을 소아 스스로 복용한 경우가 95%를 차지했고, 일반의약품이 아닌 처방의약품을 복용한 경우는 24만 8,023명(55%)으로 조사되었다. 이 가운데 17%가 입원해 치료받았고, 7%는 사망을 포함한 심각한 손상을 입었다.[6] 이와 같이 소아에게 의약품이 노출되면 그 위험성은 성인보다 훨씬 더 심각하게 나타난다.

2018년 국내 연구진이 섭취를 통한 급성 중독으로 응급실을 방문한 18세 이하 소아 청소년 환자에 대해 5년간 의무기록을 분석했다. 그 결과 가장 빈번하게 보고된 중독 물질은 영유아에서는 가정용 청소 제품(18.2%)이었지만, 미취학 아동에서는 항히스타민제(15.8%), 학령기 이상에서는 진통제(37.5%)로 인한 의약품 중독으로 나타났다.[7] 그리고 2006년 한 연구에서 미국 독극물 통제센터 내 통화 기록을 분석한 결과, 6세 이하 어린이 가운데 조부모가 사용하는 의약품에 중독된 경우에는 어린이가 손쉽게 접할 수 있는 곳(탁자나 주방조리대 위, 낮은 선반, 손가방)에 대다수 의약품이 보관되어 있던 것으로 나타났다.[8]

앞서 살펴본 여러 연구에서 알 수 있듯이 어른이 사용 중인 약은 어린이의 손이 닿지 않는 곳에 안전하게 보관해서 쉽게 만질 수 없게 하고, 유효기한이 지났거나 사용하지 않게 된 약은 가족을 위해 즉시 폐기해야 한다.

핵심 요약

1. 우리나라 금수강산이 화학물질인 의약품으로 오염되지 않도록 폐의약품은 약국과 공공시설의 폐의약품 전용 수거함에 버려야 한다.
2. 남은 약을 신속하게 폐기하면 가족이나 반려동물이 실수로 의약품을 먹거나 오용할 위험을 줄일 수 있다.
3. 사용 중인 약은 어린이의 손이 닿지 않는 곳에 안전하게 보관해야 한다.

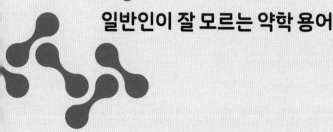

14장
일반인이 잘 모르는 약학 용어

　내가 근무하는 병원은 4년마다 보건복지부 산하 의료기관평가인 증원에서 조사를 받아 인증을 받는다. 이는 환자를 위한 의료의 질과 안전을 위해 지속적으로 병원을 잘 관리하고 있는지 확인하는 제도 다. 2004년에 처음 이 제도가 도입됐을 때 나는 사전 점검을 위해 약 국과 관련된 부분 중 약사의 복약상담에 대해 조사하면서 환자들과 인터뷰를 진행했다.

　20년 전만 해도 많은 환자들이 의사 이외에는 간호사라고 인식하 던 시기였다. 그래서 복약상담을 진행하던 약사를 약사로 인식하지 못했지만, 이 인터뷰를 통해 한 가지는 분명하게 알 수 있었다. 환자 들은 약을 설명한 직원이 어려운 단어만 잔뜩 사용해서 무슨 내용인 지 잘 이해하지 못했다는 것이다. 그때 나는 아차 싶었다. 아무리 약 에 대한 지식이 많더라도 환자의 눈높이에서 설명해야 제대로 된 복약상담이라 할 수 있는데, 우리 약사들이 그 부분을 간과했다는 사실에 반성이 되었다. 그래서 이 책을 준비하면서 독자를 위해 어떤 약학 용어를 선택하면 좋을지 많은 고민을 했다.

알기 쉬운 약학 용어

현재 거의 모든 약국에서는 조제된 약과 함께 복약 안내문을 약봉투의 겉면이나 한 장의 종이로 작성해 환자들에게 제공한다. 복약 안내문은 조제된 약에 대한 환자의 이해도를 높여 처방 지시사항에 따라 약을 복용할 수 있도록 돕는다.

하지만 복약 안내문에 아직도 일반 사용자들이 이해하기 어려운 용어들이 많이 사용되는 것이 현실이다. 2019년에 실시한 국내 연구에서 처방 의약품의 복약 안내문에 많이 사용되는 약학 용어들을 환자들이 얼마나 이해하는지 조사한 결과, 약 1/3에 해당하는 용어에 대해 절반 이상의 응답자가 이해하기 어렵다고 답했다.[1]

이렇게 환자들이 복약 안내문을 제대로 이해하지 못한다면 처방 지시대로 복용할 가능성은 낮아지고, 잘못된 방법으로 약을 복용할 위험은 높아질 수밖에 없다. 이와 같은 우려로 인해 2021년 국내 연구팀이 현재 복약 안내문에 사용되는 전문 용어를 쉬운 용어로 수정했고, 이렇게 수정된 쉬운 용어가 환자들의 이해 수준을 높여주었다는 논문을 발표했다. 복약 안내문에서 가장 많은 빈도수로 사용된 20개의 단어를 조사한 결과 43.6%만 이해한다고 응답했으나, 쉬운 용어로 변경한 후에는 이해도가 88.6%로 개선되었다.[2] 해당 논문에서 개선한 전문 용어를 소개한다.

복약 안내문 전문 용어의 개선을 위해 쉬운 용어로 변경한 단어[2]

영어	변경 전 전문 용어	변경 후 쉬운 용어
antihistamine	항히스타민제	히스타민의 작용을 억제하는 약
nasal decongestant	비충혈제거제	코막힘 증상을 없애는 약
anti-inflammatory enzyme	소염효소제	염증을 없애는 효소약
antitussive	진해거담제	기침가래약
corticosteroid	부신피질호르몬제	부신에서 나오는 스테로이드호르몬제
tablet	정제	알약
slow-released tablet	서방정	약 성분이 천천히 녹아 나오는 알약
suspension	현탁액	약가루가 물 속에 섞여 있는 약
chewable tablet	추어블정	씹어 먹는 알약
immune suppression	면역억제	몸의 면역반응을 억제하는 것
endocrine action	내분비 작용	호르몬이 나타내는 작용
anti-inflammatory action	항염 작용	염증을 없애는 것
sputum	객담	가래
urinary retention	소변저류	오줌이 잘 나오지 않는 상태
skin redness	발적	피부가 빨갛게 부어오르는 상태
cardiovascular system	심혈관계	피를 순환시키는 심장과 혈관계통
visual disturbance	시야장애	볼 수 있는 범위가 좁아진 상태
lactating woman	수유부	모유 먹이는 여성
continuous use	연용	계속 복용
concurrent use	병용	같이 복용

의약품 표시 등에 관한 규정 제5조(쉬운 용어 표시)[3]에서 일반의약품은 기재사항을 용기나 포장 또는 첨부문서에 기재할 때 [별표 1]에 해

당하는 용어는 괄호 안에 쉬운 용어를 함께 기재하도록 규정되어 있다. [별표 1]에는 802개 어려운 용어들이 쉬운 용어로 나와 있어 도움을 준다. 예를 들어 현행 용어 '비충혈/비폐'는 쉬운 용어인 '코막힘'으로 표기되고, 한자 '鼻充血/鼻閉'와 외국어 'nasal congestion'도 함께 표기헤 이해를 돕는다.

의약품 표시 등에 관한 규정 제5조(쉬운 용어 표시) **[별표 1] 일부 사례**

현행 용어	쉬운 용어	한자 또는 외국어
가성	거짓	pseudo
간부전	간기능 상실	肝不全/liver failure
감량	줄임	減量
감약	감소해 복용(사용)	
감작	과민 상태로 만듦	感作/sensitization
객담	가래	sputum
거담제	가래약	expectorant
관상동맥	심장동맥	coronary artery
광유성 사하제	기름성 설사약	鑛油性 瀉下劑/mineral oil laxative antidiarrheal
구내염	입안염	stomatitis
길항제	억제제, 대항제	antagonists
내약성	약에 대한 내성	
농양	고름집	abscess
뇨저류	소변이 고임	ischuria
누액	눈물	tears
담즙울체	쓸개즙 정체	cholestasis

밀전해	뚜껑을 꼭 닫아, 혹은 단단히 마개로 막아	密栓해
비강	코 안	鼻腔/nasal cavity
빈맥	빠른 맥/빈맥	頻脈/tachycardia
비충혈/비폐	코막힘	鼻充血/鼻閉/nasal congestion
서맥	느린 맥	徐脈/bradycardia/ bradyrhythmia
소양감/소양증	가려움/가려움증	瘙痒症/itch
수족구	손발입병	hand-foot-mouth disease
슬관절	무릎관절	knee joint
식간에	식사 때와 식사 때 사이에	
심계항진	두근거림	心悸亢進/palpitations
아나필락시 쇼크	과민성 쇼크	anaphylaxis shock
안구진탕	눈떨림, 안진	nystagmus
안구작열감	눈의 화끈거림	眼球灼熱感
안와	눈 주변	orbital
액와	겨드랑(이)	axilla
연축	수축과 이완	攣縮/spasm
연축	뒤당김/수축	retraction
연하곤란	삼킴 곤란	嚥下困難/dysphagia
열공	구멍, 틈새	hiatus
열상	화상	熱傷/burn/combustion
열창/열상	찢긴 상처	裂創/lacerated wound
용량의존적/ 용량의존적인	용량에 비례하는	dose dependant
용해해	녹여서	溶解/dissolution

위약	속임약, 모양약, 헛약	placebo
위양성	거짓 양성	false-positive
유즙루/유루/유루증	젖흐름증, 유즙 분비 과다	乳汁漏/乳漏/乳漏症galactorrhea/lactorrhea
유행성 이하선염	볼거리	流行性耳下腺炎/epidemic parotitis/mumps
이완되다	풀어지다, 느즈러지다, 늘어지다	弛緩
이중맹검	환자, 의사 모두 모르게 임상시험하는 방법	double blind test
저해제	억제제	沮害劑/inhibitor
점안	눈에 넣음	點眼
점이	귀에 넣음	點耳
제대	탯줄	臍帶/umbilical cord
조갑장애	손발톱병	爪甲障碍/nail diseases
조혈모세포	줄기세포	stem cell
족장, 족저	발바닥	足掌/plantar/sole
좌상	타박상/멍	挫傷/打撲傷/bruise/contused wound
진경작용	경련 멈춤 작용	鎭痙作俑/antispasmodic
진균	곰팡이	fungus
찰상/찰과상	긁힌 상처	擦傷/擦過傷/abrasion/brush-burn
천공	뚫림	穿孔/perforation
천자	뚫기	穿刺/puncture
충수절제술	막창자꼬리 절제술, 맹장꼬리 절제술	appendectomy

체액저류	체액 고임	pooling
초회량	처음 복용(사용)량	初回量/initial dose
초회용량	처음 투여량	初回用量
최기형성	기형 유발성	催畸形性/teratogenic
치은염/치육염	잇몸염	齒齦炎/gingivitis/齒肉炎/ultis
치주질환	치아 주위 조직 질환	periodontal disease
카피약	후발약, 제네릭 의약품	generic drug
타제	다른 약	他劑
탈감작	과민성 제거, 약화	脫感作/desensitization
피하	피부 밑	皮下
하제	설사약	下劑/laxatives
헤르니아	탈장	hernia
헤마토크리트	적혈구 용적률	hematocrit
현성화	겉으로 드러나게	顯性化
현운	현기증, 어지러움	眩暈/vertigo
호전	나아짐	好轉
화농	곪음	化膿/suppuration
확진	확정 진단	definite diagnosis
휴약	복용(사용) 중지	休藥
가역성	회복 가능한	可逆性/reversibility
경축	경련과 수축이 일어나 수축상태가 지속되는 현상	痙縮
고투여량	투여량이 많음	高投與量
고함량	많은 함량	高含量
혈전	혈관 막힘	血栓

기저치	기본값	基底値/background/base/basis
비경구	먹는 약이 아닌	非經口
서방형	효과가 지속적으로 나타나는	徐放形
특발성	원인 불명의	特發性
항응혈제	혈액응고저지제	抗凝血濟

위에 언급한 용어들은 매우 간략하게 설명되어 있기 때문에 약학 용어들에 대한 더 많은 이해를 얻을 수 있는 웹사이트들을 소개한다. 먼저 약학정보원의 '약물백과'[4] 서비스다. 약물에 대한 요약, 질병 설명, 약리 작용, 종류, 효능과 효과, 부작용, 주의사항 등을 쉽게 설명해준다. 또 질병관리청에서 운영하는 국가건강정보포털의 '알기 쉬운 건강용어'[5]에서도 찾아볼 수 있다. 내가 받은 진단명이 궁금하다면 이 웹사이트에서 검색해서 내 질병에 대해 확인해보자.

이 책에서 나는 '약물'과 '의약품'을 같은 의미로 보고 섞어서 사용했다. 그러나 엄밀히 따지자면 '의약품'은 질병을 치료하기 위해 제약회사가 제출한 자료를 근거로 국가가 시판 허가를 승인해준 물질을 말하고, '약물'은 의약품을 포함해 더 포괄적인 범위를 아우르는 물질을 일컫는다.[6]

'조제'와 '제조'도 혼동을 주는 용어다. '조제'[7]는 약국에서 약사들이 환자가 가져온 처방전에 따라서 그 환자의 질병을 치료하거나 예방하기 위해 의사가 처방한 약물들을 해당 환자가 잘 사용하도록 만드는 행위를 말한다. 그리고 '제조'의 사전적 의미는 '큰 규모로 물건을 만드는 것'이다.[8] 따라서 약국에서 환자를 위해 의약품을 다룰 때는 '조제'이고, 제약회사 공장에서 의약품을 만들 때는 '제조'에 해당한다.

또 자주 혼동되는 단어가 '안전성'(safety)과 '안정성'(stability)이다. 안전성은 의약품의 부작용 발생 등과 관련된 단어이고, 안정성은 의약품이 유효기한 동안 약효나 성상 등이 변하지 않고 유지되는 것을 의미한다.

요즘은 인터넷을 이용해 핸드폰으로 손쉽게 건강과 관련된 정보를 찾을 수 있다. 그러나 세상이 너무나 빨리 바뀌므로 관련 정보도 빠르게 업데이트할 필요가 있다. 차고 넘치는 정보의 홍수 속에서 내가 찾은 정보가 너무 오래된 정보는 아닌지, 정보 제공자가 믿고 따를 수 있는 자격을 갖췄는지 꼼꼼하게 확인해 제대로 된 정보를 골라낼 수 있는 지혜도 필요하다. 인터넷에서 찾은 정보로도 궁금증이 해소되지 않거나 복약 안내문에 나온 용어가 이해가 되지 않을 때는 언제나 편하게 약사에게 물어보자. 그 사소한 행동이 내가 먹는 약에 친숙해지는 가장 쉬운 방법이다.

핵심 요약

1. 환자들의 이해를 돕기 위해 전문적인 약학 용어를 알기 쉬운 약학 용어로 수정해 복약 안내문과 의약품 표시에 사용하고 있다.
2. 복약 안내문에서 모르는 약학 용어가 나온다면 쉬운 용어를 찾아보도록 하자.
   가. 약학정보원의 '약물백과'
   나. 질병관리청 국가건강정보 포털의 '알기 쉬운 건강용어'
   다. 의약품 표시 등에 관한 규정 제5조(쉬운 용어 표시) [별표 1. 쉬운 용어 목록]

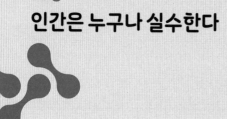

15장
인간은 누구나 실수한다

2016년 7월 29일 일명 종현이법이라고 불리는 〈환자안전법〉이 전면 시행되었다. 종현이는 2010년 정맥으로 주사해야 하는 항암제 빈크리스틴(vincristine)을 척수강 내로 투여받아 사망한 아홉 살의 백혈병 환아였다. 이후 종현이 부모와 환자 단체가 주축이 되어 또 다른 종현이가 나오지 않도록 노력한 결과, 종현이가 사망한 지 6년이 지나서야 비로소 환자안전법이 시행되었다.

환자안전사고 예방을 위한 환자안전법
환자안전법은 환자의 안전사고를 예방하고 재발을 방지하기 위해 제정되었다. 이를 위해 의료기관은 보건당국에 환자의 안전사고를 자율 보고하고, 국가는 그렇게 수집한 환자안전사고를 분석해 재발 방지책을 만들어 전국 의료기관과 환자들에게 공유하는 '환자안

전보고학습시스템'을 운영한다. [1] 환자안전법 시행 초기에는 의료
기관의 자율 보고만으로 시작되었으나, 개정된 환자안전법에 따라
2021년 1월 30일부터는 환자가 사망하거나 심각한 신체적·정신적
손상을 입은 '중대한 환자안전사고'가 발생한 경우 지체 없이 보고해
야 하는 의무 보고 조항이 시행되고 있다.

환자안전법이 시행된 이후, 환자에게 발생한 안전사고는 개인의
잘못으로만 발생한 것이 아니기에 개인에게만 책임을 물어선 안 된
다는 인식이 보건의료계 전반에 확산되었다. 환자안전사고를 예방
하고 재발을 방지하기 위해서는 계속해서 시스템적 오류를 찾아내고
점검해 개선하는 일이 필요하다. '환자안전보고학습시스템'을 통해
환자들의 안전에 중대한 위해가 발생할 우려가 있는 경우에는 의료
기관에 환자안전 주의경보를 발령하고, 재발 방지를 위한 권고사항
등 개선 방안을 담은 정보 제공지도 함께 배포하고 있다. [2] 그러나 아
직도 개선해야 할 많은 시스템적 오류가 있기 때문에 지속적인 개선
노력이 필요하다.

환자안전법에 따라서 의료기관평가인증원이 중앙환자안전센터
로 지정되어 의료기관에서 보고된 환자안전사고를 분석하고, 매년
〈환자안전 통계 연보〉를 발간한다. 발간된 연보에 따르면 2022년 보
고된 환자안전사고 14,820건 중 약물 사고가 43.3%로 1위를 차지했
다. [3] 따라서 약물과 관련된 환자안전사고를 예방하는 일이 환자의
안전과 직결되는 일임을 알 수 있다.

인간은 누구나 실수하는 존재다. 의사도 인간이므로 실수할 수
있다. 그래서 의사가 처방을 내리면 그 처방전 내역을 약사가 다시
한번 검토하고, 문제점을 발견할 경우에는 의사에게 확인 후 처방을
변경하는 처방 중재를 진행한다. 이때 약사도 실수할 수 있으므로 조

제된 약은 다른 약사가 다시 한번 더 감사한다. 그리고 투약하기 전에는 간호사가 한 번 더 확인한다. 이때 마지막으로 환자도 참여해 약 복용 전에 자신의 약을 확인한다면, 약물과 관련된 안전사고를 철저히 예방할 수 있을 것이다.

'환자 확인'은 의료사고를 예방하는 첫걸음이다

의료기관은 환자안전과 의료의 질을 높이기 위해 지속적으로 노력하고 있다. 환자에게 양질의 의료 서비스를 제공하고 있는지를 4년마다 국가기관의 조사를 받아 인증받는 절차를 진행하는데 이것이 바로 '의료기관 인증제도'다. 2013년부터 요양병원은 의무적으로 인증 신청을 하도록 의료법에 명시되어 있고, 병원급 이상은 자율적으로 인증을 신청할 수 있다.[4]

이러한 의료기관 평가 인증 조사에서 가장 중요하게 생각하는 항목이 '환자 확인'이다. 이 항목은 환자가 동참해야만 철저하게 확인이 가능하다. 즉 생년월일이나 환자 등록번호를 의료진과 환자가 서로 확인한다. 또 "환자의 성함이 어떻게 되시죠?"라고 개방형 질문으로 묻고 환자의 대답을 직접 들어 확인하는 과정을 거친다. 예를 들어 "김재송 님 맞으시죠?"라는 질문은 "예"나 "아니오"로 대답할 수 있는 폐쇄형 질문이다. 이렇게 질문하면 '김재순' 또는 '김재성'처럼 유사한 이름을 가진 사람이나 심지어 동명이인이 대답할 우려도 있다.

이러한 환자 확인 과정이 없던 시기에 동네 병원의 진료실 앞에 앉아 있다가 호명된 이름을 듣고 진찰실에 들어갔는데, 의사가 진료 기록을 살펴보는 과정에서 다른 환자라는 사실을 알고 당황했던 경험이 실제로 내게 있었다.

박사과정 수업 중에 경영대 수업을 들은 적이 있다. 그때 경영대 교수님 한 분이 왜 병원에 가면 가는 곳마다 이름을 귀찮게 물어보는지, 병원에서 환자를 대우하지 않는 것 같아 기분이 좋지 않다고 이야기한 적이 있다. 환자 입장에서는 전산 시스템과 환자 등록카드로 충분히 확인이 가능한데 매번 가는 곳마다 질문을 하니 의아하기도 하고, 불필요한 과정처럼 느껴질 수 있었을 것이다. 그러나 환자 확인을 제대로 하지 않으면 수술 환자가 뒤바뀌거나 A 환자의 약을 B 환자에게 투여하는 등 환자안전사고가 발생할 수 있다. 환자 확인은 안전사고를 예방하는 가장 첫걸음이다.

병원의 약 받는 곳이나 약국의 복약 지도 창구에서 본인 확인도 하지 않았는데 조제된 약을 확 낚아채듯 가져가는 환자들이 있다. 그러나 받은 약이 내 약이 맞는지, 총 몇 가지 약으로 이루어졌는지, 중요한 복약 지도 내용은 무엇인지 등은 약사와 함께 환자 확인을 하면서 얻을 수 있는 내용이다. 또 진료실에서 의사가 언급했던 처방 내역과 내가 조제받은 약이 일치하는지, 조제된 알약 개수나 포장된 약포 수가 맞는지도 이때 확인할 수 있다. 환자 확인은 안전한 투여가 이루어지는 기회이므로 이를 놓치지 않기를 당부드린다.

내가 먹을 약은 내가 챙긴다

약물과 관련된 환자안전사고를 예방하기 위해 2020년 5월 환자안전보고학습시스템에서 배포한 환자 참여 캠페인으로 '내가 먹을 약은 내가 챙긴다!'를 진행한 적이 있다. 실천하기 쉬운 방법이어서 여기에 소개하고자 한다.[5]

1. 진료 전 챙겨야 할 것

가. 복용 중인 모든 의약품과 건강보조제

나. 처방받은 의약품 봉투 또는 조제 내역서

2. 진료 중 담당의사에게 알려야 할 내용

가. 의사의 처방하에 현재 먹고 있는 모든 의약품

나. 처방전 없이 구입해서 먹고 있는 영양제나 한약

다. 알레르기가 있는 의약품이나 음식

3. 진료 후 확인해야 할 내용

가. 특정 의약품에 대한 모든 알레르기와 부작용

나. 처방전 확인 : 본인 이름, 생년월일 또는 주민등록번호, 의약품명 등

4. 담당의사와 약사에게 다음의 의약품과 관련된 사항 반드시 확인하기

가. 의약품의 효능은 무엇입니까?

나. 의약품의 복용 용량과 복용 기간은 어떻게 됩니까?

- 의약품을 몇 알씩 하루에 몇 번 먹는지, 주의할 사항은 무엇인지 정확하게 물어보세요.
- 이해하기 어렵다면 다시 요청하고 기억할 수 있도록 안내문을 요청하세요.
- 물약(시럽)의 경우 정확한 용량을 측정할 수 있는 컵, 스푼, 병이 있는지 확인하고 없다면 약사에게 요청하세요.

다. 발생 가능한 부작용은 무엇입니까? 부작용 발생 시 조치 방안은 어떻게 되나요?

라. 다른 의약품이나 보조제와 함께 복용해도 안전한가요?

마. 의약품을 복용하는 동안 주의해야 할 음식 또는 활동(운동)은 무엇입니까?

바. 마지막으로 한 번 더 본인의 의약품이 맞는지 확인하세요.

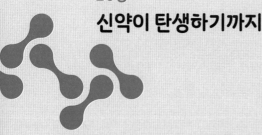

16장

신약이 탄생하기까지

8시 뉴스에 우리 병원 의사 선생님이 출연해 저명한 의학 저널에 실린 새로운 신약 후보 물질에 대해 소개했다. 아마도 내일이면 환자나 보호자들의 문의가 병원 약국으로 빗발치지 않을까 예상된다. 하지만 안타깝게도 신약은 우리의 생각과 바람처럼 그렇게 빨리 세상에 나올 수 없다.

신약은 어떻게 만들어질까?

신약이 될 후보 물질은 전 임상시험이라고 불리는 동물실험을 먼저 진행한다. 여기서 약효와 안전성을 확인한 다음에야 비로소 사람을 대상으로 임상시험을 시행한다. 임상시험은 건강한 사람을 대상으로 하는 제1상 시험, 약효를 나타내는 용량을 탐색하는 제2상 시험, 부작용 등 안전성을 확인하는 제3상 시험, 시판된 이후 부작용을 조사하는 제4상 시험으로 이어진다.

그런데 이 모든 과정을 마치려면 최소 15년에서 20년이 걸린다. 그렇기에 동물실험에서 획기적인 효과가 나타났다는 뉴스가 보도되더라도 앞으로 10년 이상 사람을 대상으로 임상시험을 진행해 약효가 제대로 나타나는지, 심각한 부작용은 없는지 등 효과와 안전성을 충분히 검증받은 뒤에야 의약품으로 시판될 수 있는 것이다.

IRB, 임상시험의 윤리와 안전을 지키는 제도

임상시험을 위해서는 동일한 특성을 가진 환자군을 모집해 두 집단으로 나누고 그 가운데 한 집단에만 신약을 투여한다. 가령, 고혈압 치료제를 개발한다면 A팀이라는 한 집단에만 혈압을 낮추는 신약을 투여하고, 다른 집단인 B팀에는 아무런 치료제를 투여하지 않는다. 그럴 때 어떤 일이 발생할 수 있을까? 임상시험에 참여한 B팀은 시험에 참여하기 전에 복용하던 고혈압 치료제를 복용할 수 없기에 건강에 심각한 위협을 받을 수 있다.

이런 임상시험 참여자의 윤리와 안전을 확보하기 위해 〈생명 윤리 및 안전에 관한 법률〉[1]에 따라 각 기관마다 IRB(Institutional Review Board, 기관생명윤리위원회)를 설치해 운영한다. 2024년 1분기 현재 국내 964개 기관이 IRB를 등록해 운영하고 있다.[2] 이 위원회에서는 임상연구를 수행하기 전에 작성한 연구 계획서를 심의하고, 연구 과정과 결과에 대한 조사와 감독 등을 통해 연구 대상자를 적절히 보호하는 역할을 수행한다.

IRB의 역할

의료기관의 모든 임상시험은 IRB[3]의 승인을 얻어야만 진행할 수 있다. 내가 근무하는 세브란스병원도 IRB를 운영하고 있고, 나는 몇 년 전까지 IRB의 위원으로 활동했다. 세브란스병원에는 총 7개의 위원회가 있으며 각 위원회별로 여러 직종의 다학제 위원들로 구성된다. 그리고 법적 위원 구성을 위해 목회자나 외부 기관에서 초빙한 비과학 분야에서 활동하는 위원도 포함된다. 또한 심의할 임상연구에 이해관계가 있는 위원은 해당 연구를 검토하는 회의에 참석해 의견을 제시할 수 없도록 논의에서 철저히 제외시킨다.

각 위원회는 월 1회 주기로 임상시험의 윤리적, 과학적, 의학적 측면에서 위험과 이익을 분석하고 논의를 거쳐 임상시험의 승인, 부결, 보류와 보완을 결정한다. 아직 유효성과 안전성이 입증되지 않은 약물을 환자에게 투여하는 것이므로 위원들은 연구 계획서와 동의서 등을 꼼꼼히 검토한 뒤 회의에 참여하고, 회의에서는 열띤 토론의 장이 펼쳐진다. 내가 IRB 위원으로 활동하면서 최우선 순위에 두고 고려했던 것은 '만일 내 가족이라면 이 임상시험에 참여하도록 권할 수 있을까?'였다.

어린이용 약물의 임상시험

어린이용 약물은 개발도 어렵지만 임상시험 전 검토 절차가 매우 까다롭다. 아직 제대로 검증받지 못한 의약품을 소아가 임상시험을 목적으로 복용했을 때 성인이 되어서까지 영향을 받을 수 있기 때문이다. 또한 성인과 달리 소아는 스스로 연구 계획서를 읽고 자발적인 참여 의사를 밝히거나 참여를 결정하기 어렵기 때문에 반드시 보호자의 동의를 얻어야 한다. 어린이를 대상으로 하는 임상시험의 어려움은 어린이용 약물이 시중에 많지 않은 이유이기도 하다.

임상시험 이후 나타나는 부작용

임상시험 단계에서 부작용과 안전성을 수차례 검토하고 있지만, 시판 이후에 부작용이 발생한 사례도 많다. 1990년대 코감기약에 들어 있던 비충혈제거제인 페닐프로판올아민(PhenylPropanolAmine, PPA)은 출혈성 뇌졸중 발생 위험을 높이고, 관절염 치료제 등으로 사용한 COX-2 억제제인 로페콕시브(Rofecoxib)는 심각한 심혈관계 부작용의 위험을 높인다는 사실이 밝혀져 시판이 중지되었다. 이처럼 후보 물질에서 하나의 신약이 탄생하기까지는 동물실험부터 임상시험까지 오랜 기간이 소요되지만, 시판된 이후에도 부작용이 나타날 수 있기에 꾸준한 모니터링이 필요하다. 의약품은 이처럼 시작부터 끝까지 지속적인 관심과 주의를 요한다.

앞서 언급한 뉴스에 보도된 신약 후보 물질은 아직 임상시험 중이거나 임상시험 도중 시판하기에 부적절한 사항이 발견되어 개발이 중단될 수도 있다. 하루 빨리 효과 좋은 의약품을 사용하고 싶은 환자와 보호자의 마음은 충분히 이해가 간다. 그러나 1960년대에 부작용의 위험성을 간과하고 안전성을 확인하는 충분한 임상시험 없이 탈리도마이드(thalidomide)를 입덧 치료제로 시판한 결과, 전 세계 46개국에서 1만 명이 넘는 바다표범발증(phocomelia, 팔 또는 다리가 불규칙하고 바다표범처럼 몸에 직접 붙어 있는 선천성 기형) 기형아가 태어났다는 사실을 우리는 잊지 말아야 한다.

그 전철을 밟지 않기 위해 임상시험 단계마다 철저히 살펴 질병을 치료할 수 있는 유효한 신약을 개발하되, 안전성을 충분히 입증한 뒤에 시판하는 것이 우리 모두의 안녕을 위한 최선이라고 생각한다.

약은 잘 쓰면 좋지만 잘못 사용하면 독이 된다.

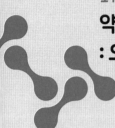

17장
약의 진짜 이름
: 오리지널 약과 제네릭 약의 바른 이해

    어린 시절, 친구들과 인형 옷을 갈아입히며 놀던 기억이 난다. 인형에 형형색색의 옷을 갈아입힐 때마다 마치 내가 패션쇼를 하는 것 같은 재미에 푹 빠지곤 했다. 잠깐 질문, 내가 가진 인형에게 장미꽃 무늬 옷을 입히면 장미꽃 인형이 되고, 국화꽃 무늬 옷을 입히면 국화꽃 인형이 되는 것일까? 인형은 그대로이고 겉옷만 바뀌었을 뿐인데 말이다. 여기서 인형을 약의 진짜 이름, 곧 성분명이라고 해보자. 아무리 유명한 제약회사가 약물에 갖가지 색깔을 입히든, 동그랗게 혹은 네모 모양으로 만들든, 설탕물로 코팅을 하든 하지 않든, 약의 성분은 변하지 않는다. 약물의 겉모양에 변화를 주어도 약물의 약효를 나타내는 성분은 그대로이기 때문이다. 따라서 약의 성분명이 약의 진짜 이름이다.

타이레놀® 품귀 현상

코로나19 팬데믹을 겪으면서 '타이레놀, 아세트아미노펜, 써스펜' 등은 한 번쯤 들어봤을 것이다. 이제는 많은 사람이 알게 되었지만 이는 모두 동일한 약을 가리킨다. 그렇다면 왜 이렇게 다양한 이름이 붙는 것일까? 이는 아세트아미노펜이라는 동일한 성분명에 각 제약 회사마다 다른 상품명인 '타이레놀®'과 '써스펜®'이라는 이름을 붙였기 때문이다.

코로나19가 유행하면서 한참 백신을 접종하던 시기에 모든 국민이 '타이레놀®' 한 가지 상품명을 찾아서 타이레놀® 품귀 현상이 일어났다. 방역 당국에서 "백신 접종 시 부작용에 '타이레놀'을 복용하세요"라고 상품명을 권고했기 때문이다. 사람들은 약물의 진짜 이름인 아세트아미노펜(acetaminophen)은 모른 채 약국에서 타이레놀®만을 찾았다. 그래서 국내에서 아세트아미노펜 성분을 가진 수십 가지의 약물이 생산되는데도 불구하고 타이레놀®만 부족하게 된 것이다.

방역 당국이 뒤늦게 "백신 접종 시 부작용에 '아세트아미노펜'을 복용하세요"라고 성분명을 언급해 권고했지만, 그 후로도 한동안 타이레놀® 품귀 현상은 계속되었다. 이 시기에 약국에서 타이레놀® 대신 국내 생산된 동일 성분의 아세트아미노펜 약물을 권하면 사기꾼이라는 오해도 받았고, 오리지널 약이 아니라고 반품을 요구하는 사례도 빈번하게 일어났다.

의약품의 명명법

WHO(세계보건기구)에서는 전 세계적으로 공통되는 간결한 명칭으로 INN(International Nonproprietary Names, 국제의약품명)을 제정하고, ICH(International Council for Harmonisation of Technical Requirements for Pharmaceuticals for Human Use, 의약품

국제조화회의)[1]를 통해 의약품의 명칭과 규격에 대한 ICH 가이드라인 등을 마련해 통일화 작업을 추진하고 있다.[2] INN은 의약품의 물질 또는 활성 성분을 구별하기 위한 물질 고유의 이름을 말하며, 대부분의 국가에서 INN으로 각 의약품 성분의 이름을 정한다.[3]

타이레놀®의 진짜 이름은 뭘까?

타이레놀®로 이 장을 시작했으니 먼저 그 이름부터 살펴보기로 하자. 이 약은 화학물질이므로 파라아세틸아미노페놀(para-acetylamino-phenol)이라는 화학명이 있다. INN으로는 파라세타몰(paracetamol)이다. 그렇다면 아세트아미노펜(acetaminophen)은 어디서 온 이름일까? WHO에서 INN을 제정했지만 미국, 영국, 일본 등은 자국의 의약품 명칭을 각각 사용하고 있고, 아세트아미노펜은 미국에서 정한 의약품 명칭이다(United States Adopted Name, USAN).

우리나라를 비롯해 미국, 일본 등은 아세트아미노펜이라는 용어를 사용하고, 영국은 파라세타몰을 사용한다. 아세트아미노펜과 파라세타몰 모두 화학명인 파라아세틸아미노페놀에서 일부를 가져와서 만든 명칭이다. 곧 아세트아미노펜(acetaminophen)은 'para-acetylam-inophenol'에서, 파라세타몰(paracetamol)은 'para-acetylaminophenol'에서 조합해 만들어졌다. 결국 동일한 화학물질을 나라마다 다르게 부르는데, 거기에 제약회사마다 다양한 상품명을 붙여 국민들이 혼란을 겪는 셈이다.

오리지널 약과 제네릭 약에 대한 올바른 이해

타이레놀®은 아세트아미노펜 성분을 최초로 약품으로 만들어 판매한 '오리지널 약'(original drug)이다. 앞서 우리는 신약 개발을 위해서는 여러 단계의 임상시험을 거쳐야 한다는 사실을 살펴보았다. 그 과정에서 오리지널 약을 개발하는 제약회사는 엄청난 돈과 시간을 투자하기 마련이다. 이러한 이유로 오리지널 약을 개발한 회사에는 20년간 특허권을 주고, 해당 성분명을 가진 약물은 그 회사에서만 독점적으로 판매할 수 있게 해 막대한 이익을 창출할 수 있다.

그러나 특허 기간이 만료된 이후에는 모든 제약회사에서 그 성분명으로 제품을 만들어 판매할 수 있다. 그렇게 만든 약이 '제네릭 약'(generic drug)이다. 특허가 만료되면 오리지널 약의 독점적 지위는 제네릭 약으로 인해 상실되고 두 약은 서로 경쟁하게 된다.

그런데 여기서 한 가지 의문이 든다. 동일한 성분의 화학물질이지만 제약회사마다 공장 시설도 다르고 원료도 다를 텐데 제네릭 약이 오리지널 약과 같은 효과를 낼 수 있을까? 또한 의료진들 중에서는 오리지널 약을 더 선호하는 경우도 있다. 그렇다면 과연 오리지널 약과 제네릭 약은 약효에 차이가 없는 것일까? 바로 이러한 이유로 식품의약품안전처(이하 식약처)라는 국가 규제 기관이 존재하는 것이다.

매년 특허 기간이 만료된 약제를 여러 제약회사에서 앞다투어 생산한다. 여기서 주목할 점은 제네릭 약을 생산하고 싶은 제약회사는 많지만 제네릭 약이 오리지널 약과 동일한 성분과 효능을 나타내는지 생물학적 동등성 시험[4] 등의 자료를 제출해 식약처의 엄격한 심사를 거쳐 안전성과 유효성을 검증받아야 한다는 점이다. 우리나라 식약처는 의약품의 품질 관리를 책임지는 국가기관이다. 제네릭 약은 허가 과정에서 식약처로부터 효능과 품질에 대해 엄격하고 까다로운 심사를 받고 있고 이를 통과해야만 비로소 시판이 가능해진다.

우리나라 식약처의 역할과 국제적 위상

국가별로 식약처와 같은 규제 기관이 존재한다. ICH는 각국의 규제 기관들이 모여 의약품 개발의 품질, 안전성, 유효성에 대한 가이드라인을 제정하는 등 의약품 관련 규제 수준을 주도하는 국제적인 협의체다. 우리나라 식약처는 2016년 여섯 번째 가입 국가로 승인받아 의약품 규제 분야가 선진국 수준임을 국제적으로 인정받은 바 있다.

또한 의약품실사상호협력기구(PIC/S)[5]는 의약품의 제조 및 품질 관리 기준(GMP)[6]의 국제 조화를 주도하는 유일한 국제 협의체다. 우리나라 식약처는 2014년에 가입해 국내 GMP 평가 수준의 국제 경쟁력을 확보했기 때문에 의약품 품질에 대해서는 여느 나라와 비교해도 손색이 없다.

그러나 아직도 예전 수준으로 국내 제약회사의 품질과 역량을 생각하는 의사들이 있어 안타깝다. 국내 제약회사는 반드시 기준에 적합한 GMP 시설을 갖춰야 하고 식약처의 실사를 통해 엄격하게 평가, 관리되고 있으며 허가된 이후에도 사후 관리를 지속적으로 하고 있다. 그러므로 제네릭 약의 품질은 걱정하지 않아도 된다. 만일 처방받은 약이 방문한 약국에 없고 생물학적 동등성이 입증된 동일한 성분의 제네릭 약을 권유받았다면 안심하고 복용해도 된다. 그 약의 효능과 품질은 이미 식약처에서 입증했기 때문이다.

동일한 약의 가격이 회사마다 다른 이유

우리나라는 한 곳의 공장(제조처)에서 생산한 제네릭 약을 여러 판매사에서 시판할 수 있다. 즉 한 제약회사에서 한 가지 약을 생산하면 다른 제약회사들도 그 약을 가져다가 다른 이름으로 판매가 가능하다는 말이다. 그래서 여러 개의 상품명으로 시중에 시판되는 의약품을 살펴보면 제조처가 같아 결국 동일한 약인 경우가 많다. 그런데 아이러니하게도 판매사가 다르다는 이유로 가격은 제각각이다. 각 회사의 마케팅이나 브랜드 이미지에 따라 가격이 달라지기 때문이다.

그러나 제약회사가 한없이 높게 가격을 책정할 수는 없다. 우리나라는 전 국민 의료보험을 실시하는 국가이고 의약품마다 보험급여를 줄 것인지, 준다면 가격을 어느 수준으로 줄 것인지 심의한다. 그일을 하는 국가기관이 바로 건강보험심사평가원이다. 이 기관에서 지정한 '보험급여 상한 금액'이라는 제도가 있어서 제약회사가 아무리 가격을 올리고 싶어도 정해진 보험급여 상한 금액 안에서만 가격을 책정할 수 있다. 그러나 정해진 보험급여 상한 금액 이하에서 약의 가격은 회사마다 각각 다르게 정해진다.

내가 먹는 약의 이름을 제대로 알자

2018년에 고혈압 치료제인 발사르탄(varsartan)에 사용된 중국산 원료에서 발암물질인 N-니트로소디메틸아민((N-nitrosodimethylamine, NMDA)이 검출되어 식약처가 '의약품 안전성 서한'을 배포하고 회수 조치를 내렸다.[7] 이때 내가 근무하는 병원뿐 아니라 거의 모든 병원이 환자들의 문의 전화로 업무가 마비될 정도였다. 문의 내용은 "내가 복용 중인 고혈압약이 발사르탄 성분인가, 아닌가?" 하는 것이었다.

이처럼 대부분의 환자들이 자신이 복용하는 약물의 성분명을 제대로 알지 못한다. 그래서 서울시약사회에서는 '성분명 알기 캠페인'을 하고 있다. 내가 먹는 약 성분을 알아야 동일한 성분의 약을 중복 복용하는 일도 예방할 수 있다. 내가 먹는 약의 성분은 처방전, 조제약 봉투, 복약 안내문, 의약품 설명서 또는 건강보험심사평가원의 '내가 먹는 약! 한눈에' 서비스[8]를 통해 확인할 수 있다.

만일 특허가 만료된 오리지널 약이 내가 방문한 약국에 없다면 동일 성분의 제네릭 약으로 어느 약국에서나 편리하게 조제할 수 있다. 그럴 때 매년 약 2조 원가량의 약이 폐기되는 것을 막아 폐의약품으로 인한 환경오염을 예방할 수 있다.

우리는 세탁세제의 성분은 꼼꼼히 따지면서도 왜 내가 먹는 약의 성분에 대해선 그동안 소홀했을까? 지금부터라도 자신이 먹는 약의 성분명을 제대로 알고 복용하도록 하자.

핵심 요약

1. 의약품의 성분명에 제약회사는 저마다 다른 상품명을 붙여 판매한다.
2. 오리지널 약의 특허권이 만료되면 제네릭 약을 모든 제약회사에서 만들 수 있다.
3. 국제적 수준을 갖춘 한국 식품의약품안전처에서는 국내 의약품의 품질을 철저히 관리하고 있다.
4. 식품의약품안전처에서 허가받은 제네릭 약의 효능과 품질은 신뢰할 수 있다.
5. 최근 1년간 조제받은 약 내역을 알고 싶을 때는 건강보험심사평가원의 '내가 먹는 약! 한눈에' 서비스(www.hira.or.kr)를 사용해보자.

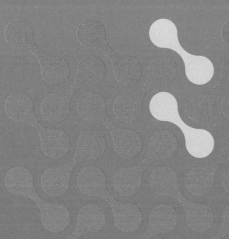

2부

연령별, 상황별 약 복용 시 주의할 점

어린이가 약을 복용할 때 주의할 점

한 해에도 몇 번씩 약국으로 접수되는 민원이 있다. 어린이 가루약을 일반적으로 사용하는 사각형 포(pack)가 아닌, 스틱 형태로 된 길쭉한 포(pack)로 포장해 달라는 요청이다. 환자가 약을 일정한 양으로 복용할 수 있도록 병원에서는 원심 분리를 이용한 약 포장 기계를 사용하고 있다. 내가 근무하는 상급종합병원은 중증 환자가 많고, 퇴원약이나 외래약인 경우 장기간 복용할 약을 한꺼번에 처방받는 환자가 많다. 그런데 어린이 약에 많이 쓰이는 스틱 형태의 포(pack)는 포장 기계로 한 번에 포장할 수 있는 약포 수가 9포 또는 12포로 제한된다. 따라서 처방일수가 길거나 양이 많으면 조제에 많은 시간이 걸릴 수밖에 없다. 또한 환자 확인 정보나 약물에 대한 정보도 스틱 형태의 포(pack)에는 인쇄하기가 어렵다. 무엇보다 동일한 양으로 포장이 되지 않는다는 것이 최대 단점이다. 그래서 이러한 내용을 잘 설명하고 사각형 모양으로 포장해서 약을 제공하고 있다.

소아 약에 더욱 세심한 주의가 필요한 이유

소아는 어른의 축소판이 아니다. 성인에 비해 모든 장기가 아직 미성숙하고 생리적 기능까지 달라서 약물에 대한 반응 양상이 다르게 나타난다. 신생아와 영아의 위산도는 성인에 비해 상대적으로 위내 pH가 높아서 염기성 약물의 흡수에 영향을 미친다. 이렇게 다양한 이유로 소아는 성인의 약 용량을 일정 비율로 나눠서 복용하지 않고, 체중이나 나이를 기준으로 용량을 설정한다.

또한 소아의 피부 각질층은 성인보다 얇고 체중당 체표면적(신체 표면의 면적을 뜻하며, 체중과 신장으로 산출한다)이 크기 때문에 외용제의 흡수가 더 잘 이루어진다. 대사 측면에서는 약물 대사효소가 미성숙해 약물의 대사가 성인보다 저하되고 약물의 제거 능력도 떨어지기 때문에 약물의 혈중농도가 높아지거나 독성을 일으킬 수 있다.[1] 그리고 앞서 설명한 것처럼 소아에 대한 임상시험이 무척 까다롭기 때문에 시판 전 임상시험을 통해 유효성과 안전성을 확립하지 못한 경우가 많다. 소아에게 발생할 수 있는 부작용을 사전에 다 예측하기 어렵고 부작용이 발생하면 그 피해도 커질 수 있으므로 소아 약에는 더욱 세심한 주의가 필요하다.

일반의약품 소아 감기약도 안전하지 않았다

미국에서는 2004부터 2005년까지 약 1,500여 명의 2세 미만 영유아가 일반의약품으로 시판되는 비충혈제거제나 항히스타민제가 포함된 감기약을 과다 복용하거나 복용 후 부작용이 발생해 응급실에서 치료를 받았다고 한다. 이러한 안전성 문제로 제약회사는 4세 미만 소아를 대상으로 하는 감기약의 시판을 자진해서 중단했다. 또 미국 식품의약국(FDA)은 4세 이상 소아를 대상으로 일반의약품으로 판매되는 감기약도 소아에게 해로울 수 있다며 주의를 당부했다. [2]

2021년 국내 연구팀은 7세 이하의 미취학 아동이 약물중독으로 응급실에 내원한 자료를 분석했다. 이때 아동이 복용한 약물은 시럽제보다 정제나 캡슐 같은 알약이 많았고, 1cm 미만의 작은 크기, 각진 모양보다는 둥근 모양, 색깔이 있는 알약인 것으로 나타났다. 아동에게 가장 많은 약물중독을 일으킨 알약으로는 1위가 갑상선 치료제나 경구피임약 같은 호르몬제 계열이었고, 2위는 수면제나 항우울제 등의 중추신경계 약물, 3위는 해열진통제였다.

이러한 모든 약은 성인 가족이 처방받은 약이었고 소아에게 심각한 결과를 초래할 수 있다. [3] 어린이는 어른들이 약을 먹는 모습을 보면 호기심을 가질 경향이 높다. 약물에 대한 위험성을 인지하지 못한 채 어른들을 따라 하는 것이다. 따라서 어린이가 보는 앞에서는 어른들이 약을 복용하지 않는 것이 좋다.

소아에게 약 먹이기 [1]

소아에게 약을 먹이는 것은 쉬운 일이 아니다. 아이들은 쓰고 삼키기가 곤란한 약 앞에서 두려움과 당혹감을 느끼고 좀처럼 약을 먹으려 하지 않는다. 하지만 이러한 문제를 단번에 해결해줄 수 있는 해결책도 없다. 소아용으로 만들어진 약의 제형이 국내에 다양하게 나와 있다면 도움이 되겠지만, 시중에서 찾을 수 있는 소아용 제형은 그리 많지 않다. 유튜브나 블로그를 통해 '약 더 쉽게 먹이는 방법' 같은 정보를 흔히 접할 수 있지만, 전문적인 내용이 아니라 개인의 경험에서 얻은 내용이 대부분이다.

소아에게 약을 먹이고자 할 때는 몇 가지 사항을 고려해야 한다. 아이의 연령, 알약이나 캡슐을 안전하게 삼킬 수 있는지 여부, 복용하기 편리한 약물인지, 소아용 제형이 있는지, 선호하는 맛이나 냄새나 질감인지 등 다양한 요소가 약 복용에 영향을 미친다. 그래서 각각의 제형적 특성을 알면 어린이에게 약을 먹이기가 수월할 수 있다. 경구(먹는) 제형은 시럽제, 현탁액제, 캡슐, 정제, 서방형 제형 순서로 흡수가 잘 일어난다.

경구 액상 제형 : 시럽제, 현탁액제 등

경구 액상 제형은 삼키기 쉽기 때문에 소아에서 선호되는 제형이다. 약물의 불쾌한 맛이나 냄새를 감추기 위해 과일향 등을 첨가할 수 있고, 아이들이 먹기 좋도록 설탕이 함유된 경우가 많다. 그래서 지속적으로 경구 액제를 복용해야 하는 경우에는 복용 후 양치질을 하게 하는 것이 좋다.

경구 액제는 첨부된 투약 기구(약컵, 투약 주사기, 약병 뚜껑으로 만든 약컵)의 눈금을 확인해 정확한 복용량을 지키는 것이 가장 중요하다. 일반적인 숟가락이나 티스푼은 정확한 양을 측정할 수 없으므로 사용하면 안 된다. 경구 액제 중 건조시럽제는 용해 후 안정성을 유지하는 시간이 길지 않기 때문에 복용하기 직전에 건조시럽 분말이 들어 있는 병에 물을 넣어 용해한 후 먹게 한다. 건조시럽제를 용해하려면 먼저 최종 부피를 나타내는 표시선을 확인한다. 그런 다음 최종 부피의 2/3까지 물을 붓고 흔들어 잘 섞은 후, 다시 물을 부어서 표시선까지 맞춘다. 그리고 거품이 가라앉은 후 복용하면 된다. 예를 들어 최종 부피가 50mL라면 병 바닥부터 표시선까지 3등분해 2/3 지점(약 33mL)까지 물을 부어 잘 섞은 후 표시선까지 두 번째 물을 넣어 충분히 흔들면 된다.

경구 액제 중 현탁액[4]의 주의할 점은 정확한 약 복용을 위해 먹기 전에 잘 흔들어야 한다는 것이다. 현탁액제는 약물의 유효성분이 완전히 용해되지 않은 상태이므로 투여할 때마다 흔들어서 복용해야 한다. 흔들지 않으면 유효성분이 균등하게 퍼지지 않아서 유효성분을 너무 적게 먹으면 기대했던 약효가 나타나지 않고, 너무 많이 먹으면 예상하지 못했던 독성이 나타날 수 있다. 또한 항생제 아목시실린(amoxicillin)과 클라불란산(clavulanate) 복합제처럼 두 가지 성분의 함량이 4:1 또는 7:1로 다른 경우가 있으므로 주의해야 한다.

경구 고형 제형 : 알약(정제), 캡슐제 등

액상 제형은 복용할 용량을 매번 약컵 같은 투약 기구를 통해 적정량을 계량해야 하는 번거로움이 있지만, 경구 고형 제형은 먹기 전 조작 없이 간편하게 복용할 수 있고 휴대하기 편리하다는 장점이 있다. 그러나 알약을 삼키기 어려워하는 소아에게는 사용하기 어렵다는 단점도 존재한다.

소아용 경구 액상 제형이 국내에 많이 없기 때문에 소아가 복용하기 쉽도록 알약을 가루약으로 분쇄하거나 반 알로 쪼개는 경우가 많다. 이러한 경우 약물의 제형적 특성을 반드시 고려해야 한다. 대부분의 약물이 흡수되는 장까지 안전하게 도달하게 만든 장용성 제형이라든지, 약물이 일정량으로 서서히 방출되는 서방형 제형은 분쇄하거나 분할하면 그 특성을 잃고 갑자기 한꺼번에 약물이 방출되어 독성을 유발할 가능성도 있다. 캡슐이 알약보다 먹기 쉽다고 느끼는 소아도 있다. 이런 소아를 위해서는 캡슐을 통째로 삼킬 수 있도록 성인보다 함량이 적게 들어 있는 소아용 캡슐 제형이 필요한데 현재 국내에는 많지 않은 실정이다.

알약을 가루약으로 만들면 분쇄하는 과정과 기계로 포장하는 과정에 약간의 손실이 있을 수 있다. 따라서 가장 정확한 용량을 복용하는 방법은 알약 그대로 먹는 것이다. 서방형 제형이 아니라면 알약 절단기를 사용해 1/2 또는 1/4로 쪼갤 수 있다. 일반적으로 알약을 삼킬 수 있는 나이를 6세 전후로 보고 있지만 정확히 정해진 바는 없다. 아이의 특성에 맞춰 아이 스스로 알약을 꿀꺽 삼켜 보고 싶다고 할 때 시도하는 것이 좋다. 아이가 알약을 삼키기 쉽도록 하는 방법을 **별첨 1**에 소개했으니 참고해서 시도해보길 바란다.

일반적 정제와는 다르게 비타민제 등은 아이들이 먹기 쉽도록 씹어서 먹는 형태의 '추어블정'(저작정), 물에 타면 급속히 발포하면서 용해하거나 분산하는 '발포정'도 시판되고 있다. 그러나 발포정은 이 약을 만들 때 사용된 중탄산염의 섭취를 최소화하기 위해서 발포가 완전히 끝난 후(더 이상 기포가 나오지 않는 시점)에 복용해야 하고, 고농도의 나트륨과 칼륨이 포함되어 있기 때문에 콩팥 기능이 저하된 소아 환자는 사용하지 않는 것이 좋다. 실제 비타민 발포제[5]의 금기사항에 '심한 증상의 신부전 환자'가 포함되어 있고, 기타 주의사항에 제형 특성상 나트륨이 함유되어 있으므로 염분 조절 식사를 하는 사람은 복용 시 주의하라고 기재되어 있다.

경구용 분말제 및 과립제

경구 액상 제형으로는 안정하지 않거나 맛이 개선되기 어려운 성분은 산제나 과립제로 만든다. 이 제형은 직접 투여해도 되고, 일부 약물은 유동식이나 음료수와 섞어서 먹을 수도 있다. 항경련제인 데파코트스프링클캡슐®(divalproex)은 캡슐 안에 과립 분말이 들어 있는 스프링클 제형이다. 이 약은 통째로 삼켜도 되고 캡슐을 열어서 사과

소스나 푸딩처럼 부드러운 음식 위에 뿌려서 복용할 수도 있다.[6] 또한 천식 치료제로 사용하는 몬테루카스트(montelukast) 성분을 가진 세립 제형은 개봉 후 즉시(15분 내에) 소량(약 5mL)의 모유, 이유식이나 죽과 같은 연한 음식에 섞어서 복용할 수 있다.[7]

약의 맛과 질감

맛으로 인해 약물 복용을 꺼리는 소아가 있을 정도로 약의 맛은 복용에 큰 영향을 미친다. 약의 불쾌한 맛을 감추기 위해 아이가 좋아하는 '소량'의 음료수와 섞어서 복용할 수도 있다. 약의 흡수가 약간 감소할 수는 있지만, 아이의 치료를 위해 꼭 복용해야 하는 약물을 거부해 생기는 문제에 비한다면 오히려 나을 수도 있다. 단, 우유나 분유 등 필수 음식에 섞는 것은 안 된다. 음료수 이외에도 알약을 코팅하는 도구를 사용해 아이들이 좋아할 만한 맛으로 변경시키는 방법도 있다.

약을 먹은 뒤 느껴지는 뒷맛 역시 소아들이 약을 거부하게 만드는 원인이다. 투여 주사기를 사용해 경구 액제를 투여하는 경우 뒷맛이 느껴지지 않도록 주사기 끝을 뺨에 대고 입 뒤쪽 방향으로 투여하는 방법을 시도해볼 수 있다. 이 방법 외에도 알약이나 캡슐을 삼킬 수 있다면 경구 고형 제형으로 변경할 수 있고, 빨대를 이용하거나 약 복용 후 차가운 음료수를 마시게 하는 방법도 있다.

일부 소아는 시럽제를 복용할 때 입안에 끈적끈적한 느낌이 남는 게 싫어서 약을 거부하는 경우도 있다. 이럴 때는 물을 넣어 희석해 점도를 줄여주는 것이 좋다. 가루약이나 과립제의 질감을 싫어하는 경우에는 약 복용을 쉽게 해주는 복약보조젤리(medication aid jelly)의 도움을 받을 수도 있다. 그러나 해당 제품의 잔탄검 성분은 2011년 미국에서 신생아 괴사성 장염 사망 사고가 발생한 적이 있어서 12개월 이하의 영유아는 복용하지 않는 것을 권한다.

생후 1-12개월 아기에게 약을 먹이는 방법[8]

몸을 잘 가누지 못하는 생후 1-12개월 아기에게 약물을 먹이고자 하는 경우 다음 방법을 활용해보자.

1. 수유하는 자세처럼 아기의 위치를 잡는다.
2. 정확하게 약액을 취할 수 있는 투여 주사기에 약액을 1-2mL 정도 소량씩 취한 뒤 입 옆으로 투여해 아기가 삼키도록 한다.
3. 아기가 약을 뱉을 수 없도록 턱을 위로 올려서 입을 닫게 한다. 약을 삼키기 쉽게 목을 아래쪽으로 부드럽게 쓰다듬어 준다.
4. 아기가 약을 다 삼키고 나면 침대에 눕힌다.
5. 신생아용으로 약 먹이는 주사기나 쪽쪽이형 꼭지 등이 시판되고 있다.

소아용 경구 약물 투여 시 권장사항 및 주의사항[9]

경구 액상 제형(시럽제, 현탁액제, 엘릭서제)

권장사항	주의사항
약병의 라벨이나 복약 안내문에서 아이에게 투여할 복용 용량을 확인한다.	밥숟가락이나 티스푼 같은 식사 도구는 사용하지 않는다.
투약 주사기나 약컵 등 용량을 정확히 취할 수 있는 투약 기구를 사용한다.	우유처럼 필수 식품에 약물을 섞을 경우 우유의 맛이 변해 자칫 우유에 대한 혐오감을 일으켜 이후 우유를 거부하게 만들 수 있다. 따라서 우유나 분유 같은 필수 식품과는 혼합하지 않는다.
건조시럽제나 현탁액은 복용 용량을 취하기 전에 반드시 흔들어야 한다.	

경구 액상 제형을 음료수와 혼합해도 되는지를 꼭 약사에게 확인한다.	분유에 약물을 타면 분유를 다 먹지 못하는 경우도 생길 수 있으므로 혼합하면 안 된다.
항상 소아의 손이 닿지 않는 곳에 약을 보관해야 한다.	TV 탁자나 식탁 등에 올려두지 말아야 한다.
소량의 물이나 주스와 섞은 경우 반드시 아이가 모두 마셨는지 확인해야 한다.	
냉장보관이 필요한 약물이 있으므로 보관 조건을 확인해야 한다.	
사용가능기한과 유효기한을 항상 확인한다. 일부 건조시럽제나 현탁액은 안정성 때문에 유효기한이 짧다.	

경구 고형 제형(알약, 캡슐)

권장사항	주의사항
혀 중앙에 알약을 놓고 충분한 양의 물을 마시도록 한다.	항암 성분, 장용성 제형, 서방형 제형은 분할·분쇄하지 않도록 한다.
알약이 분할·분쇄가 가능한지, 캡슐을 개봉해도 되는지를 꼭 약사에게 확인한다.	분할·분쇄하면 약물의 제형적 특성이 사라져 독성이나 부작용이 발생할 수 있다.
캡슐을 분리해서 안의 내용물을 음식 위에 뿌리거나 물에 녹일 수 있는 제형인지 약사에게 문의한다.	꿀은 유아 보툴리눔 중독(botulism)[10]의 잠재적 위험이 있으므로 1세 미만 아이에게는 꿀과 혼합하지 않는다.
보호자가 아이에게 알약을 삼키는 방법을 교육한다. **별첨1**	
알약 절단기를 사용해 1/2 또는 1/4로 쪼개서 복용해본다.	

소량의 음료수에 알약을 녹여서 복용해볼 수 있다.	
빨대를 사용해서 복용해본다.	
복약보조젤리를 사용해본다.	

먹는 약 이외의 약물 투여 방법[11]

이런 모든 방법을 사용해도 먹는 약을 복용할 수 없는 경우에는 항문을 통해 직장 내로 깊숙이 삽입하는 좌제로 대체하는 방법도 있다. 그리고 그 외에도 눈에 넣는 점안액이나 비강 스프레이 등 다양한 제형이 있으므로, 약의 효과를 제대로 얻을 수 있도록 올바른 사용 방법을 알아보도록 하자.

직장 내 좌약

소아용 제형이 많지 않지만 비스테로이드성 해열진통소염제로 좌제가 시판되고 있다. 좌제는 약을 먹지 못하는 유소아가 잠들었을 때도 깨우지 않고 해열시킬 수 있는 장점이 있다.

1. 좌약을 삽입할 때는 손을 깨끗이 씻고 장갑을 착용하는 것이 좋다.
2. 아이를 눕혀서 왼쪽 다리 위쪽을 구부려서 엉덩이를 벌린다.
3. 좌제 삽입에 도움이 되도록 좌약을 물에 적셔준다.
   - 좌약이 매끄럽지 못한 경우에는 깨끗한 손으로 매만져 둥글게 만든 다음 사용한다.
4. 손가락 길이의 절반 정도까지 부드럽게 삽입한다.
   - 총알 모양 좌약은 부드럽고 뾰족한 끝부분을 먼저 삽입한다.

- 눈물 모양 좌약은 더 크고 둥근 끝부분을 먼저 삽입한다.
5. 직장의 근육 긴장으로 좌약이 밀려나오는 것을 막기 위해 엉덩이와 넙적다리를 오므려 약 1분 동안 안아준다.
6. 아이를 10분 정도 눕히거나 앉힌다.
7. 좌약을 투여한 후에는 아이가 화장실에 가지 않도록 한다.

안약

1. 안약은 무균 제조 공정으로 만들어졌기 때문에 사용 전 반드시 손을 깨끗이 씻어야 한다.
2. 눈의 분비물이 있다면 먼저 탈지면으로 눈 안쪽에서 바깥쪽으로 닦아낸다.
3. 머리를 뒤로 젖히거나 작은 베개를 베고 누운 자세를 취해 아이의 시선이 위쪽을 향하게 한다.
4. 안약병의 끝이 눈이나 속눈썹에 닿지 않도록 주의한다.
5. 눈꺼풀 아래쪽을 손가락으로 가볍게 당겨서 약주머니를 만든다. 약주머니에 용액을 한 방울 떨어뜨리거나 연고를 1cm 정도 짜서 넣는다. 소아에게 약 1-2분 동안 눈을 감고 있게 한다.
6. 코 바로 양옆의 눈 안쪽 구석을 손가락으로 1분 정도 지그시 눌러준다. 이렇게 하면 눈물관을 막아 약 흡수를 증가시키고, 눈물관으로 약액이 흘러 코와 입을 통해 약이 전신으로 흡수되는 것을 막음으로써 전신 부작용의 위험을 줄일 수 있다.
7. 2분 후 흘러내린 약액을 닦아낸다.
8. 두 개의 점안제를 동시에 사용하는 경우에는 첫 번째 점안제를 넣은 후 최소 5분이 지난 다음 두 번째 점안제를 넣어야 한다.
9. 연고형 점안제(안연고)는 약을 넣고 난 후 일시적으로 시야가 뿌

옇게 흐려질 수 있다.

10. 일단 뚜껑을 열어 개봉한 점안제는 개봉한 날짜를 적어두고 한달 후에는 폐기해야 한다. 단, 사용 중이더라도 이물질이 보이면 바로 폐기해야 한다.

점이제(귀약)

1. 점안제와 같이 무균 제조되므로 손을 깨끗이 씻는다.
2. 귀 안의 귀지나 분비물을 제거해 귀 안을 깨끗하게 한다.
3. 현탁액이라면 충분히 흔든 뒤 사용한다.
4. 온도가 차가운 귀약은 머리를 어지럽게 할 수 있으므로 3분간 손바닥으로 감싸서 따뜻하게 한 후 투여해 아이가 불편하지 않도록 한다.
5. 약을 넣어야 할 귀가 위를 향하도록 아이를 옆으로 눕히거나 머리를 기울인다.
6. 투여할 때 머리가 돌아가지 않도록 아이를 부드럽게 잡아준다.
7. 귓바퀴를 곧게 편다.
   • 3세 미만의 경우 귓바퀴 아래쪽을 잡고 귀를 아래로 당긴다.
   • 3세 이상일 경우 귓바퀴 위쪽을 잡고 귀를 뒤로 당긴다.
8. 약액을 고막에 직접 떨어뜨리면 통증을 유발할 수 있으므로, 약액이 귓속 피부를 타고 흘러 들어가게 한다. 이때 오염 방지를 위해 약병이 귓바퀴에 닿지 않게 주의한다.
9. 약액이 흘러나오지 않고 귀 안으로 잘 들어갈 수 있도록 5-10분 동안 옆으로 누워 있어야 한다.
10. 특별한 경우가 아니라면 약액이 흘러나오지 않도록 귓구멍을 막아서는 안 된다.

피부외용제(연고, 크림, 로션 등)

소아의 피부는 성인보다 수분 함량이 많고, 체중당 체표면적이 크며, 피부 각질층도 두껍지 않다는 차이점이 있다. 피부를 통한 약물의 흡수는 피부 내 수분 함량이 높을수록, 피부의 두께가 얇을수록 증가한다. 그래서 소아는 피부를 통해 약물 흡수가 잘되기 때문에 성인과 동일한 용량의 외용 스테로이드제를 바를 경우 스테로이드 부작용의 위험성이 증가할 수 있다.

1. 손을 깨끗이 씻은 후 피부외용제를 바를 곳을 깨끗이 하고 습기가 약간 있는 상태에서 적당량을 바른다.
2. 특별한 지시가 없는 한, 환부(상처 부위) 위에 반창고나 거즈, 밴드 등으로 물과 공기를 차단하는 드레싱 또는 밀봉은 피한다.
3. 처방한 환부 이외에는 적용하지 않는다.
4. 처방한 도포(피부에 바르는) 횟수를 잘 준수한다.
5. 발진, 자극, 증상 악화 시에는 약사나 의사에게 알리도록 한다.

점비제

비강[12]이나 비강 점막으로 투여되는 제형으로 코에 넣는 약을 말한다. 콧속에 직접 떨어뜨리는 점비액제나 스프레이 형태로 되어 있다.

1) 점비액제

1. 약을 투여하기 전에 코를 풀어 코안을 깨끗이 한다.
2. 고개를 약간 뒤로 젖히거나 베개를 베고 눕게 해 코안이 위로 향하게 한다. 이렇게 하면 약이 코로 들어가는 데 도움이 된다.
3. 정해진 양만큼의 약액을 떨어뜨린다.
4. 약의 흡수율을 높이기 위해 약 2-3분간 같은 자세를 유지한다.

2) 스프레이형 점비제

1. 연령이 높은 소아와 청소년에게 더 자주 사용된다.
2. 똑바로 앉거나 서서 머리를 곧게 펴거나 약간 고개를 뒤로 젖힌다.
3. 한쪽 콧구멍을 막고 반대쪽 콧구멍에 분무한다.
4. 주입구를 콧속에 넣고, 스프레이를 분무할 때 약물을 콧구멍으로 천천히 흡입한다.

지금까지 소아의 특징과 약물의 제형을 고려해 약을 투여할 수 있는 다양한 방법들을 소개했다. 소아가 약을 잘 복용하고 적용할 수 있게 하려면 무엇보다 보호자의 관심과 노력이 필요하다. 또한 보호자가 자녀의 질병을 잘 파악하고, 약물의 작용, 복용의 중요성, 제형의 특성 등을 충분히 이해해야 한다. 이러한 이해를 바탕으로 할 때 아이에게 이 약을 왜 먹어야 하는지를 잘 설명해주고 참여를 유도할 수 있다. 소아에게 약을 먹이는 일은 쉽지 않지만, 아이의 치료를 위해 반드시 필요한 과정임을 잊지 말자.

핵심 요약

1. 소아는 어른의 축소판이 아니므로 체중과 나이를 기준으로 약의 용량을 설정한다.
2. 약의 제형적 특성을 이해하면 소아에게 약을 먹이기가 수월해진다.
3. 어린이는 어른들이 약 먹는 모습을 보고 호기심에 따라 하는 경향이 있으므로, 어린이가 보는 앞에서는 되도록 약 복용을 삼가는 것이 좋다.

별첨 1 아이가 알약을 삼키도록 보호자가 돕는 방법[13]

알약이나 캡슐을 삼키는 능력은 살아가는 데 중요한 기술이다. 여기에서는 아이가 알약을 삼킬 때 도움을 줄 수 있는 다양한 방법을 소개하고자 한다. 그러나 발달지연이나 삼킴장애가 있는 소아, 과거에 알약으로 인해 불쾌한 경험이나 부작용이 발생한 경우 등에는 의료진의 도움이 필요할 수 있다.

들어가는 말
- 소아가 알약을 삼켜야 하는 정해진 '적절한' 연령은 없다. 알약을 언제 시도할 수 있을지 결정할 수 있는 가장 적합한 사람은 바로 보호자다.
- 경구용 액상 제형의 맛이 나쁘거나, 알약을 가루로 만들어 음식과 섞어야 하는 경우에는 그 방법 대신 알약을 먹는 방법도 있다고 아이에게 선택권을 줄 수 있다.
- 아이에게 약을 삼킬 수 있도록 돕거나 약 먹는 법을 알려줄 때는 편안한 마음으로 큰 문제가 아니라는 인상을 심어줘서 아이가 압박감을 느끼지 않도록 하는 것이 중요하다.
- 알약을 삼킬 수 있는 것이 왜 중요한지 자녀에게 설명해야 한다. 왜냐하면 알약을 삼키는 방법을 배운다는 것은 새로운 기술을 익히는 일이기에 자긍심을 가질 수 있기 때문이다. 엄마 아빠처럼 약을 먹을 수 있는 기회라고 말해주는 것도 좋다. 혹은 자전거 타기, 신발끈 묶기처럼 그동안 아이가 배워온 여러 기술을 떠올리게 함으로써 할 수 있다는 마음을 심어줄 수 있다.
- 보호자가 직접 알약을 삼키는 모습을 보여주는 것이 좋다. 보호자가 할 수 없다면 다른 지인에게 도움을 청해야 한다. 보호자가 삼키는 모습이 불안하다면 자녀도 알아차릴 것이기 때문이다.
- 아이가 처음에는 알약을 잘 삼키지 못할 수 있다. 그럴 때 아이에게 괜찮다고 말해주며 다시 시도하도록 격려한다. 이때 침착함을 유지하고, 부정적인 말을 하지 않도록 노력해야 한다.
- 아이가 다시 시도하기를 거부한다면 다음 기회를 기약하며 그대로 놔두는 게 좋다.

아이가 압박감을 느끼지 않게 하는 것이 중요하다.

- 자녀가 알약을 삼키면 크게 칭찬해주자.
- 알약을 음식에 몰래 숨기는 등 아이가 알약에 대한 부정적인 경험을 하지 않게 해야 한다.
- 아이에게 실제로 약이 필요할 때 알약 먹는 연습을 시도하는 것이 좋다. 알약 삼킴 기술을 가르치기 가장 좋은 시기는 아이에게 이부프로펜(ibuprofen)이나 아세트아미노펜(acetaminophen)이 필요한데, 마침 아이 스스로 알약에 도전해보고 싶어할 때다. 아이가 알약이나 캡슐을 삼키지 못했을 경우에는 억지로 하지 말고 경구 액제를 먹인 후, 다른 때 다시 시도해보는 것이 좋다.
- 일부 웹사이트에서는 크기가 커지는 사탕을 사용해서 연습하는 것을 제안하기도 한다. 만일 아이가 정제와 사탕의 차이점, 이런 연습이 필요한 이유를 명확하게 이해한다면 아이에게 적합한 방법일 수 있다.

기본 사항

- 아이는 물과 함께 알약을 삼켜야 한다. 뜨거운 음료는 정제가 입안에서 녹을 수 있으므로 피하는 것이 좋다. 우유와 함께 복용하는 것은 금한다.
- 먼저 아이에게 물을 몇 모금 마시게 한다. 입안이 건조하면 삼키기가 더 어려워지기 때문에 입안에 수분을 공급해서 삼키는 연습에 도움을 줄 수 있다.
- 알약을 혀 중앙에 놓는다. 만일 알약이 타원형인 경우에는 혀를 따라 세로로 놓는다. 아이가 스스로 혀에 알약을 위치시키도록 한다. 그런 다음 즉시 물을 크게 한 모금 마셔서 정제가 목구멍으로 내려가게 한다.
- 알약을 삼킨 후에는 알약이 몸속으로 내려가고 위에서 용해되게 하기 위해 물을 추가로 더 마셔야 한다.
- 머리를 뒤로 기울이면 알약을 삼키기가 더 어려워진다는 점에 주의해야 한다.

도움이 될 수 있는 다른 방법

- 아이에게 물을 한 모금 입에 머금게 한 다음에 알약을 입안에 넣게 한다. 이런 방법은 물을 삼킬 때 알약도 물과 함께 휩쓸려 내려가서 알약을 삼키는 데 도움을 줄 수 있다.
- 아이의 머리를 한쪽으로 약간 기울이면 식도가 더 넓어지므로 도움이 될 수 있다.
- 알약을 혀 위가 아니라 혀 아래에 놓고 빨대를 사용해서 물을 마시는 방법도 도움이 될 수 있다.

병을 이용한 방법

- 물병에 물을 채운다.
- 아이의 혀 위에 알약을 올려놓는다. 그런 다음 입술을 물병 입구에 단단히 고정하고, 물과 알약을 동시에 삼키기 위해서 물을 빨듯이 흡입하게 한다. 삼킬 때 물병과 입술이 떨어지지 않게 하고, 병에 공기가 들어가지 않도록 해야 한다.
- 스포츠 물병을 사용하는 것이 특히 도움이 될 수 있다. 병을 눌러 물이 확 쏟아져 나오게 할 수 있어 알약을 삼키는 데 도움이 된다.

큰 한 모금 방법

- 알약을 아이의 입에 넣거나 아이가 직접 넣게 한다.
- 입안에 넣을 수 있는 만큼의 물을 머금고 약 10초 동안 양치하듯이 물을 오물오물한다.
- 그런 다음 물이 입안에서 목구멍으로 모두 넘어갈 때까지 크게 꿀꺽 삼킨다. 이때 알약도 물과 함께 삼켜졌는지 확인한다.

캡슐을 복용할 때 앞으로 기울이는 방법

- 캡슐이 물에 뜨는 성질을 이용한 방법이다.

- 혀 위에 캡슐을 올려 놓는다.
- 물을 한 모금 머금고 삼키지는 않도록 한다.
- 턱을 가슴쪽으로 기울인다.
- 머리를 앞으로 구부린 상태에서 캡슐과 물을 삼킨다.

별첨 2 소아 약물 복용 안전 수칙[11]

1. 2세 미만의 영유아가 감기에 걸리면 반드시 의사의 진료를 받도록 하세요.
2. 어린이에게 약을 먹이기 전에 무슨 약인지, 어린이 보호 포장이 되어 있는지, 사용상의 주의사항을 먼저 확인하세요.
3. 정해진 용법과 용량에 따라 어린이에게 약을 주고, 어린이가 혼자서 약을 먹게 하지 마세요.
4. 항생제의 경우 정해진 치료 기간을 지켜서 복용하세요.
5. 어린이에게 약을 사탕이라고 하거나, 어린이가 보는 앞에서 어른들이 상시 복용하는 약을 복용하지 마세요.
6. 호기심이 많은 어린이는 어른의 복용을 흉내내거나 약을 간식거리로 착각할 수 있습니다.
7. 의사 또는 약사와 상의 없이 다른 약을 함께 주지 마세요.
8. 어린이가 약을 먹는 동안 평소에 없던 증상이 나타나면 의사 또는 약사와 상의하세요.
9. 영양제, 의약품은 반드시 의약품 보관함에 넣어 보관하고, 어린이 손에 닿지 않도록 하세요.
10. 약을 다른 용기에 옮겨서 보관하지 말고, 어린이의 손이 닿는 식탁이나 TV 받침대 위에 약을 놓아두지 마세요.
11. 유효기한이 지난 약은 가까운 약국 등에 있는 폐의약품 수거함에 안전하게 버리세요. 특히 물약은 알약이나 가루약보다 더 쉽게 변질되므로 유효기한을 꼭 확인하세요.

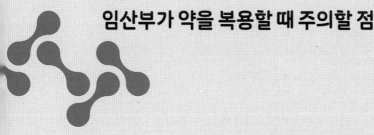

2장
임산부가 약을 복용할 때 주의할 점

사례

태어난 지 하루 된 신생아가 귀 기형으로 신생아중환자실로 실려왔다. 만 24세의 산모는 여드름이 심해 약 2년간 이소트레티노인 (isotretinoin) 10mg을 복용하면서 피임을 해왔다. 그러다 임신을 위해 이약의 복용을 중단했는데, 중단 6주 차에 임신을 했고 10주 차부터 병원을 다니기 시작했다. 임신 중에 받은 정기적인 산전 관리와 초음파 검사에서는 확실한 기형이 확인되지 않았다. 이후 체중 3.8kg의 아기가 태어났으나 양쪽 귀가 거의 없거나 기형적인 형태였다.[1]

항암제 복약상담을 하던 약사가 옆 책상에 앉아서 한숨을 푹푹 쉬며 고민하는 모습이 보였다. 무슨 일인지 물어봤더니, 복약상담을 하던 환자가 항암치료를 시작했는데 임신한 사실을 뒤늦게 알았다고 한다. 담당 의사와 함께 앞으로 어떻게 이 환자를 치료하면 좋을지 논의하기 위해 암 치료에 관한 논문을 찾는 중이라고 했다. 옆에서 전해 듣기만 했는데도 마음이 무거워져 기도하는 마음으로 자료 찾는 일을 함께 도왔다.

병원에서는 이처럼 예기치 못한 사건과 상황이 늘 일어난다. 암을 치료 중인 환자에게 찾아온 소중한 생명을 희생하지 않도록, 앞으로 일어날지도 모를 잠재적 위험과 이익을 따져가면서 최선의 치료 방법을 찾기 위해 여러 직종의 다학제팀이 모여 상의하고 치료를 진행한다. 감사하게도 이 환자는 무사히 새 생명을 출산했고 항암치료도 병행할 수 있었다.

임신 중 약물 사용에 주의해야 하는 이유

'임산부'와 '임신부'는 발음이 유사해서 많이 혼동한다. '임부'라는 용어도 사용되는데, 임부는 임신한 여성을 가리키며 임신부와 동일한 용어다. 또 '산부'는 신생아를 출산한 여성을 가리키고, 임부와 산부를 합쳐서 '임산부'라고 부른다.

임신 기간을 보통 3등분해서 임신 1기(초기), 2기(중기), 3기(말기)로 나눈다. 1기는 임신 14주까지, 2기는 임신 15주-28주, 3기는 임신 29주부터 출산까지를 말한다. 보통 임부의 마지막 생리 시작일을 기준으로 임신 주수를 계산하기 때문에 병원에 가면 실제 착상[2] 시기를 기준으로 계산한 주수보다 약 2-4주 더 추가된 주수로 설명을 듣는다. 수정란이 자궁에 착상한 뒤 2-8주까지는 '배아'(embryo), 8주째부터는 '태아'(fetus)라고 부른다. 배아기는 아기의 주요 신체 장기의 기본이 형성되는 시기이므로 특히 중요하다.[3]

임신한 상태에서 약물과 관련해 가장 궁금한 사항은 먹었거나 먹고자 하는 약물이 태아에 영향을 미쳐 기형을 유발할 가능성이 있는 가 하는 것이다. 이때 투여한 약물도 중요하지만 약물의 투여 시기 도 중요하다. 수정 후 2주 사이에는 장기 형성이 아직 시작되지 않아 서 태아에게 악영향을 미치는 약물을 복용했을 때 아예 유산되거나, 유산되지 않았다면 기형의 위험은 낮다. 그러나 수정 후 2-8주까지인 배아기는 주요 장기들이 생성되며 심한 기형이 발생할 수 있는 시기 이기 때문에 매우 조심해야 한다.[3]

임신 중 복용했을 때 기형을 유발하는 약물에는 어떤 것이 있을 까? 많은 사람들에게 비교적 잘 알려진 탈리도마이드(thalidomide)를 비 롯해 항암치료제, 간질 환자에게 사용하는 항경련제(phenytoin, valproic acid 등), 일부 항고혈압제(ACE 저해제 등), 피부 질환에 사용하는 비타민A 유도체 레티노이드(retinoic acid) 계열 약물 이소트레티노인(isotretinoin), 아 시트레틴(acitretin), 알리트레티노인(alitretinoin), 성호르몬제, 항응고제인 와파린(warfarin), 편두통 치료제 에르고타민(ergotamine) 등이 대표적이다.

그래서 식약처는 이러한 약물들에 대해 '임부 금기 성분'[4] 1등급 과 2등급을 지정해 사용을 금지하고, 의약품안전사용서비스(DUR)[5]로 철저히 관리하고 있다.

여기서 잠깐, 그렇다면 1960년대에 입덧 치료제로 사용되어 1만 명 이상의 기형아 를 일으킨 문제의 탈리도마이드(thalidomide)는 현재 사용이 금지되었을까? 물론 임 부를 위한 입덧 치료제로는 사용하지 않는다. 그러나 다발성골수종 등의 치료를 위 해 여전히 사용되고 있다. 임신 예방 프로그램을 운영해 임신 가능성이 있는 여성 이 사용할 경우 지속적인 임신 테스트로 반드시 임신이 아님을 확인한 후 이 프로 그램에 등록된 의사와 약사에 의해서만 처방 및 조제가 가능하다. 즉 예전의 전철 을 밟지 않도록 철저하게 임신 여부를 확인한 후가 아니면 이 약을 투여할 수 없다.

레티노이드 계열 성분의 문제점

1960년대에 기형아 유발 약물로 탈리도마이드가 악명이 높았다면, 요즘 가임기 여성이 가장 조심해야 하는 약은 '비타민A 유도체'인 레티노이드(retinoic acid) 계열 성분이다. 이 약물은 우리가 흔히 아는 '비타민A'가 아니다. 중증 여드름에 사용하는 이소트레티노인, 만성 중증 손습진에 사용하는 알리트레티노인, 중증 건선에 사용하는 아시트레틴이 여기에 속한다.

임부가 이 약물들을 복용하면 태아의 얼굴, 눈, 귀, 뇌, 심혈관 등에 심각한 기형이 발생할 위험이 매우 높다. 그리고 이 약물들이 완전히 몸 밖으로 배출되려면 약 2-3달에서 길게는 2-3년이 걸린다. 그래서 이 약물을 먹는 동안과 중단 후 일정 기간 헌혈을 할 수 없다. 또한 가임기 여성들은 이 약물을 복용하는 동안 피임을 철저히 해야 하는데, 이 약물들은 경구 피임약의 피임 효과를 낮추는 작용이 있기 때문에 두 가지 이상의 효과적인 피임법을 지속적으로 사용해야 한다. 이소트레티노인과 알리트레티노인은 한 달 동안, 아시트레틴은 복용 중단 후 3년까지 헌혈을 금하고 피임을 해야 한다.[6]

이런 약물들이 기형을 유발할 위험이 높다는 사실에 대해 모르는 사람이 많아서 안타깝다. 2010년부터 2021년까지 '한국 마더세이프 상담센터'에서는 임부 중 이소트레티노인을 복용해 상담한 건수가 1,500건 이상에 달했고, 이들 가운데 50% 이상이 임신 중절을 선택했다.[7] 또한 2016년 건강보험심사평가원에 따르면 연간 약 40만 건의 이소트레티노인이 처방되는데, 보험 처방 비율은 15%에 불과하고 나머지 85%는 비보험으로 처방된다고 나타났다. 이러한 결과는 보험 적용이 되지 않는 경증 여드름과 피지 조절에도 이 약물이 사용되고 있음을 의미한다.

그런데 임신의 50%가 계획되지 않은 임신으로 알려져 있기 때문에 이소트레티노인을 이렇게 광범위하게 사용한다면 이 약을 복용 중인 여성에게서 임신 가능성에 노출될 확률이 높을 수밖에 없다. 이러한 우려는 2018년 한 연구팀에서 조사한 결과로 확인되었다. 임부의 약 80%가 이소트레티노인 중단 후 30일 이내 또는 복용 중 임신한 것으로 나타났기 때문이다.[8]

이소트레티노인을 포함한 레티노이드 계열이 위험한 약물이라는 인식에서 출발한 안전 사용 보장 조치로 임신 예방 프로그램[9]을 운영하고 있다. 이 프로그램을 통해 레티노이드 계열 약물의 기형아 발생 위험성을 알리고, 안전하고 효과적으로 사용할 수 있도록 처방 및 조제를 시행하고 있다. 환자는 의사에게 약물의 위험성에 대해 설명을 듣고 임신 중이 아님을 확인한 후 약을 처방받을 수 있다. 또한 남은 약을 다른 사람에게 임의로 나눠서는 절대 안 되며, 남은 약을 인터넷으로 팔면 약사법 위반 행위에 해당함을 인지해야 한다. 그러므로 남은 약은 약국 등에 반납해 안전하게 폐기해야 한다.

만일 복용 금기 기간에 이 계열의 약물을 복용한 임부라면 '한국 마더세이프 상담센터'에서 전문 상담을 받을 수 있다. 이 약물 이외에 기형 유발 약물을 복용한 경우에도 상담이 가능하다. 이 기관은 국내의 선천성 이상 전문가들과 연계해 임부에 대한 약물 투여 상담 프로그램을 운영하고 있다. 또한 흡연이나 술 등 임신에 영향을 미칠 수 있는 다양한 화학물질에 대한 정보도 제공한다. 따라서 막연한 두려움으로 고민만 하기보다는 상담을 통해 정확한 도움을 받기를 권장한다.

임신 중 복용을 권장하는 약물

엽산제제

기형을 유발하는 약물도 있지만 반대로 기형 발생을 예방하기 위해 복용하는 약물도 있다. 바로 엽산(folic acid)이다. 비타민B₉인 엽산이 임부에게 부족하면 척추이분증(spina bifida) 등의 신경관 결손 기형아 발생 위험이 증가한다. 엽산은 미리 몸 안에 비축되어야 활용될 수 있으므로, 임신 3-4개월 전부터 임신 1기까지 매일 0.4mg씩 충분히 복용해야 태아의 신경관 결손 등을 예방하고 태아의 장기 형성에 도움을 줄 수 있다. 당연한 사실이겠지만 술은 엽산 대사를 저해할 수 있으므로 임신 중에는 술을 금해야 한다. 또한 엽산은 녹황색 채소에도 풍부하게 포함되어 있다.

철분제제

임신 중기에는 태아의 혈구 생성이 활발하게 일어나기 때문에 철분 요구량이 증가한다. 그래서 임부에게 철분을 충분히 공급하는 것이 이 시기에 필요하다. 철분은 임신 2기부터 분만 시까지 1일 30mg씩 투여하는 것을 권장한다. 철분은 위장장애를 일으킬 수 있고, 녹차나 홍차처럼 탄닌을 함유한 차 혹은 우유나 유제품은 철분의 흡수와 철분 이용률을 감소시킬 수 있기 때문에 함께 복용하지 않아야 한다. 또한 제산제, 경구용 테트라사이클린계 항생제와도 병용해선 안 된다. 철분 복용 중에는 변의 색깔이 흑색으로 변할 수 있지만 인체에 무해하므로 안심해도 된다.

국내 합계출산율[10]은 2011년 1.24명에서 2023년 0.72명으로 해마다 감소하고 있고, 그 수치도 매우 저조하다. 한 명의 아기도 매우 소중하기 때문에 정부에서는 임산부를 위해서 엽산제와 철분제를 지원하고 있다.[11] 보건소에 등록된 임산부에 한해 엽산제는 임신 전후 3개월까지, 철분제는 임신 16주부터 5개월분을 현물로 지원하고 있다.

임부가 가장 많이 사용하는 약물들[12]

내 박사논문의 주제는 "염증성 장질환 환자의 복약 순응도"였다. 염증성 장질환 환자는 20-40대의 젊은 환자들이 대부분을 차지한다. 그런데 의무기록을 검토하다 보니 임신을 하면 아기를 위해 약물치료를 중단하는 경우가 생각보다 많았다. 엄마가 건강해야 아기도 건강할 수 있고, 출산 후 조속한 회복에도 도움이 된다. 하지만 의사가 아무리 설득해도 약물치료를 중단했다가 출산 후 조절이 어려워 병원을 찾는 환자를 드물지 않게 볼 수 있었다.

이 질환은 악화되면 장폐쇄, 천공, 패혈증 등을 일으킬 수 있다. 따라서 치료를 중단하면 엄마와 태아 모두에게 위험할 수 있지만 임신 중 약물치료를 중단하는 사례가 많아 안타깝다. 만성질환으로 지속적인 치료를 받아야 하는 임부라면 막연한 두려움을 갖기보다는 담당 의사와 논의해 적절한 치료법을 찾는 것이 바람직하다. 지금부터는 임부에게 흔히 사용되는 약물에 대해 살펴보도록 하겠다.

소화기계 약물

입덧 치료제

주위에서 임신한 동료나 친구들을 보면 작은 냄새에도 민감해져 밥조차 먹지 못하는 경우가 있을 정도로 입덧은 임산부에게 매우 고통스러운 증상이다. 입덧 치료제라고 하면 바다표범발증 기형아를 유발한 탈리도마이드가 가장 먼저 떠오를 것이다. 그렇다면 현재 사용할 수 있는 입덧 치료제는 없을까? 물론 있다. 이 약은 정제 한 알에 항히스타민제인 독시라민(doxylamine)과 피리독신(pyridoxine)이 복합된 약물로, 임부의 구역 및 구토 조절에 사용된다.

증상의 조절 여부에 따라서 첫째 날은 취침 전 한 번 2알을 복용하고, 증상이 잘 조절되지 않으면 점차 복용량을 늘려 넷째 날 하루세 번, 최대 4알까지 복용이 가능하다(아침 공복 1정, 오후 중반 1정, 취침 전 2정). 이 약물은 장용정이므로 분할·분쇄하지 않고 공복에 복용해야 한다. 또한 항히스타민제인 독시라민(doxylamine)은 항콜린 작용이 있어서 졸음을 유발하기 때문에 운전이나 위험한 기계 조작 같은 활동은 피해야 한다. 술이나 수면진정제 같은 중추신경억제제와 병용할 때 심각한 졸음이 생겨 낙상 등의 사고를 일으킬 수 있다. 또한 이 약은 빛을 차단해서 보관해야 한다.

변비 치료제
임신 중에는 변비 증상이 흔하게 나타나는데, 철분제 복용으로 변비가 더 심해지기도 한다. 처음에는 섬유소 성분인 차전자(plantago seed, 질경이 씨앗 껍질) 등이 우선 추천되고, 이 약물들이 효과가 없을 경우에는 삼투압성 변비 치료제인 락툴로오즈(lactulose) 등을 사용할 수 있다. 그러나 락툴로오즈는 장내에서 소화되지 않는 다당류로 장내에 가스를 생성해 복부 불편감과 복통 등을 일으킬 수 있다. 또한 혈당에도 영향을 미칠 수 있으므로 당뇨가 있는 임부라면 주의가 필요하다. 위 약물들은 의사와 약사에게 반드시 상담 후 처방받아야 하고, 한 주 이상의 장기 복용은 피해야 한다.

그 외 소화기계 약물

소화제는 임신을 진단받은 후부터는 복용을 피하는 것이 좋다. 그러나 대부분의 제산제는 비교적 안전하게 복용할 수 있다. 단, 알루미늄 성분이 포함된 제산제는 철분제와 함께 복용 시에 2시간 이상의 간격을 두고 먹어야 한다. 항궤양제 중 미소프로스톨(misoprostol)은 이 약에 의해 유산이 일어날 수 있으므로 임부에서는 금기다.

해열진통제

비스테로이드성 항염증제(NSAID)

2020년에 미국 FDA는 많은 일반의약품에 함유되어 있는 비스테로이드성 항염증제(이하 NSAID)를 임신 20주 전후에 사용할 경우 태아에게 드물지만 심각한 신장 문제를 야기할 수 있음을 경고했다.[13] 그리고 이 약의 설명서 중 금기사항에는 임신 말기 3개월에 해당하는 임부가 이 약을 투여할 시 태아의 동맥관 조기 폐쇄를 일으킬 수 있다고 경고하고 있다.

그렇다면 임신 초기는 어떠할까? 2023년 국내 대규모 전국 코호트 연구에서는 임신 초기에 NSAID에 노출되면 신생아(주요 선천적 기형, 저체중 출산) 및 산모(분만 전 출혈, 양수 과소증)에게 부작용이 발생할 위험이 약간 더 높아지는 것으로 나타났다. 따라서 의료진이 지속적으로 주의해 관찰하면서 10일 미만의 단기간만 이 약을 처방하도록 권고하고 있다.[14] 또한 NSAID는 임신 기간 중 투여한 임부의 유산 위험을 증가시킬 수 있으므로 주의가 필요하다.[3]

그 외 해열진통제

아세트아미노펜(acetaminophen)은 NSAID와는 작용기전이 다르기 때문에 안전하게 사용되지만, 소염 작용이 거의 없는 해열진통제다. 임부가 감염 등으로 고열이 지속되면, 태아 기형 발생의 위험이 증가할 수 있다. 또한 고온의 사우나 등에 오랫동안 노출되어 체온이 지나치게 높아져도 태아에게 위험할 수 있다. 아세트아미노펜은 임부와 태아에게 위험성이 없어 일차적으로 사용하는 약물이므로 이 약물로 임부의 고열 증상을 잘 조절하는 것이 중요하다.

항히스타민제

종합감기약에도 대부분 포함된 항히스타민제는 1세대인 클로르페니라민(chlorpheniramine)이다. 이 약물은 두드러기, 가려움성 피부 질환, 알레르기 비염, 코감기 등에 사용하며 임부에게 비교적 안전하게 투여할 수 있다. 이 약은 졸음을 유발하므로 운전 및 위험한 기계 조작 시에 주의해야 한다. 안전한 약이라 할지라도 임부는 의사와 약사의 판단에 따라 약물을 복용하는 것이 바람직하다.

항균제

감염으로 인한 임부의 고열은 태아에게 선천성 이상을 일으킬 수 있는 위험 요인이다. 따라서 임신 중이라도 항생제를 사용해 감염을 치료하는 것이 임부와 태아 모두에게 필요하다. 태아에게 비교적 안전한 항균제에는 페니실린계(penicillin), 세팔로스포린계(cephalosporin), 마크로라이드계(macrolide) 등이 있다. 그러나 임부에게 투여하지 말아야 하는 항균제로는 테트라사이클린계(tetracycline), 플루오로퀴놀론계(fluoroquinolone), 아미노글라이코사이드계(aminoglycoside)가 속한다. 테트라사이클린계는 치아 착색과 뼈 발육 저하 등을 일으키고, 플루오로퀴놀론계는 태아의 골 발육 장애와 출산아 골격근에 장애를 일으키며, 아미노글라이코사이드계는 태아의 8차 뇌신경(청신경) 장애를 초래할 수 있다.

의약품 설명서에서 읽어볼 내용

임신 가능성이 있거나 임신 상태라면 반드시 의약사와 상의해 약물 복용 여부를 판단하는 것이 바람직하고, 의약품 설명서를 통해서도 임부 금기나 주의가 필요한 약물을 확인할 수 있다. 플루오로퀴놀론 계열 중 시프로플록사신(ciprofloxacin)의 의약품 설명서를 살펴보면, 투여 금기 환자에 '임부 또는 임신 가능성이 있는 여성 및 수유부'가 명시되어 있다. 또 임부 및 수유부에 대한 투여 항목에 별도로 동물실험 결과 등을 소개하면서 이 약이 권장되지 않는다고 기재되어 있다.

임신한 사실을 모른 채 위험 약물을 복용했다면 불안할 수밖에 없다. 이때 의사나 약사로부터 정확한 도움을 받지 않고 인터넷으로만 정보를 수집한다면 더욱 큰 오해나 과도한 두려움을 갖게 되고, 이는 극단적인 선택으로 이어질 가능성이 크다. 임신 사실을 모르고 약물을 투여했다 할지라도 약물의 투여 시기나 복용량, 복용 기간 등 다양한 요소를 고려한 종합적 판단이 필요하다. 그러니 불안에 떨지 말고 전문가나 한국 마더세이프 상담센터에 상담을 해보는 것을 추천한다. 복용한 약물보다 불안감이 태아에게는 오히려 더 큰 위협이 될 수 있다.

3장
고령의 환자가 약을 복용할 때 주의할 점[1)2)3)]

사례

62세의 노인 환자 A는 한 달 전부터 시작된 원인 불명의 복통 때문에 내원했다. 신체검사와 활력징후, 기타 모든 검사 결과는 정상 범위 안에 있었다. 그러나 복부 CT 검사에서 우연히 불투과성 물질이 발견되어 복강경으로 소장절제술을 받았다. 소장 원위부에서 부종, 천공, 주변 조직과의 유착이 나타났고 동일 부위에서 이물질이 발견되었다. 그 이물질은 PTP(press through package, 정제나 캡슐의 포장)로 밝혀졌으며, PTP가 소장 천공 및 누공 형성의 원인으로 추정되었다. 이렇듯 부주의한 PTP 섭취로 천공 같은 관련 합병증을 예방하려면 특히 노인 인구에서 PTP 사용에 대한 주의가 필요하다.[4)]

지금부터 20년도 더 전에 일어난 일이지만 아직도 잊히지 않는 사건이 있다. 변비약인 둘코락스좌제®를 처방받은 노인 환자가 항문에 삽입해야 하는 좌제의 사용 방법을 제대로 알지 못하고 한동안 일반 알약처럼 물과 함께 복용한 것이다. 이 사실을 알고 병원 내 모든 약사가 화들짝 놀랄 수밖에 없었다. 이 일을 계기로 노인 환자에게는 더욱 철저하게 복약 지도를 해야겠다고 크게 반성하게 되었다.

또 한 번은 처방받은 약이 금세 떨어졌다고 약국을 다시 방문한 노인 환자가 있었다. 이 환자가 복용한 약의 이력을 확인해보니 1회 용량이 '0.5알'이었으나, 소수점을 이해하지 못하고 반 알이 아닌 한 알씩 복용해왔던 것이다. 그때부터 고령의 환자들에게는 '반 알'이라는 노란색 스티커를 꼭 붙여서 약의 복용량을 한눈에 알아볼 수 있도록 개선했다. 이처럼 노인 환자들은 '당연히 아시겠지'라고 생각했다가 놓치는 부분들이 많으므로 일반 환자보다 훨씬 더 꼼꼼히 챙겨야 하고, 복용법을 한 번 더 확인하는 단계가 필요하다.

노인 환자의 복약 순응도

2020년 노인실태조사 보고서에 따르면, 만성질병(고혈압, 당뇨, 관절염, 골다공증 등)을 가진 노인은 전체 노인의 84%였고, 만성질병을 두 가지 이상을 가진 노인은 54.9%, 만성질병 세 가지 이상을 가진 노인은 27.8%로 나타났다. 이에 따라 의사가 처방한 약을 복용하고 있는 비율도 전체 노인의 82.1%를 차지했다. 노인 환자들은 평균 1.8종류의 약을 복용하지만 3-4종류가 21.4%, 5종류 이상을 복용하는 노인이 4.3%로 조사되어 노인 인구의 약 25%가 3종류 이상의 약을 복용하는 것으로 확인되었다. 여기에 일반의약품까지 고려한다면 노인 환자가 실제 복용하는 약의 종류는 더 많을 것으로 예상된다.

노인 독거 가구는 전체 노인의 19.8%, 노인 부부 가구가 58.4%,

자녀 동거 가구가 20.1%로, 노인만 살고 있는 가구가 전체의 약 80%에 이른다. 그렇기에 노인의 건강한 삶을 위해서는 고령의 환자 스스로 의사 처방약을 잘 복용하는 것이 우선적으로 중요하다. 그러나 안타깝게도 노인은 다수의 약물을 여러 시점에 복용해야 하기 때문에 복약 순응도가 낮은 경향을 보인다.

노인은 모든 기능이 다 저하된다

65세 이상을 보통 노인이라고 일컫는다. 노인은 기본적으로 모든 것이 감소한다. 노화로 인해 수분 함량, 근육량, 체중, 제지방량, 소화 기능, 대사 기능이 모두 감소되거나 저하된다. 또한 약물을 몸 밖으로 배설하는 장기인 신장과 간장의 기능도 감소한다는 사실을 명심해야 한다. 젊은 성인에서는 약물이 뇌혈관 장벽을 통과하기가 어렵지만 노인은 약물의 투과성도 증가한다. 결국 노인의 신체적, 생리적 변화인 노화가 투여 약물의 흡수, 분포, 대사, 배설에 영향을 미쳐 약효를 잘 발휘하지 못하게 하거나 독성 작용이 발생해 부작용이 생기기 쉽다. 이러한 노화는 개인차가 크기 때문에 개인별로 필요한 약의 용량보다 적거나 많이 복용할 가능성이 높으며 이로 인해 부작용이 생길 수 있다. 그래서 노인 환자에게 처방하는 약물은 섬세한 용량 조절이 필요하다.

그 외에도 시력과 청력의 기능이 떨어져서 다른 약물을 혼동해 먹거나 의료진의 처방 지시사항을 제대로 듣지 못해 복용 방법을 지키지 못하는 경우도 많고, 건강기능식품이나 보약 등을 처방약과 함께 복용하는 사례도 적지 않다. 술, 담배, 운동 같은 생활 습관도 약물의 부작용이나 효과에 영향을 미칠 수 있다.

항콜린 약물

항콜린 약물은 부교감신경에서 신경전달물질인 아세틸콜린의 전달을 억제하는 약물로, 항파킨슨제, 배뇨장애 치료제, 근이완제, 진경제 등이 이에 속한다. 그리고 항히스타민제, 항우울제, 항정신병제 등의 약물도 강한 항콜린 작용을 나타낸다. 이런 항콜린 약물은 혼돈, 입마름, 변비, 뇨저류, 인지능력 감소, 어지러움, 섬망 등을 일으킨다.

그래서 노인들이 특히 주의해야 하는 약물을 다룬 여러 사용지침서에는 항콜린 약물에 대해 가급적 사용을 피해야 하는 잠재적 부적절 약물(Potentially Inappropriate Medication, PIM)로 간주하고 있지만, 여전히 노인에게 처방되고 있는 실정이다.[5] 2022년 한 보고서에 따르면, 전체 다제약물 복용 환자의 44.7%가 잠재적 부적절 약물을 복용한 것으로 조사되었다. 그리고 부적절 약물에는 진정제인 벤조디아제핀계 약물, 졸피뎀 등의 수면제, 1세대 항히스타민제, 항우울제 등 중추신경계에 작용하는 약물이 포함되었다.[6] 그래서 국가기관과 병원에서는 노인 주의 약물[7]의 사용을 줄이기 위해 지속적인 노력을 기울이고 있다.

낙상 위험 약물

2022년 환자안전 통계 연보[8]에 따르면 의료기관에서 보고한 14,820건의 환자안전사고 중 낙상이 38.8%로 2위를 차지했다. 이러한 환자안전사고는 70세 이상의 고령 환자에게 42.6%로 높게 발생했다. 낙상을 일으키는 요인은 다양하며, 약물에 의해서도 낙상이 발생할 수 있다. 대표적인 약물로는 항경련제, 항정신병약, 벤조디아제핀계 약물, 삼환계 항우울제, 선택적 세로토닌 재흡수 차단 항우울제(Selective Serotonin Reuptake Inhibitor, SSRI) 등이 있고, 아편류 마약 제제, 항혈소

판제, 변비약, 당뇨약, 갑상선약도 낙상 유발 가능성이 있다고 연구에서 보고된 바 있다. [1]

다제약물관리사업[9]

현재 우리나라는 국민건강보험공단 주관으로 100개 시군구와 48개 병원이 참여해 다제약물관리사업을 시행하고 있다. 이 사업의 목적은 다제약물을 복용하는 입·퇴원 환자를 대상으로 전문가인 약사가 직접 약물 복용을 상담하고 필요시에는 처방을 조정해 불필요한 약물 복용을 줄이는 데 있다. 이는 올바른 약물 복용을 유도해 대상자의 건강을 개선하는 데 도움을 준다.

다제약물관리사업은 의사, 약사, 간호사가 함께 팀을 이뤄 활동한다. 약사의 역할은 다음과 같다. 먼저 노인이 복용하는 모든 처방약과 일반의약품에 대해 처방 검토를 한다. 중복 복용은 아닌지, 약물 상호작용이 있는지, 복용 방법에 문제는 없는지, 불필요한 약제는 무엇인지, 다제약물을 복용해 발생한 부작용 때문에 불필요하게 추가된 약제가 있는지 등을 검토하는 것이다. 그런 다음 의사와 논의해 약제 종류와 가짓수를 조정하고 불필요한 약제는 삭제하며, 복용 방법에 대해 환자와 논의해 복약 순응도를 높일 수 있는 최적의 방법을 함께 찾아가는 역할을 한다. 환자가 입원 치료를 받을 때 약물 관리를 시작해 외래 방문 시까지 지속적으로 추적 관찰하고 있다.

내가 근무하는 병원도 2021년부터 다제약물관리사업에 참여하기 시작했다. 상담을 받은 환자와 보호자는 대부분 복용하는 많은 종류의 약에 관해 약사에게 종합적으로 검토받고 상담할 수 있다는 것에 만족했고, 먹기 힘든 약물에 대해 불편함을 호소할 경우에는 더 편하게 복용할 수 있는 제형으로 처방을 변경했다. 이 사업을 시작하며 첫 번째 대상자를 방문했을 때가 생각난다. 90세가 넘으신 어르신이었다. 치매로 기억력은 흐릿했지만, 자신이 복용하는 약제는 정확하게 기억하고 계셨다. 보호자로 병동에 함께 있던 따님은 약물의 이름과 종류, 용도를 정확하게 알고 일정한 시간에 복용하기 때문에 약 복용과 관련된 문제는 전혀 없다고 했다. 약제를 검토하며 복용 시에 어려운 점은 없는지 물어봤더니 환자가 가루약 먹는 것을 힘들어한다고 했다. 동일 성분의 약물 가운데 액상으로 된 제형이 있어서 이를 의사에게 전달했고 약 제형을 변경해 드릴 수 있었다.

이 환자를 상담하면서 90세가 넘도록 장수하시는 어르신들은 누구보다 자기관리가 철저하다는 점을 다시 한번 느꼈다. 대부분의 환자는 본인이 어떤 약을 복용하는지 잘 모르는 경우가 많고, 약의 이름도 모를 때가 많다. 정부는 의약품에 불순물 같은 문제가 발생하면 회수 조치를 내리는데, 그때마다 자신이 먹는 약이 회수 조치가 내려진 약인지 확인하기 위해 병원 약국으로 문의 전화가 쇄도한다. 처방전을 발행할 때 약국 조제용과 환자 보관용 2장을 각각 출력해 드리고 복약 안내문도 동봉하지만, 대부분의 환자들이 꼼꼼히 읽지 않거나 보관을 소홀히 하는 탓이다. 노인 환자들의 경우는 더욱 그러하다. 요즘은 핸드폰이라는 편리한 기계로 사진만 찍어놓아도 언제든지 찾아 확인할 수 있기에 처방전 관리가 더 용이해진 점을 활용하면 좋겠다.

노인에게 질병과 상관없이 주의가 필요한 약물

노인은 여러 종류의 약물을 동시에 복용하는 경우가 많기 때문에 약물을 모두 다루기에는 지면이 부족할 정도다. 여기에서는 노인에게 주의가 필요한 약물 가운데 일부를 살펴보고자 한다.

통증 관련 약물

대표적으로 가장 많이 사용되는 약물은 비스테로이드성 항염증제(NSAID)일 것이다. 대부분의 노인들이 관절염과 관련된 질환을 가지고 있어 통증을 완화하기 위해 오랜 기간 해열진통제를 처방받아 복용한다. 만일 한 곳이 아닌 여러 병원이나 여러 진료과에서 통증 증상으로 진료를 받는다면, 반드시 현재 복용 중인 약물을 의사에게 알려야 한다. 그래야만 해열진통제를 중복해 처방받지 않을 수 있다.

해열진통제는 약리 기전상 신장에 몸속 수분이 많이 남아 있게 해서 혈압을 올리고 혈청 칼륨 수치를 변동시켜 심부전을 악화시킬 수 있다. 그리고 이 약은 위장관 출혈, 소화성궤양 질환의 위험을 증가시키는 약물로, 75세 이상 환자, 스테로이드제나 항응고제 또는 항혈소판제제를 투여하는 환자, 장기간 복용하는 환자일수록 특히 위장관계 부작용의 발생 가능성이 높아진다. 그래서 이부프로펜(Ibuprofen) 의약품 설명서에는 노인 환자는 이 약을 복용하기 전에 의사와 약사에게 상의하라고 기재되어 있다. 또한 신기능이 저하된 환자에게 투여하면 신기능이 더 악화될 수 있고, 노인에게는 적절한 용량을 투여했는데도 '혼돈'[10] 증상이 발생할 수 있다. 더구나 이 약을 복용하면서 음주하면 위장관 출혈 위험이 증가하므로 반드시 술을 피해야 한다. 이처럼 일반의약품으로 약국에서 흔하게 구입할 수 있는 진통제조차 노인에게는 많은 주의가 필요하므로 반드시 전문가와 상의한 뒤 복용해야 한다.

중추신경계 약물[1]

나이가 들면서 빠지지 않는 뱃살 때문에 고민하는 사람이 많다. 노인이 될수록 체지방이 많아지면서 지방에 잘 녹는 성질을 갖는 지용성 약물이 몸속에 쌓여 부작용이 나타날 가능성이 높다. 지용성 약물에는 중추신경계에 작용하는 벤조디아제핀계(benzodiazepines) 약물이 있다. 그래서 가급적 작용 지속 시간이 짧은 단기간 작용 약물을 사용하는데, 불면증을 호소하는 노인에게 처방하는 알프라졸람(alprazolam), 로라제팜(lorazepam)이 여기에 해당된다. 벤조디아제핀계가 아닌 중추신경계 약물로는 수면제인 졸피뎀(zolpidem)도 있다.

그런데 이러한 지용성 약물을 복용한 노인 환자는 인지 기능 저하, 섬망, 낙상, 골절 등의 부작용 위험이 증가하므로 주의해야 한다. 또한 이 계열의 약물은 졸음을 유발하고 주의력, 집중력, 반사운동능력 등을 떨어뜨리므로 운전처럼 위험을 수반하는 기계 조작은 삼가야 한다. 졸피뎀은 효과가 빨리 나타나기 때문에 잠들기 바로 직전이나, 잠자리에 들었으나 잠이 오지 않는 경우에만 사용해야 한다. 노인 환자는 하루 5mg을 권장하고 10mg을 넘지 않도록 하며, 4주 이상 연속해 사용하지 않아야 한다. 그런데 이 약물을 장기간 복용하는 노인 환자들을 간혹 볼 수 있다. 이 약을 계속해서 복용하면 오히려 수면 효과가 감소될 수 있으므로 낮잠 줄이기, 몸이 약간 힘들 정도의 규칙적인 운동, 낮 시간 동안 의욕적인 생활하기 등 생활 습관의 개선이 우선적으로 필요하며, 혹시 다른 원인 질환이 있는지도 확인해봐야 한다.

소화기계 약물

예전에 TV 광고를 통해 익숙한 멕소롱®의 성분명은 메토클로프라미드(metoclopramide)다. 과거에는 멀미약 등에 사용했으나, 현재는 일반 의약품이 아닌 전문의약품으로 처방되고, 구역과 구토 증상에 사용한다. 이 약은 심평원의 의약품안전사용서비스(DUR)에서 1일 최대 투여량 30mg, 최대 투여 기간을 5일로 지정해 엄격하게 관리하고 있다.

이 약의 의약품 설명서 '경고' 항목에는 노인, 특히 여성 노인이 이 약을 장기 또는 고용량 사용하면 약의 사용을 중단해도 지발성 운동 장애(지연발생 운동이상증, tardive dyskinesia)[11] 같은 추체외로증상[12]을 유발할 수 있어 위험하므로 3개월 이상 사용하지 말라고 적혀 있다. 또한 이 약은 졸음, 어지러움, 이상 운동, 근긴장 이상을 일으킬 수 있으므로 낙상, 운전 및 기계 조작에 주의해야 한다. 소화기계 약물 중 위산분비 억제제인 프로톤펌프저해제를 노인에게 사용할 경우 클로스트리듐 디피실균(clostridium difficile)[13] 감염이 증가할 수 있고, 골밀도가 감소해 골절 위험이 높아질 수 있으므로 주의해야 한다.

항히스타민제

두드러기나 가려움증, 알레르기성 비염 등에는 항히스타민제를 사용한다. 그런데 이 약을 항불안제, 진정수면제와 동시에 투여하면 모두 진정 작용이 있으므로 과도한 진정 부작용이 발생할 수 있다. 항히스타민제는 입마름, 배뇨장애, 착란, 섬망 등의 부작용을 일으켜 노인에게 치명적일 수 있다. 따라서 투여 중 부작용이 발생하는지 주의 깊게 살펴보고, 졸음과 건조증 등을 감소시킨 2세대 항히스타민제인 로라타딘(loratadine), 펙소페나딘(fexofenadine) 사용을 권장한다.

치매 환자에게 사용하는 약물

버스 정류장 벤치에 노인과 지친 표정의 임신 중인 여자가 나란히 앉아 있었다. 두 사람은 초면인 듯 서먹해 보였다. 침묵을 깨고 노인이 여자에게 임신 몇 주 차인지 조심스럽게 물어보면서 둘의 대화가 시작되었다. 여자가 걱정이 많다고 하자 노인은 다 잘될 거라고 따뜻하게 격려해주었다. 노인은 여자에게 가족이 있는지 물었고, 여자는 아버지가 있지만 지금은 아프시다고 대답했다. 잠시 후 버스가 도착하자 여자가 일어섰고 대화를 나누던 노인을 향해 "아빠, 가요"라고 말한다. 놀랍게도 지금까지 옆에 앉아 대화를 나누던 노인은 바로 그 여자의 아버지였던 것이다. 노인은 당황한 듯한 표정을 지으며 계속 앉아 있었다. 이내 여자가 다가와서 노인의 손을 잡고 함께 버스에 오르자 미끄러지듯 버스가 출발하면서 영화는 끝이 난다. 아주 짧은 이야기지만 치매 환자와 가족의 일상을 강렬하게 보여주면서 긴 여운을 남기는 단편영화 〈The Wait〉[14]의 내용이다.

현재 치매 환자의 치료에 사용되는 약물은 치료의 목적이 아닌, 인지 기능을 개선해주는 약물들이다. 치매 치료의 목표는 가능한 한 경증 치매를 오랫동안 유지해 말기 치매의 시기를 늦추는 것이다. 즉 질병 진행의 속도를 늦추는 것이고, 아직 명확한 치료제는 없는 상황이지만 새로운 기전의 약물들을 지속적으로 개발하고 있다.

아세틸콜린이 결핍되면 기억력이 저하된다는 가설에 근거해 아세틸콜린이 분해되는 것을 막아 뇌에서 사용 가능한 아세틸콜린을 증가시키도록 만든 약물이 도네페질(donepezil), 리바스티그민(rivastigmine), 갈란타민(galantamine)이다. 그리고 글루타메이트(glutamate) 수용체 중 NMDA(N-methyl-D-aspartate) 수용체를 억제해 학습 및 기억 능력과 관련된 생리 활성을 유지해주는 메만틴(memantine)도 처방되고 있다. 이러한 약물은 정제 이외에도 피부에 붙이는 패치 제형과 물 없이 입속에서 녹는 구강붕해정 제형으로도 시판되고 있다. 치매 또는 인지 기능 저하 환자에게 앞서 언급한 항콜린 약물과 벤조디아제핀계 약물을 사용하면 증상을 악화시킬 수 있으므로 투여를 추천하지 않는다.

치매 환자가 많은 요양병원, 다제약물 관리가 꼭 필요하다

인구 고령화와 함께 치매 환자의 수도 증가하고 있다. 2022년 통계청 사망 원인 조사에 따르면 노인성 치매의 한 종류인 알츠하이머가 7위를 차지했고, 치매에 의한 사망률은 전년 대비 증가했다. 2020년에 조사된 65세 이상 치매 환자 수는 65세 이상 노인 인구 813만 명 가운데 10.2%로 나타났다. 즉 우리나라 노인 10명 중 1명이 치매를 앓고 있다는 의미다.

나는 의료기관평가인증원에서 조사위원으로 위촉받아 4년 전부터 종합병원을 비롯한 요양병원에 파견되어 항목별로 조사하고 인증원에 보고하는 활동을 하고 있다. 요양병원에 방문해보면 위에서 언급한 통계 조사와 마찬가지로 입원 환자의 진단명 1위가 치매 또는 인지장애임을 확인할 수 있다.

병원 시설 및 환경을 조사하기 위해 병동에 갔을 때 간혹 "나를 집에 데려다 주세요, 집에 가고 싶어요"라고 애원하는 노인 환자들을 만나게 되면 마음이 무척 아프다. 치매로 일상생활이 어려운 인지장애가 있지만 가족들이 있는 편안한 집에 가고 싶은 마음이 간절하기 때문에 처음 본 낯선 사람에게 본인의 마음을 하소연하는 것이다. 요양병원에 입원시킬 수밖에 없는 자녀들의 마음과 집에 돌아가고 싶은 치매 환자의 바람이 모두 이해되면서, 뚜렷한 치료약이 없는 현실이 보건의료계 종사자로서 더욱더 안타까웠다. 조금이라도 보탬이 되고자 노인 환자들이 입원한 요양병원이 환자안전과 의료의 질을 확보해 양질의 서비스를 제공하고 있는지 꼼꼼하게 조사하고, 조사위원의 위치에서 해드릴 수 있는 최선의 노력을 기울이고 있다.

언젠가는 우리 부모님이 가실 수 있고, 또 언젠가는 내가 갈 수도 있는 곳이라는 인식을 갖고 요양병원에 대해 지속적인 관심을 가져야겠다. 그리고 부족한 부분들이 계속해서 개선되도록 함께 힘을 모으는 일이 필요하다. 요양병원은 노인 환자가 많아 다제약물 관리가 꼭 필요한 곳이지만, 의료법 시행 규칙에는 200병상 이하의 요양병원에 시간제 근무 약사가 '주당 16시간만' 근무하게 되어 있다. 적절한 약물 관리와 환자안전 확보를 위해 필수적으로 1명 이상의 인력 기준이 마련되어야 한다는 점을 한국병원약사회에서 지속적으로 정부에 호소하고 있으나 역부족인 상황이므로 국민적 관심이 필요하다.

앞서 소개한 영화 속에 나온 치매는 더 이상 우리와 먼 이야기가 아니다. 오늘부터라도 부모님을 더 자주 찾아뵙고 부모님에게 이전과 다른 점은 없는지 세밀히 살피면서 가족 간의 유대감을 돈독히 다질 수 있다면 좋겠다. 그것이 아직 명확한 치매 치료약이 없는 현재 시점에서 우리가 할 수 있는 가장 효과적이고 유일한 치매 예방법이기 때문이다.

핵심 요약

1. 노인은 항파킨슨제, 배뇨장애 치료제, 근이완제, 진경제 같은 항콜린 약물을 주의해야 한다.
2. 노인에게 낙상 발생 위험이 있는 대표적인 약물에는 항경련제, 항정신병약, 벤조디아제핀계 약물, 삼환계 항우울제, 선택적 세로토닌 재흡수 차단 항우울제 등이 있다.
3. 현재 우리나라는 다제약물관리사업을 시행해 불필요한 약물 복용을 줄이고 올바른 약물 복용을 유도하는 노력을 기울이고 있다.

<u>별첨 1</u> 노인 환자가 약 복용을 잘하기 위한 방법[15]

내게 맞는 병원과 약국을 정해두고 지속적으로 이용하는 것이 좋습니다. 왜냐하면 그곳에는 환자의 진료 내역과 처방받은 약물에 대한 기록이 남아 있기 때문입니다.

▶ 의사에게 먼저 이야기해주세요

1) 복용 중인 모든 약을 먼저 말해주세요. 의사에게 현재 복용 중인 모든 약(건강기능식품을 포함한 양약, 한약, 영양제)에 대해 말합니다.

2) 의사에게 과거에 경험했던 부작용을 말해주세요. 의사가 환자가 경험한 약 부작용을 미리 알면 부작용이 발생하지 않는 약으로 처방해줄 수 있습니다.

▶ 의사에게 질문하세요

1) 약품명 : 약의 이름은 무엇인가요?

2) 약의 효과 : 이 약을 먹을 때 어떤 증상이 좋아질 수 있나요?

3) 약의 용법과 용량 : 하루에 몇 번, 언제, 얼마 동안 먹어야 하나요? 보통 하루 세 번은 아침, 점심, 저녁이고, 두 번은 아침, 저녁이지만, 하루 한 번은 각 약물마다 다르므로 확인이 필요합니다.

4) 약효 발현 시간 : 이 약을 먹으면 언제부터 효과가 나타나나요?

5) 부작용 가능성 : 내가 알아야 할 이 약의 부작용이 있나요? 만약 부작용이 나타난다면 언제 병원에 와야 하나요?

6) 약물 상호작용 : 지금 복용 중인 다른 약들과 함께 먹어도 되나요?

7) 음식 상호작용 : 이 약을 먹을 때 피해야 할 음식이나 음료가 있나요?

▶ 약사에게 먼저 얘기해주세요

1) 의사에게 먼저 말한 내용 : 내가 복용 중인 모든 약과 약 부작용을 약사에게도 먼저 말해주세요.

▶ 약사에게 질문하세요

1) 의사에게 질문한 사항의 확인 : 의사에게 물어본 질문을 다시 한번 확인하세요.

2) 복약 안내문 질문 : 조제된 약과 함께 받은 복약 안내문에서 이해가 안 되거나 의사의 처방 지시 내용과 다른 사항을 질문하세요.

3) 의사에게 물어보지 못한 질문 : 진료 시 의사에게 시간 관계상 물어보지 못한 약에 대한 질문이 있다면 약사에게 물어보세요.

4) 약 복용 방법 : 약 복용법은 꼭 약사에게 다시 한번 확인하세요.

5) 복용을 잊었을 때 : 만약 약 먹는 것을 잊어버렸다면 어떻게 해야 하나요?

6) 약의 보관 방법 : 약을 특별히 보관해야 하는 방법이 있는지 물어보세요(예, 냉장보관, 상온보관, 건조한 곳에 보관 등).

▶ 집에서 해야 할 일

1) 처방전 사진 찍기 또는 복약 알림 앱 등에 입력하기 : 큰 병원이나 다른 진료과, 치과 치료를 받으러 갈 수 있으므로 처방전을 사진으로 저장해두세요.

2) 복용 시점별 약물 정리하기 : 새로 받은 약물과 현재 먹는 약물을 더해 아침, 점심, 저녁, 자기 전에 먹어야 하는 약물 목록을 만들어보세요.

3) 용법과 용량에 따라 복용하기 : 복약 안내문이나 약 조제 봉투의 라벨에 기재된 용법과 용량에 따라 약을 규칙적으로 빠짐없이 복용하세요.

4) 부작용 발생·시 : 새로운 약을 먹은 후 부작용이 생겼거나 이전보다 증상이 나빠졌다고 느끼면 곧바로 처방전을 받았던 병원에 문의하세요.

5) 약 복용을 잊지 않기 위한 나만의 방법 찾기

 • 핸드폰 알람 설정 • 복약 알림 앱 사용 • 약 수첩 • 달력에 표시하기

 • 요일별로 표시된 약통 • 요일이 변경되는 약병

 • 복용 시점에 방영하는 좋아하는 TV나 유튜브 프로그램 정하기

 • 화장대 거울이나 화장실 양치 도구 옆에 약 먹는 시간 붙여놓기

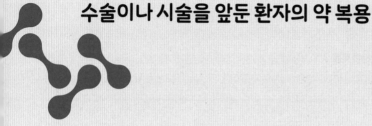

4장
수술이나 시술을 앞둔 환자의 약 복용

사례 1[1)]

49세 남자 환자 A는 협심증으로 약 3개월 전에 관상동맥 스텐트 삽입술을 받았고, 아스피린과 클로피도그렐을 복용하고 있었다. 그런데 왼쪽 어금니에 통증이 생겨 치과에 내원했더니 3개의 치아를 발치해야 한다고 진단받았다. 환자는 발치 전 항혈소판제의 중단 여부를 의사와 상담했다.

사례 2[1)]

68세 남자 환자 B는 6년 전 안정형 협심증을 진단받고 약물치료를 진행했다. 그러다 9개월 전 증상이 악화되어 관상동맥 스텐트 삽입술을 받았다. 현재 증상은 없고 아스피린과 클로피도그렐을 복용하던 중, 치질이 생겨 일반외과에서 수술을 받기로 결정했다. 수술 전 검사를 위해 심장내과로 의뢰되었고 수술 전 항혈소판제의 중단 여부를 의사와 상담했다.

수술이나 시술 전 복약 중단이 필요한 대표 약제, 항혈전제

병원 약국은 의료진과 환자로부터 많은 문의 전화를 받는다. 환자들이 가장 궁금해하는 내용 가운데 하나는 수술이나 시술 전에 복용 중단이 필요한 약물에 관한 것이다. 대부분의 환자들은 입원해서 진행하는 수술에 대해선 신경을 많이 쓰지만, 치과 발치나 백내장 수술처럼 비교적 간단한 수술을 받을 때도 복용 중인 약물을 중단할 필요가 있다는 사실을 잘 모르는 경우가 많다. 수술 및 시술을 앞둔 환자라면 자신이 복용하는 모든 약물에 대해 반드시 의료진에게 알려야 한다.

인구 고령화에 따라 혈액 공급에 장애를 일으키는 허혈성 심장질환(ischemic heart disease)의 유병률이 꾸준히 증가하고 있다. 이러한 환자들은 이차성 뇌심혈관 질환을 예방하기 위해서 항혈전제로 치료하며, 급성 관상동맥증후군(acute coronary syndrome)[2] 환자 또는 경피적 관상동맥 중재술(percutaneous coronary intervention)[3]을 받은 환자는 이중 항혈소판 요법(dual antiplatelet therapy)[4]으로 치료하도록 권고하고 있다.

이러한 환자들에게 사용하는 항혈전제는 수술이나 시술 전 중단을 반드시 고려해야 하는 대표적인 약물이다. 수술 전 항혈전제를 중단하면 혈전의 위험성이 높아지고, 계속 사용하면 수술 후 출혈과 지혈에 문제가 발생할 수 있다. 그렇기 때문에 의사는 항혈전제의 중단 시기와 재복용 시기를 심사숙고해 결정하고 있다.

항혈전제의 중단 여부와 중단 기간을 판단하기 위해서는 환자가 사용 중인 약물의 특성과 동일 계열 약물의 병용 여부, 수술이나 시술의 출혈 위험도, 환자의 혈전 위험도와 임상적 상황(환자의 신기능 등)을 종합적으로 고려해야 한다.

출혈의 위험에 따라서 경미한 출혈 위험(minor bleeding risk), 낮은 출혈 위험(low bleeding risk), 높은 출혈 위험(high bleeding risk)으로 수술이나 시술을 분류한다. 치주 수술, 발치, 녹내장이나 백내장 수술, 조직 검사를 시행하지 않는 내시경 검사 등은 '경미한 출혈 위험'에 속한다. 전립선이나 방광 조직 검사, 조직 검사를 시행하는 내시경 시술, 박동기 혹은 삽입형 제세동기(implantable cardioverter defibrillator) 삽입술 등은 '낮은 출혈 위험'에 포함된다. 복강 내 수술, 흉강 내 수술, 척추마취하 시술 등이 '높은 출혈 위험'에 속한다. 따라서 앞서 소개한 치과 발치 사례도 경미한 출혈 위험이 있는 시술에 속하므로 복용 중인 약물의 중단이 필요한지 반드시 의사와 상의해야 한다.[5]

앞서 언급한 항혈전제에는 출혈 위험성을 높이거나 지혈을 지연시킬 수 있는 약물인 '항응고제'와 '항혈소판제'가 포함된다. 경구용 항응고제에는 비타민K 길항제인 와파린(warfarin)과 특정 응고인자를 선택적으로 억제하는 NOAC(non-vitamin K antagonist oral anticoagulants)이 있다. NOAC에는 응고인자 중 트롬빈(thrombin)을 주된 표적으로 억제하는 다비가트란(dabigatran)과 10번 응고인자(Factor Xa)를 표적으로 억제하는 리바록사반(rivaroxaban), 아픽사반(apixaban), 에독사반(edoxaban) 등이 있다. 항혈소판제는 혈액 응고에 관여하는 혈소판의 기능을 억제하는 작용을 하는데, 저용량의 아스피린, 클로피도그렐(clopidogrel), 프라수그렐(prasugrel), 티카그렐러(ticagrelor), 티클로피딘(ticlopidine) 등이 속한다.

특정 약제의 복용 중단이 필요한 이유

와파린은 비심장수술인 경우 수술 5일 전에 복용을 중단하며, 수술 전 INR≤1.5에 도달해야 안전한 수술이 가능하다. NOAC은 수술이 필요한 경우 출혈의 위험도와 신기능에 따라 수술 전 1-4일 범위 내에서 약물 중단 시점을 결정한다. 수술 전 약물의 중단 기간은 보통 반감기(약물 투여 후 약물의 혈중농도가 절반으로 감소하는 데 걸리는 시간)로 판단하며, 반감기의 약 5배의 시간이 지나면 체내에서 완전히 약물이 제거되었다고 간주한다. 그러나 혈소판의 응집을 비가역적으로 저해하는 약물은 해당 약물이 결합된 혈소판의 수명이 끝날 때까지 복용 중단이 권장된다.

항혈소판제 중 클로피도그렐과 프라수그렐은 혈소판의 $P2Y_{12}$ 수용체에 비가역적으로 결합하므로 이들 약제가 결합한 혈소판의 수명이 끝날 때까지 혈소판의 기능이 억제된다. 그래서 클로피도그렐은 수술 전 5-7일, 프라수그렐은 수술 전 7-10일 정도 중단 기간이 필요하다. 그러나 혈소판의 $P2Y_{12}$ 수용체에 가역적으로 결합하는 티카그렐러는 수술 전 3-5일의 중단 기간을 권고하고 있다. 아스피린은 대부분의 표준치료지침에서 비심장수술 시 중단없이 사용할 것을 권고하고 있다.[5] 다만 임상의의 판단에 따라 중단해야 하는 경우라면 보통 수술 전 약 7-10일의 중단 기간이 필요하다.

이부프로펜(ibuprofen), 나프록센(naproxen) 등의 비스테로이드성 항염증제(이하 NSAID)도 혈소판 응집을 방해하기 때문에 이로 인한 출혈 위험성을 줄이기 위해서 수술 전 중단을 권고한다. 따라서 이러한 약물을 복용 중인 경우에는 처방한 의사와 상의해야 한다.[6] 비교적 반감기가 짧은 아세클로페낙(aceclofenac), 이부프로펜(ibuprofen), 디클로페낙(diclofenac), 케토롤락(ketorolac) 등은 수술 전 1-2일, 좀 더 반감기가 긴 나프록센(naproxen), 피록시캄(piroxicam) 등은 수술 전 3-6일의 중단이 필요하다.[7]

그런데 일부 연구에서 NSAID의 반감기와 혈소판 응집 억제 효과는 상관관계가 낮다고 보고한 바 있다. 그러나 대부분의 NSAID는 복용 중단 후 혈소판 기능이 3일 이내 정상화되므로 일반적으로 수술 최소 3일 전에는 중단하는 것을 권장한다. 다만 예외적으로 이부프로펜은 수술 24시간 전 중단이 가능하다. 그리고 셀레콕시브(celecoxib)와 같은 선택적 COX-2 억제제는 혈소판 응집에 미치는 영향이 거의 없지만 신장 독성에 대한 우려가 존재한다.[6]

경구 피임약이나 폐경기에 사용하는 호르몬 대체요법도 혈전색전증의 위험을 증가시킬 수 있다. 따라서 혈전색전증의 위험이 높은 수술을 하는 경우에 경구 피임약은 수술 4주 전, 호르몬 대체요법은 수술 2주 전에 중단을 권고한다.[6] 생약 성분의 약물 중 말초동맥 혈액 장애 등에 사용하는 은행잎 추출물 기넥신에프® 등의 약물도 혈전 생성에 영향을 줄 수 있으므로 수술 전에 의사에게 알려야 한다. 당뇨병 치료제도 수술 전 금식을 하면 저혈당 위험이 있을 수 있으므로 의료진과 상의해 복용 중단 시기를 결정한다.

위에서 설명한 모든 약물은 대략적인 내용을 기술한 것이므로 환자의 임상 상황을 가장 잘 아는 의료진이 종합적으로 판단해 최종 결정을 한다. 그리고 이러한 모든 약물은 환자의 치료를 위해 복용이 필요한 약물이지만 수술이나 시술로 인한 출혈 등의 위험 때문에 잠시 중단하는 것이므로, 수술과 시술이 종료된 후에는 혈전색전증이나 통증 등이 다시 발생하지 않도록 복용을 재개해야 한다. 그러므로 수술 전후에 의료진에게 복용 중이던 약물의 재복용 시점을 반드시 확인하고, 안전하게 복용을 재개하도록 한다.

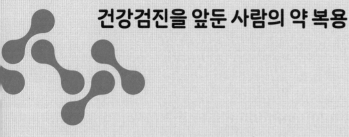

5장
건강검진을 앞둔 사람의 약 복용

10여 년 전, 하부 위장관 질환의 대가셨던 한 교수님이 병원 약국
에 오셔서 환자들이 대장정결제(대장의 내용물을 모두 배출시키는 하제) 복용을
너무 힘들어하니 약사들이 먹기 쉬운 약을 좀 개발해줬으면 좋겠다
고 하소연하신 적이 있었다. 신약 개발 과정이 얼마나 어려운지 너무
나 잘 아는 분이었지만, 대장내시경을 받는 환자들이 대장정결제 먹
기가 힘들어 중간에 포기하는 사례가 많기 때문에 하신 말씀이었을
것이다. 그 당시 나는 대장정결제를 한 번도 복용해보지 않았기 때문
에 그 약이 얼마나 힘든지 잘 몰랐었다.

대장내시경 검사는 힘들어
세월이 흘러 나 역시 대장내시경을 받아야 하는 나이가 되었다. 아
직까지도 대장정결제를 처음 복용하던 날을 결코 잊을 수가 없다. 일

단 어마어마하게 커다란 4L 용량의 플라스틱 통 때문에 처음부터 기가 죽었고, 그 통에 물을 부어 가루약을 녹여서 만든 4L 용액을 10분 간격으로 모두 마셔야 한다는 사실 때문에 먹기 전부터 겁이 났다. 차갑게 마시면 좀 낫다는 설명서대로 차게 해서 한 모금 마셨더니 조미료를 먹는 것 같아 구역질이 올라왔다. 그 많은 양의 대장정결제를 완전히 다 먹을 때까지 배를 움켜쥐고 화장실에 수도 없이 들락거려야 하는 것은 고역이었다. 그뿐인가. 대장정결제를 모두 먹었음에도 장에 대변이 남아 있지는 않을까 걱정되어 잠을 거의 잘 수가 없었다. 그날 다시는 대장내시경 검사를 하지 않겠다고 다짐도 했었던 것 같다.

두 번째 대장내시경에서는 나름 요령이 생겼다. 일단 차가운 물에 가루약을 녹여 차게 마시되, 빨대 중 직경이 가장 넓은 것을 이용해보았다. 빨대를 이용하면 약액이 입안에 머무는 시간을 최소한으로 줄일 수 있기 때문이다. 차가운 물을 마시면 복통이 쉽게 일어나는 체질이므로 차가운 약액을 먹고 난 뒤에는 곧바로 미지근한 물로 속을 달래주었다. 그렇게 했더니 여전히 힘들긴 해도 처음보다는 비교적 쉽게 대장내시경의 위기를 극복할 수 있었다.

현재는 4L 부피의 제형 말고도 2L 제형도 있고, 두 제형 모두 이전처럼 어마어마한 크기의 플라스틱 병을 제공하지 않는다. 500ml 용량의 병과 파우치에 든 분말 4포(2L) 혹은 8포(4L)가 제공되고, 병에 분말을 넣고 녹여서 500ml씩 복용하도록 개선되었다. 그래서 이전에 제공되던 엄청난 크기의 약병에서 오는 중압감은 좀 덜해졌다. 또 레몬향, 라임향, 민트향, 박하향 등의 첨가제를 추가해 맛과 향을 개선한 제형도 시판되고 있다. 그러나 맛을 개선시켰다고는 하지만 솔직히 아직도 대장정결제의 맛을 참아내기란 쉽지 않다.

대장정결제를 먹기 전에는 금식을 해야 한다. 대장내시경 3일 전부터는 찌꺼기가 남는 김치나 해조류 등을 피하고, 하루 전부터는 흰쌀죽을 먹는다. 전날 오후 5시 이전에 저녁식사를 마치고 나서는 금식을 유지하면서 저녁 8시부터 대장정결제를 먹도록 한다.

쿨프렙산®

대장정결제 가운데 쿨프렙산®은 A제 4포와 B제 4포로 구성된다. A제는 고삼투성 완하제인 폴리에틸렌글리콜(polyethylene glycol)과 염화칼륨(KCl), 염화나트륨(NaCl), 무수황산나트륨(Na_2SO_4)으로 구성되고, B제는 비타민C인 아스코르브산(Ascorbic acid)으로 구성된다. 쿨프렙산® 조제법은 첨부된 빈 플라스틱 물통에 A제, B제를 각 한 포씩 넣고 병의 2/3까지 물을 부어 녹인다. 그런 다음 추가로 찬물을 500ml 표시선까지 마저 채우고 잘 녹인다. 이렇게 500ml씩 검사 전날 2회, 검사 당일 2회, 총 4회로 녹여서 마신다. 검사 전날에는 15분마다 250ml씩 마시는 방법을 반복해 1시간 동안 총 1L를 복용하고 물 500ml를 추가로 마신다. 이 과정을 검사 당일에도 동일하게 반복해 검사 시작 최소 1시간 전에는 완료해야 한다.

이 약을 복용하고 1시간 후부터 장운동이 시작되며, 그전에 배가 빵빵해지는 복부팽만감을 경험할 수 있다. 만일 배변이 잘 안된다면 복용을 잠시 멈추고, 걷거나 복부 마사지를 하면 도움이 된다. 쿨프렙산® 복용 중에 어지러움, 손발 저림, 가슴 두근거림 같은 탈수 증상이 생기는 경우에는 물을 충분히 마시면 개선된다. 물에 녹인 용액은 바로 복용하고, 남은 용액은 24시간 이내에 사용하지 않으면 폐기하도록 한다.

오라팡정®

대장정결제 중에는 정제(알약) 형태도 있다. 고삼투성 완하제인 무수황산마그네슘($MgSO_4$)과 장내 가스 제거제인 시메티콘(simethicone), 그리고 황산칼륨(K_2SO_4), 무수황산나트륨(Na_2SO_4)으로 구성된 오라팡정®이다. 이 약물은 검사 전날에 물 300ml 한 컵을 먼저 마신 후 오라팡정® 14정을 한꺼번에 425ml의 물과 함께 복용한다. 그 후 1시간 동안 물 425ml를 두 번 추가해 천천히 마신다. 검사 당일에도 동일한 과정을 한 번 더 반복한다. 적어도 검사 시작 2시간 전에는 약 복용과 물 섭취를 완료해야 한다. 물을 정해진 양보다 적게 마시면 구역, 구토, 탈수 등이 나타날 수 있으니 정해진 용량을 모두 섭취하도록 한다. 이 약은 정제라서 간편하지만, 중증의 신장애 환자에게는 금기다.

그 외에도 시트르산(citric acid)과 탄산마그네슘($MgCO_3$) 성분으로 구성된 250ml 병 제형의 마크롤액®, 그리고 시트르산(citric acid), 산화마그네슘(MgO)과 피코설페이트나트륨 수화물(sodium picosulfate hydrate)로 구성된 170ml 병 제형의 피코솔루션액® 등 다양한 대장정결제가 있고, 검사하는 부위 및 종류에 따라 의사의 처방에 의해 사용하고 있다.

건강검진 전 복용하는 약이 있다면

일반적으로 철분제는 검사 3일 전 중단하고, 당뇨약이나 인슐린은 건강검진 당일에 투여를 중단한다. 고혈압약과 항경련제는 검사 당일 새벽에 소량의 물과 함께 복용한다. 아스피린(aspirin), 클로피도그렐(clopidogrel) 등의 항혈소판제와 와파린(warfarin) 등의 항응고제를 복용 중인데 내시경 검사가 예정되어 있다면, 검사 전 의사에게 알려 복용을 중단할지 여부를 미리 상의해야 한다. 그리고 메트포르민(metformin) 성분의 당뇨약을 복용 중인데 조영제를 투여해 CT나 MRI 검사를 하게 된다면 검사 48시간 전에 약물 투여를 중단해야 한다.[1] 왜냐하면 메트포르민을 복용 중인 환자에게 방사선 요오드 조영 물질을 투여하면 급성 신부전에 의해 심한 유산산증(혈액 내에 젖산이 축적되어 신진대사가 저하되는 상태)을 일으킬 수 있기 때문이다.

건강검진은 늘 두렵다. 내 몸에서 혹시 모를 질병이 발견될까 봐 우려되기 때문이기도 하지만, 그전에 전처치로 복용해야 하는 대장정결제와 금식 등이 우리를 더욱 긴장하게 만든다. 그러나 검진 전 주의사항과 복용 방법 등을 숙지한다면 막연한 두려움을 극복할 수 있다. 건강검진은 건강한 미래를 위한 투자이므로 시간을 내어 정기적으로 받는 것이 바람직하다.

핵심 요약

1. 대장정결제는 170㎖, 250㎖, 2L, 4L, 포, 알약 등 다양한 부피와 제형이 있고, 검사하려는 부위 및 종류에 따라 처방해 사용한다.
2. 건강검진을 앞두고 복용하는 약이 있다면 반드시 의료진에게 알려 중단 여부를 상의하도록 한다.
3. 당뇨약 중 메트포르민을 복용 중인 환자에게 방사선 요오드 조영제를 투여하면 급성 신부전에 의한 심한 유산산증이 일어날 수 있으므로 검사 48시간 전에는 이 약의 복용을 중단해야 한다.

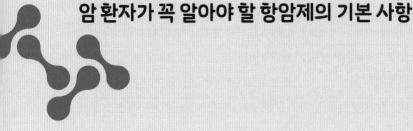

6장
암 환자가 꼭 알아야 할 항암제의 기본 사항

<u>사례 1</u>

암 환자 A는 의사와 상의해 항암제를 투여하기로 치료 방향을 결정한 후 약사에게 복약상담을 받으러 방문했다. 그런데 막상 항암제를 투여받으려고 하니 너무 두렵고 걱정되어서 항암치료를 받지 않겠다고 마음을 바꾸고 말았다. A는 유방암 진단을 받고 수술 후 보조요법으로 항암제를 투여하기로 계획했던 상황이었다. 해당 환자 같은 경우는 수술을 했다고 모든 암 치료가 완료된 것이 아니라, 수술 후 항암제 치료를 받아야만 재발 가능성이 낮아지고 생존율은 높아질 수 있다.

약사는 환자에게 항암제 치료가 일부 부작용을 일으킬 수 있지만 치료를 통해 얻을 수 있는 이익이 더 크다는 점을 설명하고, 발생할 수 있는 부작용이 나타났을 때 어떻게 대처해야 할지 사례를 들어 차근차근 설명해주었다. 결국 A는 항암제 치료를 무사히 마쳤다. 그리고 다음 외래 방문에서 생각보다 부작용이 심하지 않았다고 감사 인사를 전해 이 일은 약사에게도 보람된 기억으로 남아 있다.

사례 2

암 진단을 받기 전부터 혈전 관련 질환이 있어서 혈액 응고를 억제하는 약물인 와파린(warfarin)을 복용하던 환자 B는 위암을 진단받고 카페시타빈(capecitabine)이라는 먹는 항암제를 처방받았다. 약사가 복약 상담을 위해 처방을 검토하던 중에 와파린과 카페시타빈, 두 약물 사이의 상호작용에 대해 알게 되었다. 이 두 가지 약은 함께 복용할 경우 와파린의 효과가 높아져 환자에게 출혈을 일으킬 가능성이 커질 수 있으므로 B에게 위험한 결과를 초래할 가능성이 있다고 판단했다. 약사는 담당 의사와 논의해서 카페시타빈 항암제 복용은 곧바로 시작하되, 환자의 혈액 응고 수치를 최대한 가까운 날짜에 검사해 와파린의 용량을 조절하기로 했다. 약사는 원래 복용하던 약물과 새로 처방된 항암제 사이의 상호작용이 예상되는 경우, 의사와 논의해 약 처방을 변경하거나 용량을 조절하기 위해 진료 또는 검사 일정을 조정하기도 한다.

사례 3

임신 중 항암치료를 받게 된 환자 C와 같은 경우도 있다. 이런 경우에 약사는 의사에게 항암제뿐 아니라 항구토제 같은 보조 약제 전체를 대상으로 투여 가능한 약물과 불가능한 약물은 무엇인지, 투여 가능하다면 임신 주수 몇 주까지 가능하며, 투여 불가능한 약의 대체 약물은 무엇인지 등과 같은 정보를 제공하고, 면밀히 검토한 후에 최종적인 약물 요법을 결정할 수 있도록 지원하는 역할을 한다. 이런 환자가 항암치료를 무사히 마치고 아기도 건강하게 출산했다는 소식이 들려오면 그동안의 수고가 한꺼번에 싹 씻겨 내려간다.

2013년에 과거로의 타임슬립을 다룬 드라마가 방영된 적 있다. 이 드라마의 남자 주인공은 교모세포종 환자였고, 형이 유품으로 남긴 향을 피우면 20년 전 과거로 간다는 설정이었다. 그런데 극중 남자 주인공은 20년 전인 1993년으로 돌아가서 복용하던 항암제를 떨어뜨리고, 그 약을 주운 의사는 뇌종양 치료에 사용하는 항암제인 테모졸로마이드(temozolomide)라는 것을 금방 알아보았다. 그 장면을 지켜보다 또 쓸데없이 직업병이 발동했다. 테모졸로마이드는 미국에서도 1999년 FDA 승인을 받은 약이기에 1993년의 우리나라에는 그 약을 아는 의료진이 없었을 거라는 점이다. 이 장면을 만들면서 병원약사에게 자문을 구했더라면 이런 세심한 부분까지 놓치지 않고 완성도를 높였을 텐데, 나 홀로 아쉬운 마음이 들었다.

항암제를 조제하는 약사들

암 환자가 증가하면서 대부분의 병원에 암병원이 생겨났고 암 환자 치료에 약사가 관여해 활동하는 병원도 늘어났다. 약사는 암 환자 곁에서 복약상담을 진행하는 등 항암치료를 위해 여러 업무를 하고 있다. 그중 하나가 바로 무균 조제다. 면역력이 저하된 암 환자에게 투여할 주사항암제를 무균적으로 조제하기 위해서 병원 약국 내에 무균 조제대(clean bench)[1]가 있는 항암제 조제실을 갖추고 있고, 그곳에서 약사는 무균 조제를 수행한다.

항암제는 암 환자에게는 치료제지만 일반인에게는 발암물질이 될 수 있다. 보호복을 입은 약사는 앞치마와 팔토시를 하고 장갑도 겹겹이 착용한 뒤 '무균 조제실'로 들어간다. 약사는 그곳에서 아주 미세한 먼지조차 들어오지 않도록 고안된 '무균 조제대' 앞에 앉아 조제자를 보호하기 위해 만든 유리 창문을 내린 뒤, 여러 겹의 장갑 착용으로 움직이기도 힘든 손만 무균 조제대 안에 넣고 항암제를 조제한다.

그런데 병원약사 중에는 임신 가능성이 있는 20-30대 여성의 비율이 높고, 항암제를 조제하는 약사가 대부분 여기에 해당된다. 아무리 무균 조제실의 적합한 설비와 시설, 보호 장비 착용, 지침 등을 잘 지킨다 할지라도 항암제 조제 업무가 임신에 영향을 줄 수 있다는 사실은 상당한 부담감으로 다가올 수밖에 없다. 그래서 많은 병원에서 결혼이나 임신, 출산 적령기에 있는 약사는 항암제 조제 업무에서 최대한 배제하고 있다. 이렇듯 암으로 고통받는 환자들을 위해 일반인에게는 발암물질로 작용하는 항암제를 오늘도 묵묵히 무균 조제해 제공하는 약사들이 있다는 사실을 이 책의 지면을 빌려 소개하고 싶었다.

종양전문약사

항암제는 고가의 고위험 약물이므로 항암제 조제실에서도 조제 전에 처방을 검토하고, 복약상담을 하기 전에도 다시금 검토해 암 환자 치료에 만전을 기하고 있다. 항암 분야는 환자의 생존 기간이 상대적으로 짧고 신약에 대한 기대와 수요가 크기 때문에 연구와 개발이 활발히 이루어지는 분야다. 그래서 늘 새로운 항암제와 치료법에 대한 정보를 접해야 하고, 관련 업무를 하는 약사들은 최신 의학 지식을 끊임없이 공부해야 한다.

이러한 노력과 실력을 검증받기 위해서 항암 분야에 근무하는 병원약사들은 2010년부터 한국병원약사회 주관으로 실시했던 전문약사[2] 시험에 응시해 종양[3]전문약사 자격을 취득하는 경우가 많았다. 2023년 12월에는 정부가 주관하는 전문약사 국가자격시험이 최초로 시행되어 '전문의'처럼 '전문약사'가 향후 더 늘어날 거라고 예상된다. 전문약사는 종양 이외에도 내분비, 노인, 소아, 심혈관, 감염, 정맥영양, 장기이식, 중환자까지 총 9개의 분야가 있다.

각 병원마다 시스템이 다르기 때문에 종양전문약사의 업무도 다소 다를 수 있다. 내가 근무하는 병원에서 종양전문약사의 역할은 크게 항암제 조제, 부작용과 암 통증 관리, 복약상담으로 나눈다. 그중에서 암 환자들의 약 처방을 검토하고 복약상담을 진행하는 업무가 많은 비중을 차지한다.

또한 주로 말기암 환자들을 대상으로 하는 완화의료팀에 약사가 참여해 증상 관리를 위한 약물치료나 진통제 등을 검토하고 중재하는 역할을 하기도 한다. 그 외에도 성인 혈액종양, 소아암 같은 좀 더 세부적인 종양 영역에서의 항암치료 시 중추적인 업무를 담당하고, 무균 조제실에서 항암제를 전문적으로 조제하고 관리한다. 종양전문약사로서 전문성을 인정받고 경험이 쌓여 의료진들과의 신뢰 관계가 형성되면 항암치료 프로토콜을 만들거나 의료진들에게 약물 정보를 제공하는 일을 담당하기도 한다. 또한 각종 컨퍼런스에 참여하거나 의료진 교육을 담당하고 함께 연구를 진행한다.

항암제에 대한 올바른 이해[4][5][6]

부동의 국내 사망 원인 1위가 바로 암이다. 암 치료에 쓰이는 약을 보통 항암제라고 하며, 항암제 치료는 항암화학요법이라고도 불린다. 항암제는 세포독성항암제, 호르몬치료제, 표적치료제, 면역항암제로 나눌 수 있다. 세포독성항암제는 주로 비정상적으로 빠르게 분열하는 암세포의 세포분열을 방해해 암세포 자체를 공격하는 약물이다. 호르몬치료제는 호르몬 생성이나 작용을 조절해 암세포의 비정상적인 분열을 방해함으로써 항암치료 효과를 나타낸다. 표적치료제는 암 발생 과정에서 특정 표적인자만을 선택적으로 억제해 암의 성장과 발암에 관여하는 특별한 분자 활동을 방해함으로써 암이 성장하고 퍼지는 것을 막는 약물이다. 면역항암제는 면역체계를 자극해 면역세포가 선택적으로 암세포만을 공격하도록 유도하는 약물이다.

암의 종류나 진행 정도, 환자의 상태에 따라 항암제의 종류를 선택하고, 효과를 높이기 위해 두 가지 이상의 약제를 동시에 사용하는 복합 항암화학요법(combination chemotherapy)을 사용하기도 한다. 최근 개발된 신약이나 고가의 항암제가 무조건 좋은 것은 아니다. 개발 연도나 약값보다는 지금까지의 임상연구 결과를 바탕으로 만들어진 지침을 근거로, 효과와 부작용 등을 고려해 환자에게 가장 적합한 항암제 조합을 선택하는 것이 제일 권장되는 방법이다.

암의 치료 방법은 크게 수술, 방사선치료, 항암제 치료가 있다. 수술과 방사선치료는 국소적인 치료이고, 항암제 치료는 전신적인 치료다. 암의 종류, 진행 정도(병기), 환자의 전반적인 건강 상태 등을 고려해 세 가지 방법 중 한 가지 혹은 두 가지 이상의 방법을 결정한다. 그리고 항암화학요법도 수술이나 방사선치료에 따라서 다양한 방법으로 시행되고 있다.

위암, 폐암, 유방암, 대장암, 전립선암 등 덩어리로 이루어진 고형암은 수술이 가능하다면 일차적으로 수술을 하는 것이 원칙이고, 방사선치료와 항암제 치료는 수술의 보조 요법 또는 수술을 할 수 없는 경우에 사용한다. 그러나 혈액세포(백혈구, 적혈구, 혈소판 등)에서 생성되는 백혈병, 악성림프종, 다발성 골수종 등의 혈액암은 항암제 치료가 일차적인 치료 방법이다.[5] 또한 암 치료는 치료 목표에 따라 암으로 인한 구조적, 기능적 손상을 회복시켜 환자를 치유하는 근치적 치료(curative treatment), 치유가 불가능한 경우 암의 진행을 막고 증상을 완화시켜 수명 연장과 삶의 질을 향상시키는 고식적 치료(palliative treatment), 직접적으로 암에 대한 효과는 없지만 증상을 완화시키는 증상 완화(symptom relief)로 나뉜다.

항암화학요법의 종류[5]

항암화학요법	목적
보조 항암화학요법 (adjuvant chemotherapy)	• 수술이나 방사선치료 후, 눈에 보이지는 않지만 몸 안에 남아 있는 미세한 암세포의 성장을 방지(재발 방지)해 치유율을 높이기 위한 방법 • 예 : 유방암, 대장암 등
선행 항암화학요법 (neoadjuvant chemotherapy)	• 수술이나 방사선치료를 시작하기 전에 시행하는 방법 1) 종양의 크기가 너무 큰 경우, 종양의 크기를 줄여 수술을 쉽게 할 수 있도록 하기 위한 목적 2) 방사선치료의 범위를 줄여 부작용을 줄이고 효과적으로 방사선이 전달되게 하기 위한 목적 • 예 : 후두암, 항문암, 방광암, 유방암, 골육종 등
동시 항암화학방사선요법 (concomitant chemoradiotherapy, CCRT)	• 방사선치료와 항암화학요법을 동시에 시행하는 것 • 항암화학요법 고유의 전신적 치료 효과와 국소 종양에 대한 방사선치료의 효과를 증강시키기 위한 목적 • 예 : 식도암, 폐암, 항문암 등
완화적 항암화학요법 (palliative chemotherapy)	• 전이 또는 재발된 환자에게 완치보다는 질병의 완화, 통증 조절 등을 목적으로 시행하는 치료

항암제 부작용, 항암제의 작용기전에 따라 다르다

드라마나 영화에는 극적인 전개를 연출하기 위해 암에 걸린 인물이 자주 등장한다. 드라마 속에서 자주 볼 수 있는 장면들은 항암치료를 받는 주인공이 머리를 빗다가 한 움큼씩 머리카락이 빠지고, 화장실 변기를 부여잡고 구토하는 모습들이다. 항암치료를 한다고 하면 가장 먼저 떠오르는 부작용이고, 이런 장면들을 보고 두려움을 느끼는 환자도 실제로 많을 것이다.

흔하게 알려진 항암제 부작용으로는 탈모나 메스꺼움, 구토 같은 증상이 있다. 그러나 항암제에 의한 부작용은 그보다 훨씬 더 다양하다. 항암제는 크게 1세대 세포독성항암제, 2세대 표적항암제, 3세대 면역항암제 계열로 나눌 수 있다. 지금부터 항암제를 계열별로 나누어 부작용을 살펴보도록 하자.

암세포의 특징은 정상 세포에 비해 빠르게 증식한다는 점이다. 세포독성항암제는 빠르게 증식하는 세포에 작용하기 때문에 암세포 말고도 정상 세포 가운데 빠르게 자라는 세포에도 영향을 미쳐 부작용을 유발한다. 그래서 주로 혈액검사에서 확인되는 혈구 수치가 떨어지게 된다. 이는 백혈구, 적혈구, 혈소판 등의 수치를 말한다. 이 수치가 감소하면 우리 몸에서는 면역력 저하, 빈혈, 출혈과 같은 증상이 나타날 수 있다. 그리고 앞서 언급한 탈모나 메스꺼움, 구토, 구내염도 세포독성항암제로 인해 유발되는 경우가 많다.

표적항암제는 암세포가 가지고 있는 특정 유전자의 변이나 단백질 발현을 표적으로 삼고 선택적으로 공격해 암의 성장을 억제하는 약물이다. 정상 세포의 손상이 비교적 적고, 혈구 수치 감소, 탈모 등의 부작용이 적은 편이지만, 표적항암제의 종류에 따라 피부 발진이나 여드름성 피부염, 손발 피부가 벗겨지는 증상, 설사 등의 부작용이 혼하게 나타난다.

마지막으로 면역항암제는 대체로 1, 2세대 항암제에 비해 부작용은 상대적으로 덜하지만, 면역 기능이 활성화되어 자가면역질환과 유사한 부작용을 일으킬 수 있다. 면역항암제는 암세포와 면역세포 사이의 신호 경로에 작용해 암세포가 우리 몸의 면역 체계를 회피하지 못하도록 하거나, 면역세포가 암세포를 더 잘 인식해서 공격하도록 하는 약이다. 그렇기에 효과가 나타나기까지 오랜 시간이 걸리고, 특정 단백질이 충분히 발현되지 않으면 효과가 낮을 수 있다. 또한 인체의 면역 체계가 활발해지면서 오히려 면역세포가 정상 세포를 공격해 부작용이 나타날 수 있다. 그래서 면역 매개 피부염, 간염, 폐렴, 대장염, 내분비병증 등 신체의 모든 기관에서 부작용이 나타날 수 있다.

항암제 부작용에 슬기롭게 대처하는 방법

항암제 부작용은 계열별로 다르지만, 같은 계열이라도 약물별로도 다르게 나타날 수 있다. 쉬운 예로 탈모의 경우 A라는 항암제는 눈썹까지 모두 빠지는 완전 탈모가 나타날 수도 있지만, B라는 항암제는 머리카락이 듬성듬성 빠지는 정도로만 나타나기도 한다. 그리고 동일한 항암제 A를 투여받았다 하더라도 부작용의 정도는 환자의 상태에 따라 각각 다르게 나타난다. 따라서 이런 항암제 각각의 특징과 차이점, 그리고 복약 상담을 통해 환자 상태를 정확하게 파악해 환자가 항암제를 잘 투여받으면서 평소 생활에서 부작용을 적절하게 예방하고 관리할 수 있도록 최선의 대처 방법을 추천하고 설명하는 것이 종양전문약사의 역할이다.

예를 들어 주사항암제 중 고용량의 시스플라틴(cisplatin)처럼 구토를 유발할 가능성이 높아서 구토 유발 고위험군으로 분류된 항암제는 항암화학요법 첫째 날 투여 1시간 전에 아프레피탄트(aprepitant)라는 항구토제를 코르티코스테로이드, 5-HT$_3$ 길항제(ondansetron 등)와 함께 3일 동안 투여하는 방법으로 구역과 구토를 예방할 수 있다.[7]

또한 카페시타빈(capecitabine)은 심한 설사와 수족증후군이 발생하기 쉬운 항암제다. 그래서 지사제를 미리 처방받아 복용하고, 지사제를 2일 이상 복용해도 설사가 심해지면서 호전되지 않는다면 병원에 꼭 방문하도록 안내하고 있다.

수족증후군은 손과 발바닥이 붉어지거나 가려울 수 있고 자주 붓게 되며 감각이 무뎌지고 저린 느낌이 나는데, 심해지면 피부가 벗겨지거나 물집까지 잡혀 통증이 심해질 수 있다. 이러한 증상들은 건조하거나 압력이 가해지거나 열에 의해 피부가 자극을 받으면 심해진다. 이를 예방하기 위해서는 뜨거운 물로 손 씻는 것을 피하고, 하루 6-8번 정도 알콜이 없는 보습 크림을 자주 발라 손발이 건조해지지 않도록 해야 한다. 크림 사용 후에는 면장갑이나 수면양말을 신어서 보습 효과를 유지해주는 것이 좋다. 또한 꽉 끼는 신발은 피하고 손발톱도 너무 짧지 않게 자르는 것이 좋고, 손바닥에 힘을 가하는 기구 사용을 피해야 한다.[4][6]

항암제 부작용의 발생 시기

부작용은 발생 시기에 따라 급성과 장기간 부작용으로 나뉜다. 급성 부작용은 항암화학요법 치료 이후 즉시 또는 단기간에 발생하는 부작용으로 과민 반응, 메스꺼움 및 구토 등이 포함된다. 장기간 부작용은 항암화학요법 치료 이후 수개월이나 수년 후에 발생하는 것으로 이차성 종양, 불임 등이 해당된다. 고형암에 사용하는 항암제에서 흔한 부작용이 나타나는 시기는 다음과 같다.

백혈구 감소	항암제 투여 후 1-2주에 나타나지만, 3-4주에는 대부분 정상으로 회복된다.
메스꺼움 및 구토	항암제 투여 후 1시간에서 길게는 8시간 후에 증상이 나타나기 시작하며, 항암제 투여 후 3-4일 정도 지속되나 심한 경우는 1주까지도 메스꺼움과 구토가 있을 수 있다.
점막염	항암제 투여 후 5-7일에 증상이 나타나지만, 보통 약 1-3주가 경과하면 회복된다.
탈모	항암화학요법 후 1-2주부터 빠지기 시작해 2개월째에 가장 심해진다.

마약성 진통제는 나쁘다?

암성 통증은 암 환자의 삶의 질을 좌우하는 가장 중요한 증상 중하나다. 암 환자의 50% 이상이 암성 통증을 경험한다고 보고되며, 암성 통증을 잘 조절하지 않으면 삶의 질이 저하될 뿐 아니라 암 치료 순응도를 낮춰 좋지 않은 예후로 이어질 수 있다. 따라서 약한 암성 통증이 나타날 때부터 강한 마약성 진통제를 공격적으로 적용하는 방법이 권장되고 있다.[8]

하지만 아직도 많은 암 환자들이 버틸 수 있을 때까지 버티다가 마약성 진통제를 사용하려고 한다. 마약성 진통제 사용을 꺼리는 이유는 '중독'이 우려되기 때문이고, 내성이 생겨 나중에 쓸 약이 없을까 미리 걱정하기 때문이다. 그러나 암성 통증 때문에 마약성 진통제 복용 시 중독되는 것은 드문 일이다. 암성 통증 조절을 하기 위해 투여하는 용량은 개인마다 차이가 있고, 통증 조절을 위해 용량을 증가시키는 것이지 마약에 중독된 것이 아니다. 의사의 지시에 따라 정확한 복용법을 지킨다면 내성이나 중독은 거의 일어나지 않으므로 걱정하지 않아도 된다.

마약성 진통제를 장기간 사용하면 몸이 진통제에 익숙해져 약효가 줄어드는 내성(tolerance)과 신체적 의존성(physical dependence)이 올 수도 있으나, 내성과 신체적 의존성을 정신적 의존인 마약중독(addiction)과는 혼동하지 말아야 한다. 중독은 갈망, 강박적인 사용이 특징으로 해로움에도 불구하고 지속적으로 약제를 사용하는 행위이고, 반대로 신체적 의존성은 마약의 갑작스러운 감량 및 중단 또는 약물 작용을 저해하는 길항제 투여 후 금단증후군이 나타나는 것이다.[8] 신체적 의존성을 예방하기 위해서는 점진적으로 감량하는 방법을 사용한다. 또한 내성이 생기면 용량을 늘리거나 혹은 다른 종류의 마약으로 바꾸거나 추가할 수 있으니 걱정하지 않아도 된다.

암성 통증은 크게 지속적인 통증과 돌발 통증(breakthrough pain)으로 나뉜다. 돌발 통증은 통증이 조절되는 상태에서 갑자기 악화되는 통증을 말한다. 국내 연구에 의하면 암 환자의 45%에서 하루 세 번 이상의 돌발성 통증이 발생한다. 그래서 암성 통증을 조절하기 위해 지속성과 속효성 두 가지 제형의 약을 동시에 처방하고 있다.

먼저 지속성 제형을 정해진 시간에 규칙적으로 복용해 통증이 발생하는 것을 억제하고, 발생하더라도 그 정도를 낮춰 지속적으로 통증을 조절한다. 그리고 속효성 제형을 미리 처방받아 두었다가 갑자기 통증이 생기거나 통증의 정도가 심해지면 즉시 복용하도록 하고 있다. 속효성 제형은 약효 발현이 비교적 빠르게 나타나므로 갑자기 통증이 생기면 참지 말고 복용하는 것이 좋다.

일반적인 진통제는 아플 때만 복용하지만, 암성 통증을 조절하기 위해 복용하는 지속성 진통제는 복용 시간에 맞춰 규칙적으로 사용하는 것이 중요하다. 통증은 심할 때보다 약할 때 조절하기가 더 쉽기 때문에 꾸준하게 복용해야 한다. 그리고 통증이 없다고 해서 지속성 진통제 복용을 중단해서는 안 되며, 약을 중단하는 경우에는 반드시 의료진과 상의해야 한다. 만약 속효성 진통제를 복용하는 횟수가 계속 증가한다면 담당 의사와 상담해 지속성 진통제의 용량을 늘리는 것이 바람직하다.

마약성 진통제의 부작용

마약성 진통제를 처음 복용하면 일시적으로 메스껍거나 구토나 졸음이 나타날 수 있지만, 차츰 시간이 지나면서 줄어든다. 마약성 진통제의 흔한 부작용에는 변비가 있다. 모르핀(morphine)이 장관의 움직임을 억제하고 항문 괄약근의 긴장을 증가시켜 변비를 초래하기 때문이다. 그래서 마약성 진통제를 복용하면 예방적으로 완하제(변비약)를 사용한다. 또한 물, 주스, 채소, 과일 등을 충분히 섭취하면 변비에 도움을 줄 수 있다.

마약성 진통제는 진통제 중에서도 아주 강한 진통제에 해당되기 때문에 암 환자처럼 심한 통증이 없는 일반인에게 투여하면 구토, 복통, 어지러움 등의 부작용이 나타나고, 심지어 호흡곤란 증상도 나타날 수 있다. 따라서 가족이 아프다고 함부로 같이 복용해서는 절대 안 된다.

통증 조절이 잘 안된다면

통증을 잘 참는다고 '좋은 환자'는 아니다. 통증 정도가 증가하거나 마약성 진통제의 용량이 충분하지 않으면 통증 조절이 잘 안될 수 있다. 따라서 통증이 있을 때 환자는 적극적으로 표현하는 것이 필요하고, 이를 확인한 의료진은 상담을 통해서 통증 정도를 재평가하고 필요한 경우 점진적으로 약의 용량을 증가시킬 수 있다.

지금까지 암 환자를 위한 전반적인 항암제 사용에 대해 알아보았다. 암 환자에게 꼭 필요한 항암제의 기본 사항뿐 아니라, 암 환자들을 위해 보이지 않는 곳에서 노력하는 병원약사의 역할에 대해서도 조금 더 알게 되는 계기가 되었기를 기대한다. 마지막으로 세브란스병원에서 종양전문약사로 활동하는 금민정 약사의 글을 소개한다.

"저는 앞으로도 환자들이 안전하고 효과적으로 항암약물치료를 받을 수 있게 계속해서 공부하고 노력할 것입니다. 내가 만일 암을 진단받았다면, 그리고 부작용이 많다는 항암제를 투여받게 되었다면 얼마나 당황스럽고 두려울지 늘 생각해보곤 합니다. 복약상담을 진행할 때면 제가 가진 지식을 환자가 이해하기 쉽게 전달하도록 노력합니다. 이 항암제가 어떤 종류이며 어떻게 작용하는지, 또 부작용은 어떻게 대처하면 좋은지 상세히 설명함으로써 항암제에 대한 막연한 두려움을 감소시키고, 환자가 적극적으로 치료에 동참할 수 있도록 도움드리고 싶습니다."[9]

핵심 요약

1. 암성 통증은 크게 지속적인 통증과 돌발 통증(breakthrough pain)으로 나뉜다.
2. 암성 통증을 조절하기 위해 복용하는 지속성 진통제는 아프지 않다고 임의로 복용을 중단해선 안 되고, 복용 시간에 맞춰 규칙적으로 사용하는 것이 중요하다. 속효성 진통제는 돌발 통증에 복용한다.
3. 장기간 마약성 진통제를 사용할 때는 내성과 신체적 의존성이 생길 수 있으나 정신적 의존인 마약중독과는 다르므로 혼동하지 말아야 한다.
4. 마약성 진통제는 진통제 중에서도 강한 진통제에 해당하기 때문에 가족이 아프다고 함부로 같이 복용해서는 절대 안 된다.

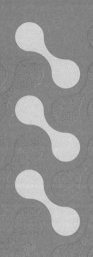

3부

약사에게 물어보고 싶은 바로 이것

집에 두는 상비약, 지혜롭게 구비하자![1]

　　친구들과 떠난 여행에서 한 친구가 길을 걷다 넘어져서 상처를 입고 말았다. 그때 친구들이 일제히 나를 쳐다봤는데, 약사인 나에게 거는 기대가 있어서였을 것이다. 하지만 안타깝게도 여행 가방에 상처 치료를 위한 상비약을 미처 준비하지 못한 탓에 약사인 친구가 곁에 있었음에도 제대로 처치해주지 못했던 일이 있었다.

　　살다 보면 상비약을 구비하지 못해 곤란을 겪은 일이 한두 번쯤 있었을 것이다. 한밤중에 아이가 갑자기 열이 나는데 준비해둔 해열제가 하나도 없다면 난감할 수밖에 없다. 응급 상황이 생길 때를 대비해 가정상비약을 준비하는 일은 필수적이다. 가족 구성원이나 연령대에 따라 상비약의 종류에는 차이가 있겠지만, 대부분의 가정에서 자주 필요하고 손쉽게 구비할 수 있는 일반의약품을 살펴보도록 하자.

- 해열진통제 : 아세트아미노펜, 비스테로이드 항염증제(NSAID)
- 감기약 : 코감기약, 거담제(가래 없애는 약), 진해제(기침약)
- 항히스타민제(알레르기약)
- 위장약 : 소화제, 제산제, 설사약(지사제), 변비약 등
- 상처 치료제 : 습윤 밴드, 상처 연고

해열진통제

의료봉사를 갈 때도 가장 먼저 챙기는 약이 바로 해열진통제다. 많은 사람들이 가장 먼저 떠올릴 수 있는 해열진통제는 코로나19로 더 유명해진 아세트아미노펜일 것이다. 2021년의 한 메타 분석 연구에 의하면 진통과 발열 시에 사용하는 1차 치료제인 아세트아미노펜이 가장 많이 구비하는 가정상비약으로 조사되었다.[2] 그런데 아세트아미노펜은 발열과 두통에 사용하지만, 어떤 해열진통제는 발열과 두통뿐 아니라 관절염 치료나 수술 후에도 사용해서 해열진통제의 작용기전이 궁금할 수 있을 것이다. 이 궁금증을 해결하기 위해 해열진통제에 대해 간략히 살펴보자.

해열진통제는 크게 아세트아미노펜과 비스테로이드성 항염증제(Nonsteroidal Antiinflammatory Drug, 이하 NSAID)로 나눌 수 있다. 프로스타글란딘(prostaglandin)이라는 물질이 시상하부의 체온 조절 중추를 자극하면 체온이 올라가는데, 이 물질은 통증과 염증도 함께 유발한다. 그래서 해열진통제를 투여해 이 물질이 만들어지는 것을 방해하면 해열, 진통, 항염증 작용이 나타난다. 그러나 아세트아미노펜은 대뇌 등 중추신경계에서 프로스타글란딘의 합성을 억제해 해열진통 작용을 하지만, 말초 조직에서는 억제 효과가 약해서 항염증 작용이 거의 없다.

그래서 아세트아미노펜은 보통 '해열진통제'라 부르고, NSAID는 '해열진통소염제'라고 부른다. 가정에서 상비약을 준비할 때는 아세트아미노펜과 NSAID를 함께 구비하는 것을 추천한다.

아세트아미노펜

아세트아미노펜은 아직 완전하게 작용기전이 밝혀지지는 않았지만, 중추신경계에서 프로스타글란딘의 합성을 억제하고 신경전달물질인 세로토닌[3]을 조절해 해열진통 효과를 나타낸다고 알려져 있다. 아세트아미노펜은 부작용이 적어서 아이들과 임부에게도 추천되는 약물이다. 그러나 간독성이 있기 때문에 1일 4g을 초과하지 않도록 해야 한다. 그리고 일반 종합감기약에도 아세트아미노펜이 함유될 수 있으므로 꼭 성분과 함량을 확인해 과량을 복용하지 않도록 한다. 또한 매일 세 잔 이상 정기적으로 술을 마시는 사람은 이 약물의 복용으로 간 손상이 유발될 가능성이 높기에 반드시 의약사와 상의해야 한다.

아세트아미노펜은 다양한 제형으로 시판된다. 먼저 먹는 약의 경우 일반 정제, 서방정, 현탁액, 산제(과립제), 츄어블정이 있고 외용으로 좌제가 있다. 좌제는 먹는 약의 복용이 어려운 경우 항문을 통해 직장 내에 삽입해 '단기간' 사용하고, 복용이 가능해지면 바로 먹는 약제형으로 바꾸는 것을 권장한다.

제형	약품명 사례	함량/단위	용량·용법(1일 최대 4g)
일반정	타이레놀정®*	500mg/정	4-6시간마다 1-2정씩(1일 최대 8정)
서방정	써스펜8시간 이알서방정®	650mg/정	8시간마다 2정씩(1일 최대 6정)

츄어블정	어린이 타이레놀정®*	80mg/정	연령·체중에 따른 1회 용량을 4-6시간마다 투여 • 1회 용량 : 약 10-15mg/kg • 1일 최대 5회(75mg/kg)
현탁액(시럽)	어린이타이레놀 현탁액®*	32mg/ml	연령·체중에 따른 1회 용량을 4-6시간마다 투여 • 1회 용량 : 약 10-15mg/kg = 약 0.3-0.47ml/kg • 1일 최대 5회(75mg/kg = 약 2.3ml/kg)
건조시럽	세토펜 건조시럽®	1g당 주성분 400mg (=0.4g) 함유	연령·체중에 따른 1회 용량을 4-6시간마다 투여 • 1회 용량 : 약 10-15mg/kg = 약 0.025-0.038g/kg • 1일 최대 5회(75mg/kg= 약 0.19g/kg)
산제	파세몰키즈산®** (만 7-12세)	160mg/포	연령·체중에 따른 1회 용량을 4-6시간마다 투여 • 만 7-10세 : 1회 2포(23-37.9kg) • 만 11세 : 1회 3포(38-42.9kg) • 만 12세 : 1회 4포(43kg 이상)
외용제 좌제	써스펜좌약®	160mg/좌제	1일 2-3회 직장 내 깊이 삽입 • 3-12개월 : 1회 1개 • 1-2세 : 1회 1-2개 • 3-6세 : 1회 2개

*안전상비의약품 **물 없이 혀에 직접 복용하는 제형

- 효능·효과 : 해열 및 감기에 의한 통증과 두통, 치통, 근육통, 허리 통증, 생리통, 관절통 등
- 금기 : 매일 세 잔 이상 정기적으로 술을 마시는 사람, 소화성 궤양 환자, 심한 혈액 이상·콩팥장애·간장애·심장기능 저하 환자, 아스피린 천식 환자 등

비스테로이드성 항염증제(NSAID)

1763년 버드나무 껍질 추출물에서 나온 살리실산염이 해열 작용을 한다는 것을 밝혀낸 이후 100년 동안 널리 사용되었다. 그러나 살리실산염은 불쾌한 맛이 나서 이를 개선하기 위해 노력한 결과 1898년 바이엘에서 아세틸 살리실산염인 아스피린(aspirin)을 개발했다. 그 후 1960년대와 1970년대에 아스피린보다 훨씬 더 강력한 NSAID인 인도메타신(indomethacin), 이부프로펜(ibuprofen), 디클로페낙(diclofenac)이 개발되었다. 반면 아세트아미노펜은 1893년부터 해열제로 사용되었다.[4]

앞서 언급한 '프로스타글란딘'이라는 물질은 사이클로옥시게나제(cyclooxygenase, 이하 COX)라는 효소가 아라키돈산(arachidonic acid)을 전환시켜서 합성된다. 이 COX 효소를 NSAID가 억제해 해열진통소염의 효과를 나타낸다. 이 COX 효소는 두 가지 형태가 있는데 COX-1과 COX-2이다. COX-1은 위 세포를 보호하고 혈소판을 응집시켜 혈액이 응고되게 하고 신장 혈류를 유지시키는 등의 역할을 한다. 반면 COX-2는 다양한 조직에서 통증과 염증을 유발하는 역할을 한다.

NSAID는 크게 비선택성과 선택성으로 분류한다. 비선택적 NSAID는 COX-1과 COX-2 둘 다 억제하지만, 선택적 NSAID는 COX-2만 선택적으로 억제하는 약물이다. 비선택적 NSAID에는 우리가 흔히 아는 아스피린, 이부프로펜, 나프록센이 속하고, 선택적 NSAID에는 셀레콕시브(celecoxib)가 있다. 비선택적 NSAID는 COX-1도 억제하기 때문에 위점막의 보호 효과를 저해해 속쓰림, 소화성궤양 같은 위장장애를 일으킨다. 반면 선택적 NSAID는 궤양이나 위장관 출혈을 일으킬 가능성이 적기 때문에 비선택적 NSAID를 복용했을 때 속쓰림 등 위장장애를 겪은 사람들에게 권장된다. 그러나 2004년 선택적 NSAID계 약물 중 로페콕시브(rofecoxib, Vioxx®)와 발데콕시브

(valdecoxib, Bextra®)가 심장마비와 뇌졸중의 위험을 증가시킨다는 사실이 밝혀지면서 시장에서 퇴출된 바 있다. [5)6)]

NSAID는 혈압 상승, 위장장애(소화불량), 간독성, 부종 같은 신장 독성 등 부작용에 주의가 필요하다. 그리고 고혈압, 협심증, 위궤양, 신장질환 등의 다른 질환이 있는 경우에는 이 약물을 먹는 동안 고혈압 약물의 혈압 조절 능력을 감소시킬 수 있고, 심혈관 질환이 있는 환자는 심혈관계 혈전 반응, 심근경색증, 뇌졸중의 위험이 증가할 수도 있다. 또한 신장기능을 악화시킬 수 있고, 소화성궤양이나 출혈, 천공 등의 발생 위험이 높아질 수 있으며, 장기간 복용 시 심혈관계 부작용이나 천식이 더 심해질 수 있는 위험성이 존재한다. [7)]

NSAID의 반감기는 다양하지만 일반적으로 단기형(ibuprofen, diclofenac, ketoprofen, indomethacin)과 장기형(naproxen, celecoxib, meloxicam, nabumetone, piroxicam)으로 나눌 수 있고, 단기형은 하루 3-4회, 장기형은 하루 1-2회 복용한다. [7)]

[이부프로펜ibuprofen]

- 감기나 경증 및 중등도 동통 : 1회 200-400mg씩을 3-4회 복용
- 효능·효과 : 감기로 인한 발열 및 동통, 요통, 월경곤란증, 수술 후 동통, 두통, 치통, 근육통, 신경통 등
- 금기 : 매일 세 잔 이상 정기적으로 술을 마시는 사람, 위장관 궤양 환자, 위장관 출혈 환자, 심한 혈액 이상·간장애·신장애·심장기능부전·고혈압 환자, 기관지천식 환자 등

체온계

코로나19가 한창 유행하던 시절에는 체온계도 품귀 현상이 나타

났다. 몸이 좋지 않을 때는 체온을 점검하는 것이 중요하므로 발열이 있는지 판단하기 위해 가정 내 체온계를 구비하는 것이 좋다. 특히 유소아가 있는 경우에는 더욱 필요하다.

생리통

직업이 약사라고 하면 약에 대한 질문을 많이 받는다. 한번은 헤어숍 디자이너가 자신은 생리가 시작되기 며칠 전부터 진통제를 미리 복용하는데 그러면 생리통을 하나도 못 느낀다고 하면서 이게 정말 맞는지 물어본 적이 있다. 또 항상 속쓰림 때문에 고통스러워하는 지인은 머리 아플 때나 생리통이 있을 때 아스피린 고용량 500mg을 진통제로 먹고 있고, 그 약이 통증을 가장 잘 가라앉힌다고 했다.

생리통 때문에 진통제를 복용할 때는 비스테로이드성 항염증제(NSAID)가 추천된다. 보통 생리 시작과 함께 먹기 시작해 생리통이 있는 동안 복용하는 것을 권장한다. 그러나 생리통이 심한 경우는 생리 시작 하루나 이틀 전에 미리 복용하는 것이 효과적이다.[7] 고용량의 아스피린을 복용하면 소화성궤양과 위점막 손상 같은 위장장애가 2-4배 증가하는 것으로 알려져 있다. 아스피린은 위장관 점막 보호 효과가 있는 프로스타글란딘을 고갈시키고 위점막세포에 축적되어 투과성을 변화시켜 궤양의 위험성을 증가시키기 때문이다. 그래서 평상시에 위장장애가 있는 지인에게는 아스피린 이외 다른 진통제를 복용하도록 추천했다.

감기약

감기는 병원에 가면 7일, 안 가면 일주일 만에 낫는다는 우스갯소리가 있다. 감기에 걸렸을 때 주로 해열진통제가 사용되지만, 때로는 진해제(기침약)나 거담제(가래 없애는 약)가 필요한 경우도 있다. 그런데 종합감기약에는 코감기약, 기침약과 거담제가 함께 든 경우도 있으므로 코, 목 등 증상 부위에 맞춰 감기약을 준비하는 것을 추천한다. 만일 단순한 기침 증상만 있는데 항히스타민제나 비충혈제거제가 함께 든 복합제를 복용한다면 점액이 더 진해져서 객담 배출을 어렵게 만들고 기침을 더 악화시킬 수도 있기 때문이다. 또한 해열진통제가 포함되어 있는지 확인해 불필요한 중복 복용을 피해야 한다.

코감기약

코감기는 코막힘과 콧물 두 종류가 있다. 코막힘에는 코점막의 혈관을 수축시켜서 부어오른 코점막을 가라앉혀 주는 비충혈제거제를 사용하고, 콧물에는 항히스타민제를 사용한다. 비충혈제거제 중 페닐에프린(phenylephrine) 성분은 코막힘(비충혈)에 많이 사용된다. 그런데 이 약은 2023년 9월 미국 FDA 자문위원회에서 경구로 권장량을 복용할 때 코막힘에 효과가 없다는 결론을 내렸다.[8] 따라서 국내 식약처에서 명확한 판단을 내리기 전까지 페닐에프린이 아닌 경구용 슈도에페드린(psudoephedrine)을 복용하거나 자일로메타졸린(xylometazoline)과 옥시메타졸린(oxymetazoline) 등의 외용제(비강분무제)를 3일 정도 단기간 사용하는 것을 추천한다. 코감기는 대개 콧물, 코막힘, 재채기가 동시에 동반되는 경우가 많아서 비충혈제거제와 항히스타민제가 복합된 약물도 있다. 코감기에는 코 안의 적절한 습도를 유지하는 것이 도움을 줄 수 있어 다양한 비강습윤 스프레이 제형도 이용할 수 있다.

거담제(가래 없애는 약)

병적인 상태에서 기관지 점막에서 점액이 과다하게 분비될 때 가래가 생긴다. 가래를 제거하기 위해서 가래 배출을 증가시키는 분비 촉진제인 구아이페네신(guaifenesin)이나 점액의 분비를 조절하거나 점액의 점도를 묽게 해주는 카르보시스테인(L-carbocysteine) 등을 사용할 수 있다. 그러나 카르보시스테인은 2세 미만에서 호흡기 장애를 유발시킬 가능성이 있어서 금기다. 가래를 뱉어내려면 수분을 많이 섭취하는 것이 도움이 될 수 있다.

기침약(진해제)

뇌의 연수 부위의 기침 중추를 억제하는 벤프로페린(benproperine), 덱스트로메토르판(dextromethorphan) 등의 비마약성 진해제, 교감신경을 흥분시켜 진해 작용을 하는 메틸에페드린(methylephedrine) 등의 교감신경흥분제, 기도의 평활근을 확장시켜주는 디프로필린(diprophylline) 등의 메틸산틴(methylxanthine) 유도체가 있다. 가래가 있을 경우에도 점액을 배출하기 위해 기침이 발생하므로 진해제와 거담제가 혼합된 약물도 시판되고 있다.

항히스타민제(알레르기약)

요즘은 계절성 꽃가루나 동물 털 등에 알레르기 증상을 가진 사람들을 흔하게 볼 수 있다. 이러한 알레르기비염이나 두드러기, 가려움증성 피부 질환, 코감기에 의한 재채기·콧물·기침, 천식 등에 사용하는 약물이 항히스타민제다. 클로르페니라민(chlorpheniramine) 등의 1세대 항히스타민제는 혈액뇌장벽(Blood-brain barrier)을 통과해 졸음 등의 부작용이 있으므로 자동차 운전 등 위험한 기계 조작을 하지 않도록 주의해야 한다. 그리고 항콜린성 부작용(인지 기능 저하, 섬망 악화, 구갈, 배뇨곤란, 변비 등)이 나타날 수 있으므로 노인 주의 의약품으로 지정되어 노인에게 사용을 추천하지 않는다.

그래서 알레르기 질환에는 주로 2세대 항히스타민제가 사용된다. 2세대에는 세티리진(cetirizine), 펙소페나딘(fexofenadine) 등이 있으나, 세티리진(cetirizine)은 6세 미만, 펙소페나딘은 12세 미만과 임부에게는 금기이고, 신장애가 있는 경우 용량을 조절해야 한다. 또한 세티리진(cetirizine)은 1세대보다 졸음 부작용이 덜하긴 하지만 그래도 1일 1회 취침 전에 복용하는 것을 추천한다. 그러나 120mg 이상의 펙소페나딘은 1일 1회 식사 전 복용이 가능하다. 멀미약에도 1세대 항히스타민제가 들어 있는데, 멀미 증상이 나타난 후에는 효과가 없으므로 여행 전에 미리 복용하도록 한다.

위장약

소화기계에 작용하는 위장약은 소화불량이나 속쓰림을 완화하는 약, 설사를 멈추게 하는 약, 변비를 완화하는 약 등이 있다.

소화제

과식이나 체한 증상 등으로 소화불량이나 복부팽만감이 있을 때 사용하는 소화제도 구비해두는 것이 좋다. 소화제는 단일 성분보다는 여러 가지 소화효소제가 복합적으로 구성되어 시판되고 있다. 소화제는 7세 이하 어린이에게는 금기이며, 임부는 의약사와 상의한 후 복용해야 한다. 만일 2주 정도 투여했는데도 증상이 나아지지 않는다면 의사의 진료를 받는 것을 권장한다.

제산제

소화불량과는 다르게 위산이 역류하거나 속쓰림 증상이 나타나기도 한다. 제산제는 과도한 위산을 중화시켜 이러한 불편한 증상을 빠르게 완화시키지만, 변비 부작용이 나타날 수 있다. 짜서 복용하도록 알루미늄이 들어간 포 제형의 현탁액은 식후 30분-1시간에 복용하는 것을 권고한다.

설사약(지사제)

갑자기 하루 세 번 이상 무른 변 등의 설사가 나타날 때를 대비한 상비약도 필요하다. 설사제에는 장관의 과도한 운동을 억제해 설사 증상을 완화시키는 로페라미드(loperamide), 장내 유해물질이나 독소 등을 흡착시켜 배설하게 하는 흡착제인 디옥타헤드랄 스멕타이트(dioctahedral smectite)가 대표적이다. 두 가지 성분 모두 2세 미만과 임부에게는 금기다. 로페라미드는 하루 최대 16mg(8알)만 복용해야 한다. 스멕타이트는 흡착성이 있어 타 약물과 병용 투여 시 흡수율이나 흡수 시간에 영향을 미칠 수 있으므로 일정 시간 간격을 두고 투여하는 것을 권장한다. 살균 작용을 가진 베르베린과 아크리놀, 흡착제 비스무트, 항콜린제 스코폴리아가 함께 복합된 지사제도 시판되고 있어 여행자설사(주로 아열대 지방을 여행하는 사람에게 발생하는 설사병)에 도움을 줄 수 있다. 그리고 설사가 있을 때는 충분한 수분 공급을 해서 탈수를 예방하는 것이 중요하다.

변비약

잘 먹고 잘 배설하는 것은 건강과 삶의 질에 중요한 요소다. 배변이 잘 안되면 그 고통은 이루 말할 수 없다. 변비의 완화를 위해서는 약물 요법 이전에 섬유질이 풍부한 식사, 충분한 수분 섭취, 규칙적인 운동 등 생활 습관 개선이 필요하다. 일반의약품으로 시판되는 변비약에는 삼투압 작용으로 물을 끌어당기는 삼투성 완하제인 락툴로오즈(lactulose), 장세포를 직접 자극하는 자극성 완하제인 비사코딜(bisacodyl)과 센나(senna), 대변 연화작용으로 딱딱한 변을 부드럽게 해주는 연화성 완하제인 도큐세이트(docusate), 염류성 완하제인 수산화마그네슘(Magnesium hydroxide)과 산화마그네슘(Magnesium oxide) 등이 있다.

일반의약품으로는 단독 성분도 있지만 작용기전이 다른 여러 성분이 복합된 약품도 시판된다. 보통 자기 전에 복용하면 아침에 배변이 가능하고, 약에 따라 아침에 한 번 더 복용하는 변비약도 있다. 락툴로오즈(lactulose)는 충분한 물 섭취가 필요하고 영유아부터 사용이 가능하다. 도큐세이트와 비사코딜은 임부 금기이고, 비사코딜과 센나는 최대 투여 기간인 일주일을 넘기면 안 된다.[9] 그러나 다른 변비약도 일주일 이상 계속 사용해도 변화가 없다면 의약사와 상의해야한다. 마그네슘이 함유된 염류성 완하제는 신장애 환자에게 고마그네슘혈증의 대사 이상이 나타날 수 있으므로 금기이며, 테트라사이클린계 항생물질의 흡수를 저해할 수 있으므로 병용하지 않아야 한다. 또한 다량의 우유나 칼슘제제와 함께 복용하면 우유 알칼리 증후군으로 고칼슘혈증 등이 나타날 수 있으므로 주의가 필요하다.

상처 치료제(습윤 밴드, 상처 연고)

일상에서 요리나 다림질을 하다가, 혹은 넘어지거나 긁혔을 때처럼 가벼운 상처를 치료할 수 있는 상비약이 필요하다. 피가 난다면 지그시 눌러서 지혈을 하고, 상처 부위에 더러운 이물질이 있을 경우에는 흐르는 물이나 식염수로 깨끗이 세척하는 것이 좋다. 그리고 딱지가 생기기 전에 습윤 밴드를 붙이면 진물을 흡수하고 습윤 상태를 유지시켜 상처 회복을 도와준다.

습윤 밴드는 상처 부위보다 1-2cm 더 크게 잘라서 붙이고, 부착 후에는 밀착력을 높이기 위해 손으로 꾹 눌러주는 것이 좋다. 진물을 흡수해 부풀어 오르도록 떼어내지 말고, 제품에서 권장하는 부착 일 수 주기로 교체한다. 중간에 진물이 밴드 밖으로 흐르거나 접착력이 떨어진 경우에는 교체한다. 만일 감염 예방이 필요하다면 소독약으로 소독한 후 상처 연고를 바르고 밴드를 붙인다. 흔히 알고 있는 상처 연고인 후시딘연고®는 후시딘산의 항생제이고, 복합마데카솔연고는 약한 스테로이드, 항생제, 상처 치료 성분이 복합된 연고다.

그 외에도 벌레 물린 곳에 바르는 물파스나 연고, 핫파스, 쿨파스, 압박 붕대 등도 가족 구성원이나 상황에 따라 구비할 수 있다. 해외 여행을 갈 경우에도 상비약의 종류는 유사하게 구비하되, 여행자설 사가 많이 발생하는 체질이라면 설사약을 여유 있게 챙기는 것이 좋다. 그리고 가능한 한 부피나 무게가 덜 나가는 정제나 캡슐 위주로 준비하는 것을 추천한다. 또한 여름 휴가철에는 모기기피제와 멀미약을 필수로 준비한다.

지금까지 가정상비약에 대해 알아보았다. 그러나 각 약물마다 효능과 용법이 다양하고 제형도 제각각이므로 반드시 의약품 설명서를 숙지하고 올바른 방법으로 투여해야겠다. 또 소아의 경우 허가된 연령을 살펴보고 복용 여부를 판단해야 하며, 연령과 체중에 따라 적절한 용량도 확인해야 한다. 그리고 가정상비약은 응급한 경우를 위한 목적으로 준비하는 것이므로 증상이 반복되거나 호전이 없는 경우에는 의료기관을 방문해야 한다. 마지막으로 의약품의 유효기간을 점검하지 않는다면 백 가지 명약이라도 쓸모가 없다는 사실을 명심하자.

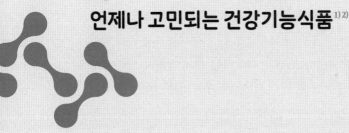

2장
언제나 고민되는 건강기능식품[1][2]

사례

심부정맥혈전증(Deep vein thrombosis)을 진단받은 71세 환자 C는 항응고제인 와파린을 처방받았다. 혈관이 막히는 것을 방지하기 위해 처방받은 약이었다. 하지만 환자는 와파린이 예전엔 독약으로 취급받았고, 또 와파린을 먹으면 시금치나 된장 같은 음식을 자유롭게 못 먹고 혈액 검사를 받기 위해 자주 병원을 내원하는 것이 불편하다는 이유로 임의로 복용을 끊고 말았다. 그 대신 오메가3, 은행엽 제제, 종합비타민 등 혈행 개선에 도움이 되는 각종 건강기능식품을 먹었다고 했다. 결국 C는 혈전이 발생해 응급실에 실려왔고 수술을 받아야 했다. 수술 후 환자 C는 와파린의 필요성에 대해 재교육을 받고 약 복용을 다시 시작했다.

건강기능식품은 의약품이 아니다

패키지여행을 갈 때면 여행 가이드가 꼭 포함시키는 일정으로 현지 상점 방문이 있다. 한번은 필리핀으로 단체 여행을 떠났는데 역시나 가이드의 안내로 건강보조제를 판매하는 현지 상점을 방문하게 되었다. "알부민이 몸에 좋은 거 아시죠? 이 약은 먹는 알부민입니다. 한국은 주사제로 된 알부민만 있어요. 먹는 알부민은 간편하게 복용이 가능하고 정말 몸에 좋습니다." 하지만 아쉽게도 여행 가이드가 설명하는 약은 존재하지 않는다. 먹는 알부민 제조 기술이 개발되었다면 혈장분획제제[3) 품귀 현상으로 병원마다 동동거리는 일은 결코 생기지 않았을 것이다.

요즘은 TV 홈쇼핑에서도 유튜브에서도 몸에 좋다는 각종 건강보조제를 권하는 모습을 흔하게 접할 수 있다. 예전에는 알로에, 뱀탕, 누에고치같이 동식물을 직접 처리해 만든 보조식품이 대부분이었다면, 요즘은 간편한 건강기능식품이 대세를 이룬다. 하지만 한 가지 분명한 사실은 광고하는 만큼 좋은 효능을 가졌다면 식약처에서 허가받은 '의약품'으로 시판되었을 텐데 그렇지 않다는 점이다. 한 번쯤은 내가 먹는 건강기능식품이 근거를 가진 것인지, 식약처에서 기능성을 인정받은 식품인지 꼼꼼히 따져봐야 한다. 또 "누군가 그랬다더라"라거나 "먹어보면 굉장히 좋다더라" 등의 말은 일단 멈춰 서서 의심해볼 필요가 있다. 건강기능식품은 질병을 예방하거나 치료하는 '의약품'이 아니라, 일부 기능에 도움을 줄 수도 있는 '식품'이라는 사실을 기억해야 한다.

국민소득이 높아지면서 웰빙과 건강관리에 대한 관심이 높아지고, 코로나19 팬데믹으로 면역력에 대한 관심도 급증했다. 이에 따라 건강기능식품 시장도 급속히 성장하는 추세다. 질병관리청 주관으로 매년 실시하는 국민건강영양조사에 따르면 최근 1년간 2주 이상 식이보충제를 복용한 비율이 남자는 2017년 44.9%에서 2021년 62.4%로, 여자는 51.2%에서 71.4%로 증가했다.[4]

건강기능식품은 식품이다

일단 믿고 구매할 수 있으려면 건강기능식품에 대해 알아보는 것이 첫걸음이다. 도대체 건강기능식품이란 무엇일까? 〈건강기능식품에 관한 법률〉 제3조[5]에서는 건강기능식품에 대해 '인체에 유용한 기능성을 가진 원료나 성분을 사용해 제조(가공 포함)한 식품'으로 규정한다. 예를 들어 EPA나 DHA를 함유한 오일, 프로바이오틱스, 홍삼, 글루코사민 등이 있다. 그리고 '건강식품'은 크릴오일, 대마씨유, 양배추즙, 새싹보리처럼 일반적으로 건강에 좋다고 인식된 식품을 통칭하며, 식약처에서 '기능성'을 인정받지 않은 일반식품 가운데 하나다.[2] 하지만 소비자들은 건강기능식품을 건강보조식품, 식품보충제(식이보충제), 영양제, 슈퍼푸드 등 다양한 용어로 혼동해 인식하는 것으로 파악되었다.[6]

의약품, 건강기능식품, 건강식품의 차이점

구분	의약품	식품	
		건강기능식품	건강식품(=일반식품)
관련법	약사법	건강기능식품법	식품위생법, 축산물위생관리법
주요 제품	일반의약품 전문의약품	EPA 및 DHA 함유 오일, 프로바이오틱스, 홍삼, 글루코사민 등	크릴오일, 대마씨유, 양배추즙, 새싹보리 등

몸에 좋은 식품이라고 해서 모두 건강기능식품으로 판매할 수 있는 것은 아니며 '기능성'을 가진 원료나 성분을 사용해야 한다. 기능성 원료는 식약처 〈건강기능식품 공전〉에 등록된 '고시형 원료'와 공전에는 등록되지 않았으나 신청자가 개별적으로 심사받아 인정받은 '개별인정형 원료'로 크게 나눌 수 있다. 그리고 건강기능식품은 의약품처럼 '효능·효과'라는 용어를 사용할 수 없고, '기능성'이라는 용어를 사용하며, 기능 정보도 '—에 도움을 줄 수 있음'으로 기재한다.

기능성에는 질병 발생 위험 감소 기능, 생리 활성 기능, 영양소 기능 등 세 가지 기능이 있다. 질병 발생 위험 감소 기능은 질병의 발생 또는 건강 상태의 위험을 감소시키는 기능을 말한다. 예를 들어 칼슘(일일섭취량 : 210-800mg)과 비타민D(일일섭취량 : 1.5-10㎍)의 원료가 포함되어 있으면 '기능성' 항목에 '골다공증 발생 위험 감소에 도움을 줌'으로 표기된다. 그리고 자일리톨은 '충치 발생 위험 감소에 도움을 줌'으로 표기된다.

생리 활성 기능은 인체의 정상 기능이나 생물학적 활동에 특별한 효과가 있어 건강상의 기여나 기능 향상 또는 건강 유지와 개선 기능을 말한다. 기억력 개선, 혈행 개선, 간 건강, 체지방 감소, 갱년기 여성 건강, 혈당 조절 등 31개 기능성 항목이 있다.

영양소 기능은 인체의 성장과 증진 및 정상적인 기능에 대한 영양소의 생리학적 작용으로 비타민 및 무기질, 단백질, 식이섬유, 필수지방산의 기능이 있다. 각 영양소에 따른 기능성 내용, 일일섭취량, 섭취 시 주의사항은 식품안전나라 홈페이지에서 확인할 수 있다.[1] 건강기능식품은 이러한 기능성 원료를 사용하고 일일섭취량의 함량으로 기준 규격에 맞게 제조한 경우 박스 표면에 기능성 내용과 섭취량을 표시할 수 있다.

영양소 기능의 예시

영양소	기능성 내용	일일섭취량	섭취 시 주의사항
비타민A	① 어두운 곳에서 시각 적응을 위해 필요 ② 피부와 점막을 형성하고 기능을 유지하는 데 필요 ③ 상피세포의 성장과 발달에 필요	210-1,000mcg RE	
베타카로틴	① 어두운 곳에서 시각 적응을 위해 필요 ② 피부와 점막을 형성하고 기능을 유지하는 데 필요 ③ 상피세포의 성장과 발달에 필요	①, ②의 경우 0.42-7mg, ③의 경우 1.26mg 이상	
비타민D	① 칼슘과 인의 흡수와 이용에 필요 ② 뼈의 형성과 유지에 필요 ③ 골다공증 발생 위험 감소에 도움을 줌(질병 발생 위험 감소 기능)	1.5-10mcg	
비타민E	유해산소로부터 세포를 보호하는 데 필요	3.3-400mg α-TE	
철	① 체내 산소 운반과 혈액 생성에 필요 ② 에너지 생성에 필요	3.6-15mg	특히 6세 이하는 과량 섭취하지 않도록 주의

건강기능식품 VS 건강식품

건강식품과 혼동되는 건강기능식품을 확인하는 방법은 구입하기 전 식약처에서 의무적으로 표시하도록 한 문구나 도안을 확인하는 것이다. '건강기능식품'이라는 문구와 도안이 없다면 건강기능식품이 아니므로 반드시 확인해야 한다.

건강기능식품		건강식품(=일반식품)
건강기능식품 마크	GMP 마크	HACCP(해썹) 마크
의무 표시	의무 아님, 제조회사 선택	

의약품과 유사하게 건강기능식품은 건강기능식품의 표시기준 제 4조(표시사항)에 따라 다음과 같은 사항을 기재하도록 되어 있다.

---

1. 건강기능식품 표시   2. 제품명   3. 업소명 및 소재지
4. 소비기한 및 보관 방법   5. 내용량   6. 영양정보   7. 기능정보
8. 섭취량, 섭취 방법 및 섭취 시 주의사항   9. 원료명 및 함량
10. 질병의 예방 및 치료를 위한 의약품이 아니라는 내용의 표현
11. 소비자 안전을 위한 주의사항
12. 기타 건강기능식품의 세부 표시 기준에서 정하는 사항

이 외에도 건강기능식품과 건강식품을 구분할 수 있는 또 다른 항목이 있다. 건강기능식품에는 '영양정보·기능정보'라고 표기되지만, 건강식품에는 '영양정보'라고만 표기한다. 동일한 기능성 원료를 사용한 홍삼 제품이라도 기능(지표) 성분의 일일섭취량 함량에 따라서 식약처의 '기능성 인정 여부'가 차이가 날 수 있다. 아래와 같이 기능(지표) 성분의 합이 49mg인 경우는 건강기능식품이고, 9mg인 경우는 건강식품에 해당한다.

건강기능식품	건강식품(일반식품)
영양·기능정보	영양정보
1일 섭취량, 열량, 영양성분, 기능(지표) 성분, %영양성분 기준치 등	총 내용량(또는 1회 섭취량 등), 열량, 영양성분, 1일 영양성분 기준치에 대한 비율(%) 등

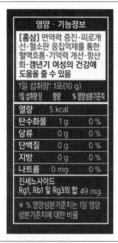

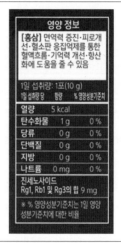

| 기능성 원료인 홍삼에 들어 있는 기능(지표) 성분(진세노사이드 Rg1, Rb1 및 Rg3의 합이 49mg인 경우) → 면역력 증진·피로 개선·혈소판 응집 억제를 통한 혈액 흐름·기억력 개선·항산화·갱년기 여성의 건강에 도움을 줄 수 있음 | 기능성 원료인 홍삼에 들어 있는 기능(지표) 성분(진세노사이드 Rg1, Rb1 및 Rg3의 합이 9mg인 경우) → 면역력 증진·피로 개선·혈소판 응집 억제를 통한 혈액 흐름·기억력 개선·항산화에 도움을 줄 수 있음 |

동일한 기능성 원료지만 기능(지표) 성분의 일일섭취량 함량에 따라서 기능성에 차이가 날 수 있다.

식약처 조사에 따르면 2021년도 건강기능식품 구매 순위는 1위가 홍삼, 2위가 프로바이오틱스, 3위가 비타민, 4위가 EPA·DHA 함유 오일(오메가3), 5위가 가르시니아 캄보지아 추출물 순이었다. 그중 가르시니아 캄보지아(Garcinia cambogia) 추출물이 생소해서 확인해보니, 기능(지표) 성분은 '하이드록시 시트리산(Hydroxy citric acid)'이고, 일일섭취량은 750-2,800mg, 기능성 내역은 '탄수화물이 지방으로 합성되는 것을 억제해 체지방 감소에 도움을 줄 수 있음'으로 기재된 다이어트에 사용하는 건강기능식품이었다. 그러나 섭취 시 주의사항에 '어린이, 임산부 및 수유부는 섭취를 피할 것, 간·심장질환·알레르기 및 천식이 있거나 의약품 복용 시 전문가와 상담할 것, 이상 사례 발생 시 섭취를 중단하고 전문가와 상의할 것'이라는 많은 내용이 담겨 있었다. 일일 최대 복용량인 2,800mg은 꼭 지켜야 한다. 만일 과도한 탄수화물을 먹는다면 건강기능식품이 제 기능을 하지 못할 수도 있다.

체중 감량을 위해서는 이러한 건강기능식품이 어느 정도 도움을 줄 수도 있겠지만, 우선 식단 조절과 운동이 최우선되어야 한다. 우리 몸은 정말 정직하다. 먹는 양과 움직이는 양에 따라 충분히 달라질 수 있다. 그리고 이 세상에 노력 없이 얻을 수 있는 것은 하나도 없다는 사실도 잊지 말아야 한다.

그렇다면 식약처는 의약품이 아닌 건강기능식품의 안전성을 어떻게 평가하고 관리할까? 제안된 섭취량 내에서 기존에 보고된 근거자료를 종합해 원료의 안전성을 확인하고, 입증이 어려울 경우 독성시험도 실시하는 등 판매 전에 과학적으로 안전성을 검토하고 있다. 또 기능 성분이 제품에 표시된 양만큼 정확하게 들어 있는지, 납·수은과 같은 중금속, 잔류 농약, 대장균 등의 위생 규격이 적합한지를 검사하고, 유통 중인 제품도 수거해 검사를 진행한다. 또한 수입 제품은 수입 시점에 검사를 시행해 불법 의약품 성분이 혼입될 가능성을 차단하고 있다.

이렇게 식약처에서 철저하게 관리하고 있음에도 일반식품을 건강기능식품인 것처럼 위장해 불법 의약품 성분을 사용하는 경우가 있다. 특히나 수입 다이어트 제품 또는 해외 인터넷 사이트에서 구입한 한글 표시사항이 없는 제품은 식약처에서 평가와 관리를 받지 않아 안전성이 보장되지 않으므로 각별한 주의가 필요하다.

건강식품의 해외 직구 증가로 인한 문제점

관세청이 조사한 '해외 직접 구매'(이하 직구) 현황에 따르면 2022년 해외 직구 규모가 역대 최대치를 기록해 그 금액이 50억 달러에 육박한 것으로 나타났다. 품목별로는 건강식품이 16.3%를 차지해 가장 많이 수입되는 품목으로 확인되었다. 건강식품의 해외 직구 건수가 증가함에 따라 관련 소비자 불만도 늘어나고 있는데, 제품 하자와 품질 문제를 비롯해 금지 성분 함유로 인한 통관 제한, 배송 지연, 구입 사이트 폐쇄 같은 문제들이 제기되었다. 또 구입한 다이어트 보조 제품을 복용한 후 부작용이 발생하거나, 유효기간이 너무 짧아 사용할 수 없는 사례들도 있었다.

구입한 건강식품의 복용법을 확인하는 소비자는 70%, 부작용이나 알레르기 성분 등 안전성과 관련된 사항을 확인하는 경우는 절반에도 미치지 못했다. 더욱 심각한 사항은 제품 용기나 설명서에 적힌 내용을 이해하는 비율이 58.1%밖에 되지 않는다는 점이다. 해외 직구 제품은 정식 수입 제품이 아니므로 국내 반입 시 안전성을 검증하는 절차가 없다. 따라서 국내 식품에는 금지된 원료나 유해 성분이 함유되어 있더라도 대부분의 소비자가 이를 인지하지 못한 채 복용할 가능성이 높다. 2018년 식약처에서 1,300개 해외 직구 식품을 검사했을 때 95개 제품에서 인체 유해물질이 검출된 바 있다. 그러나 대부분의 소비자가 해외 직구 제품이 국내에서 안전성 검증 절차를

받지 못했다는 사실을 모르고 있다.[7]

더구나 의약품의 해외 직구도 증가하고 있어서 여러 문제들이 발생하고 있다. 현행 〈관세법〉의 '수입통관 사무처리에 관한 고시' 제67조에 따르면 비아그라 등 오남용 우려가 있는 의약품에 대해서만 수입 신고 단계에서 처방전을 요구하고 있고, 일반의약품은 면세 통관 범위 '총 6병'이라는 기준만 있을 뿐, 그 외 전문의약품에 대해서는 규정도 없는 상황이다. 2017년 식약처가 온라인에서 유통 중인 의약품을 검사한 결과 모든 제품이 다른 주성분을 포함하거나 함량 부적합 등 불량으로 밝혀져, 온라인으로 판매되는 의약품의 품질과 안전성을 보장할 수 없음을 확인한 바 있다.[8]

기면증(낮 동안 참을 수 없는 과도한 졸림을 특징으로 하는 질환)[9] 치료제인 모다피닐(modafinil)은 불안과 자살 충동을 유발해 2011년 식약처에서는 '주의력을 향상시켜주는 약'(각성제)으로 국내 처방을 금지했으나, 해외 직구에서는 여전히 '공부 잘하는 약'으로 시판되고 있다. 모다피닐은 심각한 피부 발진, 혈관 부종, 아나필락시스양 반응(안면 부종, 눈·입술·후두 부종, 음식을 삼키기 곤란하거나 숨쉬기 곤란한 경우, 쉰 목소리 등)이 보고된 바 있고, 불안과 자살 충동 이외에도 정신병 또는 조증 증상, 양극성 장애, 공격 또는 적대적 성향 등이 나타날 수 있어 해당 의약품 설명서의 '경고' 항목에 주의가 필요함을 기재하고 있다.

이 밖에도 녹내장 치료 점안액은 '속눈썹 증모제'로 해외 인터넷 사이트에서 판매되고 있다. 녹내장 치료 점안액은 눈 주변 피부 색소 침착이 생길 수 있고, 홍채의 색소 침착은 영구적이다. 또한 눈 주위 지방 이상을 유발해 눈 주위 위축과 눈꺼풀 고랑 깊어짐, 눈꺼풀 처짐, 안구 함몰 등 눈 주위와 눈꺼풀의 변화 등이 발생할 수 있다. 매우 흔하게는 결막 충혈의 부작용이 있고, 피부에 반복적으로 닿으면 체모가 자랄 수 있으므로 뺨이나 다른 피부로 흐르지 않게 해야 한다. 안약의 특성상 개봉 후 28일이 지나면 폐기해야 하고, 용기 끝이 오염된 약물은 눈에 심각한 손상이나 시력 손실을 유발할 수 있다.

한국에서는 전문의약품이지만 해외에서 일반의약품이나 식이보충제로 분류되어 간편하게 온라인에서 해외 직구로 이용하는 경우도 있다. 예를 들어 아다팔렌(adapalene) 겔 제형은 레티노이드 계열 약물로, 임부에게 금기이고 특별한 주의가 필요한 여드름 치료제다. 역시 임부 금기 약제인 비만 치료제 오르리스타트(orlistat)도 해외 직구로 구매가 가능한 것으로 조사되었다. 이처럼 의사의 처방 없이 해외 직구로 의약품을 구매해 사용하면 오남용하기 쉽고, 정확한 용량과 복용 방법을 모른 채 부적절하게 투여해 심각한 부작용을 초래할 수 있다.

해외 직구로 의약품을 구매하는 이유에 대해 조사한 결과, 의약품 선택권 확대(39.1%), 저렴한 가격(26.6%), 구매와 배송의 편의성(25%) 등으로 나타났다. 그러나 의료진에게 제대로 진단받지 않은 상태에서 임의로 의약품을 선택해 자가 치료하는 것은 어둔 밤에 등대 없이 항해하는 배처럼 위험하다. 의약품 선택권은 전문가인 의약사에게 맡기는 것이 바람직하고, 저렴한 가격을 좇다 보면 불량 의약품을 구매해 오히려 건강을 해치게 될 수 있다.

모든 의약품은 부작용 등 주의할 사항이 많다. 그러므로 처방에 따른 적절한 용량과 용법, 주의사항과 부작용 등에 대해 약사의 복약 지도를 받고 복용하는 것이 건강을 지키는 가장 올바른 방법이다. 또한 올바른 진단에 따른 처방과 복약 지도를 받았더라도 환자 스스로 처방된 약을 제대로 꾸준히 복용하는 것이 최고의 치료 방법이다.

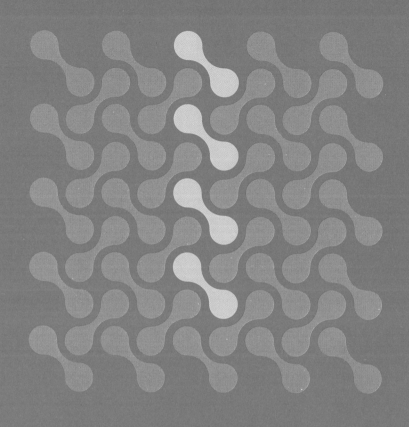

4부

이런 약은 이렇게 대우하자

외용제의 올바른 사용법^{1) 2)}

혼자 사는 사람이 가장 외로움을 느낄 때가 '파스 붙일 때'라는 우스갯말이 있다. 실제로 유튜브에 '혼자서 파스 붙이는 방법'을 검색하면 많은 콘텐츠를 볼 수 있다. 통증이 있는 곳에 붙이는 파스는 첩부제와 습포제로 나뉘고 부착 방법도 다르다. 제약 기술이 발전하면서 먹는 약뿐 아니라 외용제도 다양한 제형으로 시판되고 있다.

특별히 외용제는 사용 방법을 정확하게 지켜야 효과를 볼 수 있다. 외용제 사용의 잘못된 사례라고 하면, 한 예능 프로그램의 출연자가 약이 포함된 파스가 아닌 보호 필름만 몸에 붙이는 바람에 아무 소용이 없었다는 에피소드가 생각난다. 또 항문에 넣어야 하는 좌약을 먹는 약으로 알고 복용한 노인 환자의 기억도 떠오른다. 앞으로 실수 없이 똑똑하게 외용제를 사용하기 위해 정확한 외용제 사용법에 대해 알아보자.

안약

나는 20대부터 콘택트렌즈를 사용했는데, 초기에는 위생 개념이 철저하지 않아서 각막염에 자주 걸리곤 했다. 언젠가 호되게 눈병을 앓고 나서부터는 나름의 철칙이 생겼다. 반드시 손을 씻은 후 렌즈를 만지고, 사용 전후에 렌즈 세척 작업도 잊지 않는 것이다. 안약 사용도 이와 동일하다. 손을 깨끗이 씻은 후 안약을 사용해야 한다. 육안으로 아무리 깨끗해 보이는 손도 오염의 가능성이 항상 존재하기 때문이다. 또 안약은 무균 상태로 제조되고, 눈은 예민한 신체 부위 중 하나이므로 감염성 질환이 쉽게 발생할 수 있다.

안약을 사용할 때 공통적인 주의사항은 다음과 같다.

1. 안약은 무균 제조 공정으로 만들어졌기 때문에 사용 전 반드시 물과 비누로 손을 깨끗이 씻는다.

2. 눈에 분비물이 있다면 먼저 생리식염수를 적신 탈지면이나 거즈로 눈 안쪽에서 바깥쪽으로 닦아낸다.

3. 혼자 안약을 넣을 때는 머리를 약간 뒤로 젖히고 거울을 보면서 넣는 것이 도움이 된다.

4. 안약을 넣을 때 안약병이나 용기의 끝이 눈이나 속눈썹에 닿지 않도록 주의한다.

5. 점안제나 안연고가 각막 위에 떨어지지 않도록 한다.

6. 여러 가지 안약을 넣는 경우에는 중요한 약부터 먼저 투여한다. 제형적으로는 액제에서 연고 순서로 넣는다. 예를 들어 항생제(항균제) → 스테로이드제 → 비스테로이드성 항염증제(NSAID) → 인공눈물액 → 안연고 순서로 넣는 것이 좋다.

7. 일단 뚜껑을 열어 개봉한 안약은 개봉 날짜를

적어두고, 한 달 후에는 폐기해야 한다. 사용 중이더라도 이물질이 보이면 즉시 폐기해야 한다.

8. 보존제가 들어 있는 점안제는 소프트렌즈를 제거한 후에 투여해야 한다. 점안제의 방부제 성분이 렌즈 내면에 침착 또는 축적되어 건조중이나 눈에 독성을 일으킬 수 있고, 렌즈 변질도 유발할 수 있기 때문이다.

9. 안약을 넣은 후 눈을 비비지 않도록 한다.

10. 다른 사람과 증상이 유사하다고 해서 안약을 공용으로 사용해선 절대 안 된다.

점안제

1. 현탁액은 사용 전 반드시 흔들어서 사용한다.

2. 눈꺼풀 아래쪽을 손가락으로 가볍게 당겨서 약주머니를 만든다. 약주머니에 용액을 '한 방울' 떨어뜨린다.

3. 코 바로 양옆에 있는 눈 안쪽 구석의 비루관을 손가락으로 1분 정도 지그시 눌러준다. 이렇게 하면 눈물관을 막아 눈에서 약이 흡수되는 것을 증가시키고, 눈물관으로 약액이 흘러들어가 코와 입을 통해 약이 전신으로 흡수되는 것을 줄여 전신 부작용의 위험을 감소시킨다.

4. 2분 후 흘러내린 약액을 닦아낸다.

5. 두 개의 점안제를 동시에 사용하는 경우에는 첫 번째 점안제를 넣고 나서 약이 충분히 흡수되도록 5-10분이 지난 후 두 번째 점안제를 넣는다.

6. 1회용 점안제는 뚜껑 분리 시 약액 손실을 방지하기 위해, 먼저 용기를 똑바로 세워 잡은 다음 약액이 용기 하단에 모이도록

톡톡 쳐준다. 또한 용기 파편 제거를 위해 처음 1-2방울은 사용하지 말고 버리고, 개봉 후 남은 액과 용기는 바로 버린다.

안연고

1. 눈꺼풀 아래쪽을 손가락으로 가볍게 당겨 약주머니를 만든다. 약주머니에 연고를 '1.5cm' 정도 짜서 넣는다.
2. 눈으로 약물이 흡수되는 것을 증가시키기 위해서 눈을 감은 채로 1-2분 정도 유지한다.
3. 두 종류의 안연고를 동시에 사용하는 경우에는 첫 번째 안연고를 넣고 나서 약이 충분히 흡수되도록 10분이 지난 후 두 번째 안연고를 넣는다.
4. 안연고를 넣은 후에는 일시적으로 시야가 뿌옇게 흐려질 수 있다.
5. 소프트렌즈를 제거한 후에 안연고를 투여해야 한다.

점이(耳)제(귀약)

중이염이나 외이염 등 감염증에는 귀에 넣는 점이제를 사용한다. 약물 특성상 혼자서는 투여가 힘들 수 있고, 특히 소아에게 처음 투여할 때는 보호자의 도움이 필요하다. 만 3세를 기준으로 투여 시 소아의 귀를 잡아당기는 방향이 다르다. 만 3세부터는 내이도가 아래쪽으로 굽은 방향이 되기 때문에 귓바퀴를 뒤편 위쪽 방향으로(upward and backward) 당겨주면 굽어 있는 내이도가 쭉 펴져서 약이 더 쉽게 흘러내린다. 만 3세 미만은 반대로 내이도가 위쪽 방향으로 굽어 있으므로 귓바퀴를 뒤편 아래 방향으로(downward and backward) 당겨준다.

1. 점이제 역시 무균 제조되므로 사용 전 물과 비누로 손을 깨끗

이 씻는다.

2. 귀지나 분비물을 제거해 귀 안을 깨끗하게 한다.

3. 현탁액이라면 충분히 흔든 뒤 사용한다.

4. 온도가 차가운 귀약은 머리를 어지럽게 할 수 있으므로 3분간 손바닥 사이에 넣고 체온과 비슷한 온도로 만든 후에 투약한다.

5. 거울을 앞에 놓고 누워서 투여한다. 투여 후 똑바로 앉았을 때 흘러내릴 약액을 닦을 수 있게 휴지를 미리 준비해놓는다.

6. 귀약을 넣어야 할 귀가 위를 향하도록 머리를 기울인다.

7. 귓바퀴 위쪽을 잡고 귀를 뒤로 살짝 당긴다.

8. 고막에 직접 약액을 떨어뜨리지 말고, 귓바퀴에 약병 끝이 닿지 않도록 지시된 방울 수만큼 약액이 흘러 들어가게 한다. 약액이 고막에 직접 떨어지면 통증을 유발할 수 있다.

9. 약액이 흘러나오지 않고 귀 안으로 잘 들어갈 수 있도록 5-10분 동안 옆으로 누워 있거나 머리를 기울인 상태를 유지한다.

좌약 또는 질정제

변비, 치질, 염증성 장질환, 질염 치료를 위해 좌약(항문)이나 질정제(질)를 사용한다. 환자들 가운데는 사용 방법이 익숙하지 않아서 처방을 받고도 사용하지 않는 경우가 있다. 불편한 좌약, 앞으로는 이렇게 사용해보자.

1. 좌약을 삽입할 때는 손을 깨끗이 씻고 장갑을 착용하는 것이 좋다.

2. 좌약 삽입에 도움이 되도록 좌약을 물로 적시거나, 항문 또는 외음부를 따뜻한 물로 적셔준다.

• 좌약이 매끄럽지 못한 경우에는 깨끗한 손으로 매만져 둥글

게 한 다음 사용한다.

3. 약이 몸에 충분히 흡수될 수 있도록 자세를 유지해야 하므로, 저녁에 투여하는 경우에는 편리하게 '취침 전' 사용을 추천한다. 만일 낮 동안 사용하는 경우에는 배변 후 사용을 권장한다.

4. 좌측으로 누워 오른쪽 무릎을 올려 자세를 취한다.

5. 손가락 길이의 절반 정도 깊이로 항문이나 질에 부드럽게 삽입한다.

   • 총알 모양 좌약은 부드럽고 뾰족한 끝부분을 먼저 삽입한다.

   • 눈물 모양 좌약은 더 크고 둥근 끝부분을 먼저 삽입한다.

6. 직장의 근육 긴장으로 좌약이 밀려나오는 것을 막거나 질 내에서 약액이 녹을 시간을 확보하기 위해 엉덩이와 넓적다리를 오므려 약 5-10분 동안 안아준다.

7. 좌약을 투여한 후에는 배변감이 느껴질 수 있지만 최대한 참아야 하고, 바로 화장실에 가지 않도록 한다.

8. 좌제는 체온에 의해 서서히 녹도록 만든 제형이므로 직사광선이나 온도가 높은 곳을 피하고 서늘한 곳에 보관한다.

식약처에서는 질병의 치료·경감·처치 등을 위해 의약적 효능이 있는 성분을 함유한 경우에만 의약품으로 분류한다. 또한 질염 등의 치료를 위해서는 허가받은 의약품만 질 내·외부에 사용할 수 있다.[3] 그리고 질 내부를 세정하기 위한 목적으로 물(정제수)과 같이 의약적 효능이 없는 액상 성분을 질 세정 기구와 함께 구성해 시판하려면 의료기기로 식약처 허가를 받아야 한다.[4] 그러나 화장품은 질 내부가 아닌 외음부 세정 목적으로만 사용이 가능한데, 질염 치료 또는 질 세정 등으로 광고해 시판하는 사례가 있었다. 이에 식약처는 2022년 12월부터 화장품인 외음부 세정제의 주의사항에 '외음부에만 사용하며, 질 내 사용하지 않도록 할 것'을 의무적으로 표기하도록 해 소비자 안전을 강화했다. 입소문이나 광고를 보고 구입하기 전에 반드시 식약처 허가를 받은 의약품 혹은 의료기기인지 확인하고, 안전성과 효과성을 깐깐하게 점검한 후 사용하는 똑똑한 소비자가 되자.

피부 외용제(연고, 크림, 로션, 겔 등)

피부 외용제는 완벽하게 물기가 없는 건조한 상태보다는 물기가 약간 있을 때 바르는 것이 좋다. 그리고 손을 깨끗이 씻고 손가락에 약액을 덜어서 바른 후에는 약액이 묻은 손가락도 깨끗이 씻어야 한다.

1. 손을 씻고 피부 외용제 바를 곳을 깨끗이 한 후, 습기가 약간 있는 상태에서 적당량을 바른다.
2. 특별한 지시가 없는 한, 환부 위에 반창고, 거즈, 밴드 등으로 물과 공기를 차단하는 드레싱 또는 밀봉은 피한다.
3. 처방한 환부 이외에는 적용하지 않는다.
4. 처방한 도포(피부에 바르는) 횟수를 잘 준수한다.
5. 발진, 자극, 증상 악화 시에는 약사나 의사에게 알린다.

점비제(코약)

코점막 건조 증상 완화나 알레르기 비염 등에는 비강(코 안의 빈 공간)이나 비강 점막으로 투여되는 제형을 사용한다. 점비제는 사용 전에 흔들어서 사용한다. 사용 후 코를 풀거나 재채기를 하지 않도록 주의하고, 주입 부분 끝을 깨끗이 닦고 보관한다. 다른 사람과 공용으로 사용해선 안 된다.

점비액제

1. 약을 투여하기 전에 코를 풀어 코안을 깨끗이 한다.
2. 고개를 약간 뒤로 젖힌 자세에서 투여한다.
3. 정해진 양만큼 약액을 떨어뜨린다.
4. 약의 흡수율을 높이기 위해 약 2-3분간 같은 자세를 유지한다.

스프레이형 점비제

1. 똑바로 앉거나 서서 머리를 곧게 편 자세로 투여한다.
2. 한쪽 콧구멍을 막고 반대쪽 콧구멍의 코점막을 향해 분무한다.
3. 주입구를 콧속에 넣은 다음, 스프레이를 분무하면서 약물을 콧구멍으로 천천히 흡입한다.

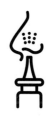

경피흡수제(Transdermal Systems)

경피흡수제는 보통 '패치제'라고 하며, 피부에 이 제형을 적용하면 피부를 통해 주성분이 전신 순환되는 혈류에 전달되도록 설계된 제제를 말한다.[5] 이 제형은 전신적인 작용이 필요한 마약성 진통제나 기관지천식 치료제에 주로 사용된다.

1. 손을 깨끗이 씻는다.
2. 가슴 상부나 팔의 편평한 부위 중 자극이나 광선 조사를 받지 않은 피부에 부착한다.
3. 이 약을 부착하기 전에 필요하다면 해당 부위의 털을 잘라내야 한다. 다만 면도를 하면 피부를 자극할 수 있으므로 면도는 피한다.
4. 만일 이 약을 부착할 부위를 먼저 씻어야 할 경우에는 깨끗한

물로 씻은 후 완전히 건조시켜야 한다. 비누, 오일, 로션, 알코올 등 피부를 자극하거나 피부 투과성을 변화시킬 만한 물질은 사용하지 않는다.

5. 이 약은 밀봉 포장지에서 꺼낸 뒤 바로 부착한다. 보호 필름을 제거한 후 부착하되, 패치 끝부분을 시작으로 보호 필름을 서서히 떼어내면서 나머지 부분을 붙인다. 특히 가장자리 주변이 완전히 부착되었는지 확인한다. 피부에 붙인 후에는 완전히 부착되도록 약 30초간 손바닥으로 단단히 눌러준다.

6. 이 약을 사용한 후에는 깨끗한 물로 손을 씻는다.

7. 이 약의 가장자리가 떨어지기 시작했다면 가장자리에 적절한 피부용 테이프를 붙일 수 있다.

8. 이 약의 흡수 증가가 일어날 수 있으므로 부착하는 동안에는 핫팩, 전기담요, 뜨거운 물병, 전열 램프, 사우나, 온탕욕, 가온 물침대와 같은 외부 열원을 피해야 한다.

9. 패치별로 권장되는 사용기간에 따라 사용을 다한 패치는 떼어내고 새로운 패치를 부착하도록 한다.

10. 연속적으로 패치를 부착할 경우에는 피부 자극이나 국소 반응을 예방하기 위해 동일한 위치가 아닌 다른 부위로 부착할 위치를 변경해야 한다.

11. 소아에게 적용할 때는 소아가 이 약을 떼어낼 수 없도록 소아의 손이 닿지 않는 '등' 부위에 붙이는 것을 권장한다.

12. 마약성 진통제인 펜타닐(fentanyl) 성분의 패치는 피부에서 떼어내자마자 접착면끼리 서로 겹치도록 접어서 다른 사람이 사용할 수 없게 해야 하고, 다시 원래의 파우치에 넣어 다른 사람의 손이 닿지 않는 곳에 주의해서 폐기한다.

13. 제형 특성상 일정 시간마다 약물이 나오도록 설계되었으므로 잘라서 사용하지 않는다.

파스제

파스제는 부착 형태에 따라 첩부제(플라스타제)와 습포제(카타플라스마제)로 분류한다. 첩부제는 접착제와 약물이 동시에 포(布)에 얇게 도포되어서 보호 필름을 떼어내 바로 붙일 수 있고, 수분감이 없어서 얇고 접착력이 좋다. 그에 반해 습포제는 약물과 수분을 함유하는 혼합물을 섞어서 포(布)에 얇게 도포했으나 첩부제보다 접착력이 부족해 별도의 접착포를 추가로 붙여줘야 하고, 주로 국소 습포에 사용하는 외용제다.

접착력은 첩부제가 좋지만 단점으로 피부 알레르기 반응이 나타나기 쉽고, 습포제는 첩부제에 비해 접착력은 못 미치지만 피부 자극이 적고 촉촉하다는 장점이 있다. 또한 바르거나 뿌리는 제형의 파스도 있으므로 털이 많거나 파스를 부착하기 어려운 경우, 접착 성분에 알레르기가 있거나 파스로 인해 피부 자극이 심한 경우에는 이러한 제형으로 대체가 가능하다.

성분으로도 파스를 분류할 수 있다. 비스테로이드성 항염증제(이하 NSAID)만 포함된 파스, 다양한 복합 성분을 함유한 파스 중 멘톨 성분이 포함된 쿨파스, 캡사이신이나 노닐산바닐릴아미드(vanillyl nonylamide) 성분이 포함된 핫파스가 있다. NSAID만 함유된 파스는 시원하거나 뜨거운 느낌은 없으나, 피부를 통해 소염진통제가 흡수되어 약효를 나타낸다. NSAID 파스는 국소적으로 작용하므로 이 성분을 경구로 복용했을 때 생기는 전신적 부작용인 속쓰림 등의 위장장애가 없다는 장점이 있다.

쿨파스는 멘톨 성분이 냉감을 느끼게 하고 혈관을 수축시켜 통증 감각을 완화시킨다. 냉찜질과 유사한 효과를 나타내고, 주로 근육을 무리하게 사용해서 생긴 근육통, 가벼운 타박상, 삠, 어깨 결림 등의 급성 통증에 사용한다. 핫파스는 타박상, 근육통, 관절통, 요통 등에 사용한다. 고추의 매운 성분인 캡사이신이나 노닐산바닐릴아미드가 뜨거운 자극으로 열감을 느끼게 하고 혈액 순환을 촉진시켜 통증을 가라앉힌다. 또한 주변 부위의 혈류를 증가시켜 염증인자와 노폐물을 제거하는 데 도움을 주고, 주로 만성 통증에 사용된다.

한 가지 주의할 사항은 각 파스마다 작용 지속 시간이 다르다는 점이다. 일반적으로는 1일 1-2회 부착하도록 식약처 허가를 받았으나, 일부 파스는 48시간 약효가 지속되는 경우도 있으니 의약품 설명서를 꼭 확인하고 부착하도록 한다.

1. 손을 깨끗이 씻는다.
2. 환부를 깨끗하게 하고 완전히 건조시킨다.
3. 이 약은 밀봉 포장지에서 꺼낸 뒤 바로 부착해야 한다. 보호 필름을 제거한 후 부착하되 특히 가장자리 주변이 완전히 부착되었는지 확인한다. 피부에 붙인 후에는 완전히 부착되도록 약 30초간 손바닥으로 단단히 눌러준다.
4. 이 약을 사용한 후에는 깨끗한 물로 손을 씻는다.
5. 핫파스는 화상의 위험이 있으므로 접촉한 환부를 화로나 전기 모포 등으로 따뜻하게 하지 않는다. 붙인 채로 목욕할 경우 강한 자극을 느낄 수 있으므로 목욕하기 30분-1시간 전에 떼어내고, 목욕 후 30분 이상이 지나면 다시 부착한다.

지금까지 외용제의 사용 방법에 대해 알아보았다. 외용제는 대부분 국소적으로 효과를 나타내지만, 경피흡수제처럼 전신적으로 흡수되는 외용제도 있다. 외용제를 사용하면서 발진, 발적, 가려움증 등의 부작용이 나타나거나 일정 기간 투여했음에도 증상이 개선되지 않는다면 전문가와 상의해야 한다.

핵심 요약

1. 안약과 점이제(귀약)는 무균 제조 공정으로 만들어지므로 사용 전 손 위생을 철저히 해야 한다.
2. 좌약은 취침 전 삽입하는 것이 좋고, 낮 동안 사용할 경우에는 배변 후 사용을 권장한다.
3. 피부외용제는 건조한 상태보다 물기가 약간 있을 때 바르는 것을 권장한다.
4. 파스는 부착 형태에 따라 첩부제(플라스타제)와 습포제(카타플라스마제)로 나뉘고, 성분에 따라 NSAID 단독파스, 쿨파스, 핫파스로 분류할 수 있다.
5. 입소문에 의존하지 말고, 식약처로부터 허가받은 의약품 혹은 의료기기인지 확인하는 똑똑한 소비자가 되자.

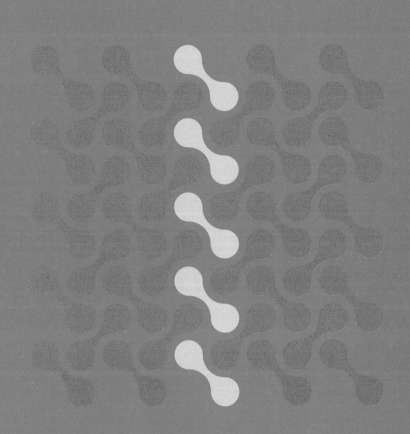

5부

나의 이야기

병원약사의 보람과 기쁨, 그리고 고단함 사이

병원약사로 살아간다는 것

"저, 드릴 말씀이 있는데요…."

약사들이 조심스레 다가와 이 말을 건넬 때면 가슴이 쿵 내려앉는다. 또 사직 얘기를 듣는 건 아닌가 해서다. 병원약사들의 출근 시간은 아침 7시 반. 준비를 위해 좀 더 일찍 출근해 하루를 시작하면 쉴 틈 없는 일과가 온종일 이어진다. 외래 환자의 진료가 끝날 때까지 조를 짜 잔업도 담당해야 하고, 주말과 공휴일 당직이 있어 다른 이들이 쉴 때 같이 쉬기도 어렵다. 심지어 야간 근무도 돌아가며 해야 하기 때문에 병원약사의 업무 강도는 약대생들 사이에서도 이미 명성이 자자하다. 특히 빅5를 포함한 상급종합병원은 첫 번째 기피 대상일 것이다.

병원약사로 살아가는 것이 힘든 일임에도 불구하고 전문적인 병원약사의 길을 걷고자 지원하는 기특한 약사들이 있다. 하지만 고강도 업무에 1년을 버티지 못하고 사직하는 일 역시 자주 일어난다. 내기억에 2022년은 한 해 동안 수십 명의 약사가 줄줄이 사직서를 제출한, 사직 약사의 수가 역대 최고치를 기록한 잊지 못할 해였다. 병원안에 약사가 부족하다 보니 당직 주기는 더 빨라졌고, 코로나19 팬데믹이 끝나가면서 늘어난 입원과 외래 환자로 인해 업무와 고충은 훨씬 더 커질 수밖에 없었다.

약사가 부족하다 보니 약을 조제하는 시간도 길어질 수밖에 없는데, 병동에 조제약이 올라가야 하는 시간은 때마다 정해져 있으니 이를 맞추기 위해 남아 있는 약사들이 안간힘을 써야만 했다. 그런데외래와 퇴원 환자들은 언제나 조제약을 재촉하니 이러지도 저러지도못하는 상황이 매일 반복되었다. 더구나 의사나 간호사가 약사들에게 요구하는 약제 서비스의 범위는 점점 더 확대되고 있다.

병원약사로 사는 것이 이렇게 고단한 일이라면 그럼에도 왜 하는것일까 궁금할지 모르겠다. 그 질문에 대한 대답은 단순하지만, 병원약사만이 할 수 있는 고유한 일이 있기 때문이다. 가벼운 질환의 환자는 동네 약국에서 약을 조제받을 수 있지만, 종합병원에 입원할 정도로 중증 질환의 환자에게 처방되는 약은 병원약사가 아니면 조제할 수 없다. 겹겹이 보호 장비를 갖추고도 발암물질에 노출될 수 있음을 알면서도 무균 조제대 앞에서 항암제를 조제하고, 암에 걸려 절망한 환자에게 항암치료와 부작용에 대처할 수 있는 방법을 상세히알려 드리는 '복약상담' 역시 병원약사만이 할 수 있는 일이다.

의료진과 함께 중환자실 회진을 돌면서 처방약과 영양 상태에 대해 논의하는 역할에도 병원약사가 필요하고, 임상시험센터에서 임상약의 계획서를 검토하는 일, 전반적인 관리와 조제도 병원약사가 아니면 할 수 없다. 고령 환자들의 다제약물을 검토해 노인 주의 약물과 상호작용을 일으키는 약물을 확인하고 환자들의 불편함을 세세하게 살펴 약물을 조정하는 일도 병원약사의 역할이다. 처방받은 흡입기를 환자가 처음 받아들고 당황할 때 직접 시연하면서 사용법을 알려주고 점검해 드리는 일도 마찬가지다.

코로나19 시기에는 백신 관리 담당자로서 주요한 역할들을 맡았다. 백신의 보관 온도가 단계별로 엄격하게 유지되는지 점검하는 보관 및 취급 관리(콜드체인 유지), 입출고 관리, 보관 중 사고 발생 시의 조치, 잔여 백신 및 폐기 백신 관리, 다회용 백신을 1인분씩 주사기에 정확하게 소분하는 백신 분주 및 희석 업무, 접종 후 이상반응 관리, 의료진 교육 등 이 모든 과정에 병원약사가 참여해 국민들이 안전하게 백신을 접종하도록 중요한 역할을 담당했다.[1] 그 외에도 병원약사만이 할 수 있고, 해야만 하며, 하고 있는 업무들이 많다.

병원약사의 역할은 때로 눈에 보이지 않는 공기 같다. 보건의료 전문가로서 대체할 수 없는 역할을 맡고 있지만, 외부에 전면으로 드러나지 않는 약사의 특수성 때문일 것이다. 그래서인지 정부조차 코로나 백신 지역예방접종센터의 필수 인력 배치 과정에서 백신 관리 담당자로 의약품 전문가인 약사를 간과하기도 했다.

약사들은 급박하게 돌아가는 의료 현장에서 알아주는 이가 없어도 묵묵히 주어진 일을 해내는 존재들이다. 병원이라는 치열한 의료 현장의 환자들 곁에는 인력이 부족해도, 시간이 없어도, 급박하게 몰아쳐도, 누가 알아주지 않더라도 주어진 일을 사명감으로 감당해내는 병원약사가 있다.

병원약사는 대체제가 없는 존재다. 그렇기에 오늘도 새벽 공기를 가르며 소중한 환자 한 사람 한 사람을 위해 밤과 낮, 주중과 주말,

공휴일을 가리지 않고 일터로 나온다. 보이지 않지만 없어선 안 될 공기처럼, 병원 안에는 환자들을 위해 성실히 일하면서도 눈에는 잘 보이지 않는 병원약사들이 있다.

한국병원약사회와 콘텐츠 공모전 이야기

공직과 제약회사, 지역약국 등 다양한 분야에서 일하는 약사님들을 두루 만날 기회가 있다. 그럴 때마다 힘든 병원약사를 어떻게 20년이 넘도록 지속할 수 있었는지 다들 궁금해하곤 한다. 동종업계 약사들 사이에서도 병원약사로 산다는 것이 힘들기로 유명한 것이다. 병원약사의 업무는 고되지만, 누군가는 반드시 해야 하는 일이다.

대한민국 약사면허 번호 1번인 이호벽 약사는 일본인들을 제치고 1920년 조선약학교를 수석으로 졸업했다. 그는 조선총독부병원을 거쳐 1923년부터는 적십자병원에서 25년간 근무한 병원약사다. 이처럼 일제강점기부터 병원에는 약사가 있었다.

1981년에는 병원약사의 전문성 강화, 병원 약제 업무의 표준화 및 의료 질 향상, 병원 약학 연구를 통해 국민 건강 증진에 기여하고자 병원약사를 대표하는 '한국병원약사회'가 설립되었다. 한국병원약사회는 병원약사의 자질 향상을 위해 학술 및 교육 활동을 활발히 진행하면서 병원 약제 업무와 병원 약학의 개선, 발전을 위해 노력하고 있다. 2021년 한국병원약사회는 40주년을 맞았다. 창립 40주년 기념사업 중 하나로 지난 40년 동안 병원약사의 발자취가 고스란히 담긴 〈한국병원약사회 40년사〉를 2024년 2월에 발간했다.[2] 이 책의 초고를 검토하면서 지난 세월 동안 선배님들의 노력과 희생이 없었다면 병원약사가 현재의 모습으로 발전하지 못했을 것이라는 생각이 들었다.

2023년 한국병원약사회는 '병원약사의 역할과 가치'라는 주제로 다양한 아이디어를 담은 콘텐츠 공모전도 열었다. 공모전에 참여한 많은 글들 가운데 한 수필이 병원약사의 모습을 잘 대변해주는 것 같아 깊은 인상을 남겼다. 이 수필은 영화 〈월드워Z〉에 나오는 '열 번째 사람'을 언급하며 글을 시작한다. 영화 속 '열 번째 사람'은 집단적 사고의 오류를 방지하기 위해서 무조건 반대를 표해야 하는 사람이다. 곧 아홉 사람이 옳다고 주장해도 '열 번째 사람'인 그는 그 의견에 반대해야 하는 것이다.

이 수필에서는 병원약사가 바로 그 '열 번째 사람'임을 '처방 검토 및 중재 사례'를 예로 들어 설명했다. 병원약사는 중재 과정에서 어렵게 연락이 닿은 의료진의 차가운 대응을 감내해야 하고, 병원의 신뢰도를 위해 환자에게 자세한 설명은 할 수 없다. 하지만 이러한 전후 사정을 알지 못하는 환자는 대기 시간이 길어지면서 병원약사에게 불만을 표할 수밖에 없다. '열 번째 사람'으로서 병원약사의 중재 업무는 의료진과 환자 모두에게 환영받지 못하지만, 약물 사용의 오류와 부작용으로부터 환자를 보호하기 위해 반드시 필요하다고 말하는 그 수필 내용에 깊이 공감했다.[3]

2001년 한 증권회사의 광고가 이목을 끌었던 적이 있다. "남들이 모두 예스(Yes)라고 할 때 노(No)라고 말할 수 있는 친구"가 이 광고의 카피였다. 병원약사 역시 병원에서 그런 역할을 도맡고 있기에 어려움을 겪을 때도 많다. 하지만 이 일이 궁극적으로는 환자들에게 유익이 된다는 것을 알기에 오늘도 우리는 병원 안 '열 번째 사람'이 되기를 기쁘게 자처한다.

병원에 약사도 있습니다만

오래전 인기리에 방영된 드라마가 있다. 극중 의사였던 여자 주인공이 해외 의료봉사를 떠나 군인과 사랑에 빠진다는 이야기였다. 드라마 에피소드 중에는 마약을 소재로 다룬 내용도 있었지만, 극중에 약사는 등장하지 않았다. 마약은 의료봉사를 가더라도 해외 반출이 안 되며, 만일 가져간다고 해도 입국할 때 문제가 될 수 있고, 약사의 철저한 관리가 필요한 약물이다.

최근에 시리즈물로 인기를 끌었던 종합병원 의사들의 생활을 다룬 드라마에도 약사는 등장하지 않았다. 병원 이야기를 소재로 다룬 드라마가 나올 적마다 이번에는 병원약사가 등장하지 않을까 내심 기대해보지만, 지금까지 그런 일은 한 번도 없었다. 이런 점이 드라마 팬으로서 못내 아쉬워 언젠가는 작가에게 편지를 써볼까 생각한 적도 있었다. 환자의 치료에서 절대적으로 필요한 것이 약인데, 약을 다루는 약사가 한 번도 등장하지 않는 것은 왜일까? 하지만 드라마에는 나오지 않는다 할지라도 우리는 알고 있다. 병원에는 반드시 약사가 존재해야 한다는 사실을!

지역약국에서는 약사의 모습을 가까이서 볼 수 있지만, 병원 안에서는 약사를 볼 수 있는 기회가 사실 드물다. 대부분의 병원에서 약제 부서는 지하에 자리 잡고 있고, 약사들은 인력 부족으로 매 시간 동분서주하고 있어서, 환자나 보호자들이 병원약사를 접할 기회는 복약상담 말고는 조제약을 받는 곳이 전부일 것이다. 그래서 이 책을 통해 병원 안에 약사도 있다는 인식이 새롭게 생기기를 희망한다.

2023년 OTT[4]에서 1위를 차지한 드라마에 드디어 병원약사가 등장했다. 그러나 안타깝게도 드라마에 잠깐 등장한 병원약사의 모습은 무책임하고 무능력한 캐릭터로 비쳐졌다. 만일 전국 7천 명의 병원약사가 이 장면을 보았다면 속상함을 넘어 허탈한 감정까지 느끼지 않았을까 싶다.

실제로 병원약사들은 만성적인 인력 부족 상황에서도 환자의 안전과 약제 서비스의 질 향상을 위해 책임과 사명을 다하고 있다. 힘든 상황 속에서도 서로를 다독이며 환자를 위해 일분일초도 허비하지 않고 다양한 조제와 임상 업무를 병행한다. 약사로서 더 나은 실력을 갖추기 위해 공부도 열심히 하면서, 누가 알아주지 않는다 해도 과중한 업무를 성심성의껏 해내고 있는 것이다.

이러한 점들은 병원에 가서 병원약사의 업무를 잠깐이라도 살펴보고 조사했다면 어렵지 않게 확인할 수 있다. 하지만 아무런 검증도 거치지 않은 상태에서 많은 사람이 보는 드라마 안에 현실과 다른 모습으로 병원약사의 모습을 묘사한 것을 보면서 실망스러운 마음이 드는 건 어쩔 도리가 없었다.

병원약사들의 일상, 애환과 보람도 충분한 드라마 소재인데 알아주는 이가 없어서 아쉽다. 그래도 병원약사의 모습을 그린 일본의 유명 원작 만화 〈언성 신데렐라 병원약사 아오이 미도리〉가 드라마로 만들어져서 다행이다. 일본에서 큰 인기를 끌었던 이 드라마의 내용은 한국의 병원 약제 부서와도 많이 닮아 있다. 혹시 병원약사의 삶이 궁금하다면 찾아보길 추천한다. 일본 드라마에 그려진 병원약사와 한국 드라마에 나오는 병원약사의 모습이 어떻게 다른지도 확인할 수 있을 것이다.

전문의처럼 전문약사도 있다

2023년 4월, 정부 주관으로 자격을 부여하는 전문약사 제도가 드디어 승인되었다. 소아과, 내과, 일반외과, 정형외과, 피부과, 산부인과 전문의는 많이 들어봤지만 '전문약사'는 생소할 것이다. 약사라면 기본적으로 질환이나 약물 요법에 관한 전문 지식을 갖추고 있다. 그렇지만 건강과 삶의 질에 대한 국민들의 관심이 점점 커지고, 더 수준 높은 보건의료에 대한 수요가 증가함에 따라 국내 보건의료 인력의 세분화 및 전문화 추세가 점차 확산돼왔다. 병원약사들도 이에 발맞춰 전문적인 자질을 갖추기 위해 노력해왔고 지난 10년간 민간 자격(한국병원약사회 주관)을 갖춘 전문약사들이 병원 안에서 임상 활동 업무를 중추적으로 담당하고 있었다.

의사의 처방을 검토하기 위해서는 시시각각 업데이트되는 관련 의학 지식을 습득해야 하므로 병원약사들에게는 꾸준한 공부가 필요하다. 이러한 자질을 검증받기 위해 2010년부터 한국병원약사회가 주관하는 전문약사 시험에 응시해 전문약사 자격을 취득하는 경우가 많았다. 이미 미국에는 BPS(Board of Pharmacy Specialties)에서 주관하는 전문약사 인증 시험이 있고, 이 시험은 미국 이외 다른 국가 약사들도 해당 분야에 대한 충분한 실무 경험 등 적격한 자격을 갖추면 응시 자격이 주어지기 때문에 한국 약사들 중에도 미국 전문약사 자격을 가진 이들이 있다.

2023년 12월부터는 한국 정부가 주관하는 전문약사 국가자격시험이 최초로 시행되어 '전문의'처럼 '전문약사'가 향후 더 늘어날 것으로 예상된다. 전문약사는 종양, 내분비, 노인, 소아, 심혈관, 감염, 정맥영양, 장기이식, 중환자로 총 9개 분야가 있다.

환자들이 병원 안에서 직접 약사를 만나는 일은 그동안 많지 않았을 것이다. 그러나 병원에서 투여받는 모든 약은 처방 검토, 조제, 감사, 투약, 상담 등의 과정을 거치고, 환자의 건강을 지키기 위한 병원약사들의 숨은 노력이 곳곳에 깃들어 있다. 이 모든 과정에서 특히 해당 질환의 약물치료에 통달한 전문약사는 모든 지식과 경험을 바탕으로 각각의 환자에게 가장 적합한 약제 서비스를 제공할 수 있다.

환자의 질환에 이 약물 요법이 적절한지 우선 검토하고, 정확하고 안전하게 조제해 환자에게 딱 맞는 정보를 제공한다. 또 전문약사는 환자가 개인별 건강 상태에 따라 최적의 약물치료를 받을 수 있도록 의료진과 소통하며 중재하는 역할도 한다.

이런 노력을 국가 자격으로 인정받게 되어 의미가 크다. 국가가 공인한 전문약사라는 자격이 환자들에게 전문약사와 함께라면 약물치료에 대해 더욱 잘 이해할 수 있고, 안전하고 효과적으로 치료받을 수 있겠다는 신뢰를 심어주리라 기대해본다.

약품 품절과 수급 문제, 제발 오늘도 무사히

오늘도 병원의 약품 수급을 담당하는 약품관리파트장은 한숨이 끊이지 않는다. 발주를 해도 며칠째 입고되지 않는 약품 때문에 도매상에 전화했더니, 제약회사에서 품절인데 공문도 보내주지 않고 쉬쉬하다가 오늘에서야 품절이라고 통보했다는 것이다. 약품의 '품절'이라는 용어가 생소할 것이다. 아예 생산하지 않는 것은 아니지만 원료 공급이 불안정하다든지, 갑자기 수요가 급증했거나 생산 공정에 문제가 생겨 약품을 공급할 수 없는 상태를 말한다. 기한이 정해진 품절도 있지만 요즘은 입고 예정일이 '미정'인 품절이 많아 생산 중단인지 구분이 모호한 경우도 있다. 또한 이미 정부에서 퇴장 방지 약품으로 지정한 약품인데도 생산 원가 보전이 안 된다며 제약회사에서 생산 중단을 결정해버리는 경우도 많다.

코로나19 시기에는 약품 공급이 너무나 어려웠다. 그런데 러시아-우크라이나 전쟁 이후 더 걷잡을 수 없는 지경에 이르기도 했다. 코로나19로 감기약은 계속 부족했고, 변비약 등 다른 의약품도 마찬가지인 상황이었다. 당시에는 하루에도 몇 번씩 제약회사에서 품절이나 생산 중단 공문이 접수되었다. 그러면 병원 내 공문 발송을 담당하던 나는 원내 공지를 위해서 안내 공문을 여러 개 작성한다. 병원 약국에서 이러한 안내 공문을 작성하려면 현재 여러 개로 나눠진 조제실마다 재고가 얼마나 남아 있는지 파악해야 하고, 병원 내에 대체 가능한 다른 약품이 있는지도 함께 조사해서 안내해야 한다.

만일 병원 내에 대체 약품이 없고 품절 기간 동안 충분한 재고가 확보되지 않는다면, 다른 제약회사에 동일 성분을 가진 대체 가능한 약품이 있는지 확인해야 한다. 그런 다음 진료과에 연락해 조사된 여러 개의 약품 중 대체할 약품을 선정해 달라고 약품 관련 자료를 정리해 요청하고, 최종적으로 결정된 대체 약품을 원내 절차에 따라 구입하는 과정을 시작한다. 동일 성분을 국내 다른 제약회사에서 생산하고 있다면 다행이지만, 그렇지 않은 경우에는 정말 난감하다. 원내 품절을 공지하면 의료진으로부터 끊임없이 전화 문의와 항의가 쇄도하기 때문이다. 이러한 약품 수급 문제를 겪을 때마다 오늘도 제발 무사하기를 기도하면서 병원 약국으로 발걸음을 내딛는다.

품절로 인한 약사의 한숨들

매월 지역약사회에 병원 분과 상임이사로 참여하고 있다. 얼마 전에도 이사회가 열려 참석했는데, 그날의 화두는 품절이었다. 먹는 약이나 외용제는 사실 병원보다는 외부 약국에서 더 많이 조제된다. 그래서 이런 제형의 약이 품절되면 외부 약국이 병원 약국보다 타격이 클 수밖에 없다. 그날은 마침 병원에서 처방되지 않도록 약품코드를 막았던 협심증 치료제인 이소소르비드 이질산염(isosorbide dinitrate) 서방캡슐 120mg으로 이야기가 시작되었다.

동일 성분이지만 함량이 낮은 40mg 정제가 병원에 아직 남아 있나는 질문에 '있다'고 답했더니, 제약회사가 외부 약국에는 약을 주지 않고 병원에만 약품의 재고를 챙겨준다는 불만을 제기했다. 먹는 약은 병원 약국의 소비량보다 외부 약국의 소비량이 더 많기 때문에 그렇게 느껴지는 것이고, 사실상 병원 안에도 재고가 별로 남아 있지 않다고 설명해야 했다. 그러자 이번에는 병원 약국 입장에서 중증 환자 치료에 사용하는 주사제가 공급되지 않아서 심각하고 여기저기 약을 구하느라 힘들다고 이야기하면서 서로 간에 성토대회가 시작되었다.

외부 약국 약사들이 제기한 또 다른 고충은 병원에서 처방한 의약품이 없어서 식약처에서 허가받은 동일 성분의 대체 약품을 환자에게 권하면 의사가 처방해준 의약품이 아니라서 절대 바꿀 수 없다고 거절한다는 것이다. 식약처가 대체해도 된다고 승인한 약품이고 다른 약국들도 이미 품절 상태라 구할 수 없는 약인데도 말이다. 약품 품절로 처방약을 구하느라 약사도 발을 동동 구르고, 환자도 약을 찾아 이 약국 저 약국 다니느라 이만저만 힘든 일이 아니다.

지역약사회 이사회에서는 또한 약사들의 성향을 꼬집었다. 수십년 세월 동안 환자들에게 피해가 가지 않도록 약사들은 소리 없이 일해왔다. 힘든 노력의 과정을 전면에 내세우지 않고, 약품 수급 문제 속에서도 어떻게든 약을 구해 환자들의 약을 조제해왔는데, 정부나 환자 어느 누구도 그 힘든 상황을 모른 채 세월이 흘러왔다는 것이다. 이제는 정부가 직접 나서서 해결하지 않으면 안 될 지경에 이르렀다고 입을 모았다. 보험 약가가 생산 단가를 보전할 수 없는 가격이어서 제약회사도 그동안 힘들었는데 코로나19와 러시아-우크라이나 전쟁 때문에 국제적으로 원료 가격이 급상승하자 더 이상 버티지 못하고 생산 중단을 선언했기 때문이다. 그래서 약을 구하지 못하는 상황이 병원과 약국에서 끊임없이 연출되고 있다. 이제는 적정한 약 값의 책정이 필요한 때다.

약을 구하지 못하는 것이 약사 탓이라고 오해하는 일들이 많아서 속상하고 야속하다. 전반적인 제약 산업과 정부의 줄다리기 속에서 사실상 약사는 고래 싸움에 새우 등이 터지는 입장인데도 말이다. 약은 언제든 충분히 있을 거라는 막연한 생각도 그런 오해에 한몫을 담당하는 듯하다.

각 병원마다 건물 붕괴나 기상재해 같은 재난이 일어났을 때를 대비해 재난 대비 지침을 만들고 1년에 한 번은 재난 대비 모의훈련을 시행한다. 그런데 10여 년 전쯤 재난 대비에 관한 원내 지침을 처음 보고는 깜짝 놀랐다. 지침에는 재난을 대비해 평상시 미리 준비해야 하는 의료품과 물품 목록이 있었는데, 그 목록에는 비상식량으로 깻잎장아찌까지 적혀 있었지만 약품 목록은 아예 언급조차 없었기 때문이다. 당연히 약은 마련돼 있을 거라고 추정했기 때문이다.

병원 약국은 가장 소외된 부서로, 약을 비축해둘 공간이 실제로 많이 부족하다. 그동안 약사들이 어려움 속에서도 약 공급을 차질 없이 해왔기 때문에 이런 결과가 일어나지 않았을까 생각한다. 이렇게 병원 내부에서조차 약국의 상황을 잘 모르는데 국민들이 어떻게 우리의 사정을 속속들이 알 수 있을까?

구체적으로 상황을 파악하지 않으면 허점이 생기기 마련이다. 병원 약국에는 최소한의 재고만 둘 수 있기 때문에 많은 환자들이 갑자기 몰려온다면 약은 턱없이 부족할 수밖에 없다. 이런 문제점을 확인한 후 약사의 역할과 의약품 재고 부족을 피력해 재난 대비 지침에서 의약품 목록을 정비했고, 약사와 약대생 재난 훈련도 실시해 문제점을 개선했다.

나는 4월이 싫다

병원에 필요한 모든 약을 구입하고 원내 모든 부서로 내보내는 막중한 업무를 담당하는 곳이 약품관리파트다. 병원 내 '약품 창고지기'라고 볼 수 있다. 이 부서를 담당하게 되었을 때, 처음 접하는 전산 프로그램을 비롯해 수천 개의 약에 대한 발주와 입고, 수백억의 세금계산서를 발행해야 하는 업무가 너무나 낯설었다. 그중에서도 가장 힘든 일은 갑작스레 약품 수급이 안 돼 발을 동동거려야 할 때였다. 지금은 세 개의 주요 도매상이 품절 약을 해결해주지만 내가 이 일을 처음 맡았을 때만 해도 수십 개나 되는 각각의 개별 도매상에 직접 일일이 연락해 해결해야만 했다.

가장 문제가 됐던 사건은 약품관리파트에 배치돼 인수인계를 받은 첫 주에 발생했다. 그날도 어김없이 익숙하지 않은 업무를 익히느라 야근을 이어가고 있었다. 그런데 농약을 먹고 자살을 시도한 환자가 응급실로 이송돼 급히 '파무에이주'(프랄리독심 pralidoxime)라는 해독제가 필요했다. 하지만 약국 안에는 전임자가 재고를 하나도 남겨두지 않은 상황이었다. 또 그때가 4월이었는데, 봄철이면 농약을 이용해 자살을 시도하는 사람이 늘어난다는 정보도 접한 바가 없었다. 그래서 인근 상급종합병원에 다급히 연락해 지금 사람이 죽어가고 있으니 해독제를 빌려 달라고 울먹이면서 애원했다. 다행히 한 병원에서 차용을 해줘서 위급한 생명을 살릴 수 있었다.

2021년 한 연구를 보니 여전히 응급실 사망 원인 1위가 농약 중독이라고 한다.[5] 한 응급의학과 교수님이 가장 어리석은 자살 방법이 농약이라고 하셨던 말씀이 생각난다. 만약 자살 시도 후 운 좋게 목숨을 건진다 하더라도 남은 인생이 고통스럽다고 하셨다. 죽음까지 생각할 정도로 삶의 막다른 상황이 분명 있겠지만, 우리의 삶은 반드시 살아볼 가치가 충분하다. 해독제가 없어서 외부 병원에 연락해 힘들게 약을 구하던 15년 전 기억이 죽음이라는 무거운 단어 앞에서 한없이 작게 느껴지지만, 농약이 지금도 응급실 사망 원인 1위라는 사실에 4월의 그날이 떠오른다.

마약 (수량이) 맞았다!

유명 영화배우의 마약 투여 사건이 미디어를 연일 뜨겁게 달궜다. 그가 출연했던 작품을 즐겨 본 입장에서 참으로 안타까운 일이었다. 병원약사에게 마약은 다루기 힘든 의약품이다. 신규 약사들이 제일 힘들어하는 일도 바로 마약 관련 업무다. 가끔 늦게까지 약국에 남아서 일하는 약사에게 무슨 일이 있는지 물어보면 열에 아홉은 마약 업무 때문이라고 말한다.

병원에서는 극심한 통증이 있는 환자나 수술 시에 사용하기 위해 마약을 처방한다. 그 처방전에 따라 약국에서는 마약을 조제해 병동으로 내보내는데, 마약 수불장부에 적힌 마약의 수량에서 처방전 수량만큼을 빼고 남은 수량이 실물 수량과 반드시 일치해야 한다. 그래서 야간 근무 약사와 인수인계하면서, 또 점심시간 전에, 그리고 다시 야간 근무 약사와 인수인계하면서 틈틈이 계속해서 마약의 수량을 맞춘다.

그런데 간혹 마약 처방전의 수량을 잘못 계산했거나, 남아 있는 마약 수량을 잘못 세거나, 병동에서 반환받은 수량을 잘못 계산해서 수량이 맞지 않는 경우가 생긴다. 그런 일이 일어나면 즉시 퇴근을 반납하고 어디서 수량 착오가 생겼는지 하나하나 맞춰봐야 한다. 단 하나라도 착오가 생기면 불시에 감사를 나오는 보건소나 식약처로부터 지적과 행정 처분을 받기 때문이다. 온 신경을 곤두세우고 마약을 맞추던 약사가 드디어 "마약 맞았다!"라고 외치면 그제야 퇴근이 가능해진다.

마약 수량을 다 맞췄다고 해서 끝나는 것은 아니다. 의약품마다 제조번호라는 것이 있다. 공장에서 한꺼번에 많은 양을 생산할 때 동일한 시기에 생산한 약들에는 같은 번호를 매긴다. 의약품의 제조번호는 사람의 출생 연도와 같은 개념이다. 그런데 출생 연도보다 더 자세한 등록번호인 주민등록번호 뒷자리와 같은 개념이 의약품의 '일련번호'다. 마약은 일련번호까지 관리해야 한다. 정부는 마약류통합관리시스템이라는 국가 전산프로그램을 운영하고 있다. 병원과 약국 등에서는 마약이 입고될 때 이 전산프로그램에 일련번호까지 등록해 어떤 환자에게 그 일련번호가 투여되었는지 보고해야 한다. 조제 약사가 퇴근하더라도 이러한 업무를 추가로 마쳐야 진정한 마약 업무가 끝났다고 할 수 있다.

병동이나 약국에서 간혹 급하게 마약을 다루다가 파손하는 경우도 있다. 그러면 바닥에 흘린 용액을 주사기로 다 끌어모으고 깨진 앰플 조각까지 모두 수거한다. 마약을 파손한 사람은 파손 사유서를 육하원칙에 따라 작성한 후 서명해야 한다. 이때 그 일을 목격한 증인의 서명까지 받고 나면 담당 파트장과 부서장에게 보고한다. 그런다음 파손을 확인한 날로부터 5일 이내에 사유서와 파손된 실물을 마약 담당 약사가 해당 보건소에 신고해야 한다. 매달 마약을 파손한 부서별로 정리해 병원장님에게까지 보고하고 있다. 이렇게 까다롭고 번거로운 절차를 거치므로 다시는 마약을 파손하지 않겠다고 고개를 절레절레 흔들 정도다.

병원약사에게 마약이란 호기심이라고는 결코 일어날 수 없는, 그저 우리를 힘들게 하고 때로 쳐다보기도 싫은 의약품일 뿐이다.

건강관리는 약사도 어렵다

내 석사 논문의 주제는 '와파린'(warfarin)이었다. 피떡이 혈관을 돌아다니다가 좁아진 혈관을 막으면 다양한 질병을 일으킨다. 와파린은 이러한 피떡이 생기지 않도록 혈액을 묽게 하는 약이다. 그런데 와파린은 다른 약물과 상호작용도 많이 일어나고, 복용 중에는 먹는 음식도 주의해야 한다. 게다가 목표로 하는 INR 수치를 벗어나면 출혈이나 피떡이 생기기 때문에 목표 INR 범위에 머무르게 하기 위해 자주 피검사를 해서 수시로 용량을 조절해야 하는 매우 까다로운 약이다.

30대 초반에 와파린 관련 논문을 쓰면서 앞으로 이렇게 힘든 약을 먹지 않도록 건강관리에 힘써야겠다고 생각했다. 그런데 나이가 들면서 삶은 점점 더 내 마음대로 되지 않음을 느낀다. 아무리 좋은 생각을 하려 해도 일상 속 스트레스는 쌓일 수밖에 없고, 더구나 건강은 의지가 있어도 쉽게 유지할 수 없는 영역인 것 같다. 금요일이면 끊을 수 없는 맥주 한 잔의 유혹과 아침마다 5분이라도 더 침대에 누워 있고 싶은 마음, 주말마다 운동하러 나가기 싫은 나태함을 이겨내려고 매 순간 소리 없는 싸움이 내 안에서 일어난다.

젊어서 세상을 몰랐던 시절에는 건강관리를 못했다고만 생각하던 환자들이 지금 내 나이가 되고 보니 충분히 이해가 된다. 건강한 삶을 살아보고자 노력하지만 점점 더 건강관리가 힘들어지는 나를 보면서 자책을 하게 된다. 늘어나는 뱃살과 몸무게를 보며 한숨 쉬고, 매년 좋지 않은 건강검진 결과를 보기 싫은 성적표를 받듯이 받는다. "너희도 늙어 보면 알 거다"라고 하신 부모님의 말씀이 지금에서야 이해가 가고, 젊은 시절 미래를 위해 저축해놓지 못한 것을 후회하는 베짱이가 된 기분이다.

하지만 분명한 것은 아직 결코 늦지 않았다는 사실이다. 내년에는 반드시 후회 없는 건강 성적표를 받기 위해 오늘도 힘을 내서 스트레칭과 계단 오르기에 도전한다.

의료봉사에서 약사의 역할

"하나님의 사랑으로 인류를 질병으로부터 자유롭게 한다." 이것은 세브란스병원의 사명이다. 이 사명이 내 가슴에 와닿게 된 계기는 몇 차례 해외 의료봉사에 참여하면서부터다. 아프리카 오지에 직접 가보니 사람들은 깨끗한 식수가 없어서 더러운 흙탕물을 마시며 수인성 질병을 두려워하고 있었고, 의료 혜택을 평생 한 번도 받아본 적이 없어서 의료진의 손길을 기다리는 병자들이 너무도 많았다.

의료봉사를 가서 굶주리며 맨발로 다니는 아이들과 질병으로 고달픈 주민들을 도와주고 오니 뿌듯한 감정을 느꼈다. 그러나 연세의료원 의료선교센터 박진용 소장님이 기고하신 글을 읽고 나서 그들에게 우리 모두는 '빚진 자'라는 사실을 깨달았고, '베푸는 자'라는 오만함을 뉘우치게 되었다. 약사들이 의료봉사를 통해 '빚진 자'로서 그 빚을 갚을 수 있는 기회를 얻어 감사하다. 그러나 의료봉사가 결정되고 나면 봉사단원 가운데 할 일이 가장 많은 약사들은 참여 전부터 힘든 준비 과정이 시작된다.

2002년에 강릉 수해 지역으로 일주일간 의료봉사를 다녀온 적이 있다. 그때 의료봉사를 준비하는 약사들을 위한 지침서가 따로 없어서 아쉬웠는데, 2018년 박진용 소장님의 권유로 〈단기 해외 의료봉사를 위한 약사 가이드북〉[6]을 만들게 되었다. 앞으로 의료봉사에 참여할 후배 약사들이 준비를 시작할 때 조금이라도 도움이 되었으면 하는 마음으로 그동안의 의료봉사 노하우와 자료를 가이드북에 담았다.

한국병원약사회 콘텐츠 공모전에서 대상을 차지한 영상의 제목은 "보이지 않는 곳에서도 밝게 빛나는 우리는 병원약사입니다!"였다.[7] 카자흐스탄 알마티로 의료봉사를 다녀온 내용을 담은 영상이었다. 이 영상에는 이런 자막이 나온다. "눈에 크게 띄지 않는 병원약사의 업무가 환자의 치료와 건강을 위해서는 꼭 필요하고 가치 있는 일임을 확실히 느끼게 되었습니다." 만일 병원약사로서 아직 한 번도 의료봉사에 참여해보지 않았다면 꼭 한 번 기회를 갖기를 추천한다. 병원 안에서는 다 느낄 수 없던 의료진과의 협업으로 인한 소속감, 서로를 아껴주는 따뜻함과 병원약사의 참된 역할을 더 깊이 체험하는 기회가 될 것이다. 또 그 과정에서 내가 만든 약사 가이드북이 작게나마 도움이 된다면 나 역시 큰 기쁨과 보람을 느낄 것이다.

통일보건의료센터와 통일보건의료학회

초등학생 시절, 해마다 6월이 되면 〈우리의 소원은 통일〉이라는 동요를 참 많이도 불렀다. 웅변대회에 나가서는 두 팔을 곧게 뻗고 "이 연사 목놓아 외칩니다!"라고 핏대를 올리던 기억이 있다. 그런데 몇십 년이 지난 지금도 통일은 우리 민족의 숙제로 남아 있다. 과연 통일은 언제쯤 이루어질까?

분단의 고통을 겪는 우리나라는 통일을 준비하기 위해 여러 활동을 진행하고 있다. 보건의료 분야에서는 통일에 대비한 연구와 교육 활동을 위해 연세의료원에서 통일보건의료센터를 설립해 운영 중이다. 2016년 4월, 통일보건의료센터가 주관한 세미나에서 북한이탈주민으로서는 유일하게 대한민국 약사면허를 취득한 이혜경 박사가 강의를 한 적이 있다. 당시 나는 통일에 대해 무지했지만, 이혜경 박사의 강의를 듣기 위해 세미나에 참석했다. 이를 계기로 통일보건의료 센터의 약학 분야 위원으로 위촉되었고, 이후 보건의료 분야의 통일에 대해 관심을 가지게 되었다.

2016년 10월 연세대 약학대학과 세브란스병원 약무국이 공동으로 참여해 대한민국 최초로 약학기획단 발대식이 이루어졌다. 이때 약대생들을 대상으로 한 설문조사 결과는 젊은 세대가 통일에 대해 어떻게 생각하는지 알 수 있는 기회가 되었다. 학생들의 의견은 대체로 다음과 같았다. "궁금하긴 하지만 염원은 아니다." "윗세대를 위한 숙제, 나에게는 큰 의미가 없다." "먼 미래의 일처럼 느껴진다." "실현 가능성이 희박하다고 생각한다."

언제 이루어질지 모르지만 통일은 어느 날 갑자기 일어날 수 있고, 통일이 된다면 보건의료 종사자인 우리는 제일 먼저 그들에게 손을 내밀어야 하는 사명을 가지고 있다. 병원약사들은 지금부터 체계적으로 통일을 준비하지 않으면 안 된다. 급변하는 상황 속에서 통일이 된 그날에 우왕좌왕하지 않으려면 차근히 대비해야 한다.

대한민국에서 꼭 염두에 둬야 할 사항이 있다. 북한 주민 2,500만 명 가운데 평양의 특권층 200만 명을 제외한 나머지 북한 주민들은 지금도 헐벗고 굶주리고 있으며, 의료 혜택을 제대로 받지 못하고 있다는 사실이다. 코끼리가 어릴 때 묶여 있던 말뚝을 다 성장하고 나서도 여전히 벗어나지 못하듯, 어려서부터 세뇌를 받은 그들은 인간답게 사는 것이 무엇인지 모른 채 북한 체제에 순응하며 살고 있다. 어쩌면 아프리카 오지의 배고픈 아이보다, 재난 지역의 아픈 사람들보다, 우리가 더욱 보듬고 관심을 가져야 할 숙명의 대상이 바로 북한 주민이다. 우리는 원래 하나의 민족이다. 북한의 주민들도 우리처럼 인간다운 삶을 살 수 있어야 하고, 그 일에 제일 먼저 나서야 할 사람들이 우리라는 사실을 결코 잊지 않아야겠다.

오준 전 UN 대사는 2014년 UN 북한 인권 연설에서 다음과 같이 강연해 가슴을 뜨겁게 했다. "비록 북한 주민의 목소리를 직접 들을 수 없어도 분단의 고통이 엄연한 현실임을 우리는 알고 있습니다. 겨우 수백 킬로미터 떨어진 그곳에 그들이 살고 있다는 것을 말입니다. 먼 훗날 오늘 우리가 한 일을 돌아볼 때, 우리와 똑같이 인간다운 삶을 살 자격이 있는 북한 주민을 위해 '옳은 일을 했다'고 말할 수 있길 진심으로 기원합니다." 오늘 우리는 그들을 위해 옳은 일을 하고 있는지 되돌아보고, 지금 할 수 있는 작은 일을 시작해야만 미래에 부끄럽지 않을 것이다.

나는 통일보건의료학회 이사로도 활동하는데, 이 학회는 '통일'이라는 용어 대신 '한반도 건강 공동체'라는 말을 사용한다. 2014년에 창립한 이후 한반도에서 '건강 공동체' 준비에 필요한 연구와 교육 사업, 그리고 공개 학술대회 개최 등을 통해 보건의료 분야에서 필요한 역할을 꾸준히 수행해오고 있다. 의사, 치과의사, 약사, 간호사 이외에도 한의사, 영양사 등 다양한 직종이 참여함으로 남한 내 보건의료 직종이 대통합하는 작은 통일을 이뤄가면서 남북한의 미래를 준비하고 있는 것이다. 〈한반도 건강 공동체 준비〉라는 책도 2018년과 2021년에 두 차례 발간한 바 있다.[8)9)] 말라리아를 비롯한 각종 전염병과 백두산 폭발 같은 재난 상황 등으로 인해 남한은 정치적으로나 이념적으로 북한과 아무리 분리되고 싶어도 분리될 수 없는, 서로 긴밀하게 연결된 존재다.

통일보건의료 활동을 하고 있다고 하면 색안경을 끼고 보는 이들이 있어서 안타깝다. 이것은 정치와 이념의 문제가 아니다. 나는 보건의료인으로서 사명감을 가지고 다가올 미래를 위해 그저 묵묵하고 성실히 준비하고 있을 뿐이다. 2017년 판문점과 DMZ를 방문했을 때 전우택 교수님이 들려주신 우리나라 역사 이야기가 여전히 생생하다.

1, 2차 세계대전을 일으킨 전쟁 주범 독일은 전후 처리 과정에서 두 개의 나라로 분단되었다. 그런데 동일한 전쟁 주범인 일본은 그대로 있고 왜 일본이 아닌 우리나라가 분단될 수밖에 없었는지에 대해, 그 당시 우리나라를 둘러싼 강대국들의 여러 상황을 듣고 분개했다. 그리고 독일은 이미 오래전인 1990년에 통일을 이루었으나, 우리는 아직도 전 세계 유일한 분단국가로 남아 있고 여전히 강대국의 힘겨루기에서 자유롭지 못하다.

이러한 우리의 상황과 분단으로 인해 북한 주민들이 아직도 고통받고 있는 현실이 그저 가슴 아프다. 멀리 있는 아프리카 오지의 굶주린 아이는 도울 수 있지만, 가까이에 있는 북한 주민은 돕고 싶어도 도울 수 없는 상황에 마음이 아프다. 한국전쟁을 통해 우리 민족은 크나큰 상처와 트라우마, 서로에 대한 불신을 얻었다. 그리고 매년 투입되는 국방비 예산과 '코리아 디스카운트'[10]에 대해 들어봤을 것이다. 인정하고 싶지 않지만 분단으로 인해 우리는 알게 모르게 여러 방면에서 피해를 입고 있다. 이러한 트라우마와 피해를 치유하고 회복하는 길은 '한반도 공동체'를 이루는 것이 유일한 방법이다.

영양집중지원팀과 한국정맥경장영양학회

병원은 다양한 직종이 함께 근무하는 곳이다. 그래서 직종 간의 협업이 매우 중요하다. 국내에서 다직종이 팀을 이뤄서 환자 치료에 도움을 주는 사례는 영양집중지원팀(Nutritional Support Team, NST)이 최초일 것이다. 의사, 약사, 간호사, 영양사가 다학제팀을 이뤄서 같이 회진을 돌면서 환자의 영양 상태를 평가하고, 환자 개개인에게 가장 적합한 영양 요법을 논의한 후 환자의 영양 상태를 개선시키고 빠른 회복과 합병증 감소를 통해 치료를 돕는 임상 활동을 하고 있다.

보통 영양불량이라고 하면 영양사가 관여하는 업무라고 생각할 것이다. 그러나 입으로 음식물을 섭취하지 못하는 환자들에게 투여하는 일부 경장영양액과 모든 정맥영양액은 식약처에서 의약품으로 허가받은 '약'에 해당한다. 그렇기 때문에 콧줄 등 관(feeding tube)을 통해 영양분을 공급해야 하는 경장영양(Enteral Nutrition) 환자나 정맥을 통한 영양 공급이 필요한 정맥영양(Total Parenteral Nutrition) 환자를 대상으로 적절한 영양 상태를 평가하고 최적의 영양 공급 방법을 제시하는 역할에 약사가 참여한다. 약사는 환자에게 필요한 영양 요구량에 맞춰 적절한 의약품과 용량을 추천하면서 약물 간 상호작용이 없는지, 배합 시 영향을 미치는 약물은 없는지, 꼭 필요한 약물 중 누락되거나 불필요하게 중복된 약물은 없는지 검토하는 역할을 담당하고 있다.

그리고 국내에서 제일 먼저 병원 의사, 약사, 간호사, 영양사들이 한자리에 모여 만든 학회가 바로 한국정맥경장영양학회다. 밥이 보약이라는 말을 들어봤을 것이다. 몸이 회복하기 위해서는 영양분 섭취가 중요한데, 질병이나 수술로 영양분을 제대로 공급하지 못하면 영양불량 상태가 된다. 그래서 한국정맥경장영양학회에서는 병원에서 발생하는 질병 상황마다 적용할 수 있는 영양 관련 기초의학, 정맥영양법 및 경장영양법을 중심으로 임상영양에 관한 연구와 지식을 교류한다. 또한 의료기관에서의 임상 영양에 관한 연구, 교육 및 업무 개발 등을 위해 다학제, 다직종이 모여서 활동한다.

해마다 열리는 학술대회는 국내뿐 아니라 해외 석학과 연구진도 함께 모여 발표하는 국제적인 행사로 개최된다. 정맥경장영양과 관련된 다양한 주제로 그동안의 연구를 발표하면서 질문을 주고받고 정보를 공유하는 현장에서 약사도 중요한 한 축을 담당하는 모습을 보며 뿌듯함을 느끼고, 이렇게 직종을 넘나들며 환자를 위해 함께 고민하고 연구하는 학회에 참여할 수 있어 감사한 마음이 든다. 환자를 위해 다직종이 서로 합심하는 한국정맥경장영양학회와 같은 학회가 앞으로도 많이 생겼으면 하는 바람이다.

약사가 장래 희망인 사람들에게

요즘 〈퓨처 셀프〉[11]라는 책을 읽고 있다. 이 책의 골자는, 지금 하는 행동이 미래의 나에게 부끄럽지 않도록 현재에 충실해야 한다는 것이다. 생각해보면 지금도 나는 미래의 어떤 목표를 위해 노력하다가 그만두고 싶을 때면 나의 '퓨처 셀프'를 생각하면서 힘든 시기를 이겨내고 있다.

이 책을 쓰는 지금도 마찬가지다. 지금 마무리하지 않으면 몇 주 후, 몇 개월 후, 몇 년 후 내가 겪을 힘든 상황에 대해 생각해본다. 그리고 이 책을 마무리함으로 다가올 벅찬 감동의 미래를 생각하면서, 나태해진 마음을 다시금 다잡는다.

지금의 나는 그동안 근무한 날보다 앞으로 근무할 날이 더 적게 남았다. 병원에서의 남은 시간이 많지 않아서 어쩌면 '지는 별'일 수도 있겠지만, 100세 시대를 생각하면 이제 막 인생 중반을 지나고 있는 팔팔한 젊은이인 셈이다. 그러니 직장 생활이 끝난다고 해서 인생을 마무리하는 것이 아니라, 앞으로의 삶을 계획하고 준비해서 지금까지 해온 것보다 더 열심히 살아가야 한다고 생각한다.

AI 기술 혁명으로 제일 먼저 사라질 직업 리스트에 약사가 1위로 오르내린 지가 한참이다. 약사의 미래에 대해 쓴 기사들을 보면 막막한 내용뿐이다. 그런데 그런 기사를 자세히 들여다보면 약사의 일이

오직 약의 조제라고 생각한 데서 출발한다는 것을 알 수 있다.

지금까지 나는 이 책을 통해 약사는 조제만 하는 것이 아니라 수많은 일을 담당하고 있다고 피력했다. 약사는 의사가 낸 처방전을 검토하고 중재하는 역할을 한다. 약사는 환자의 침상까지 찾아가 약에 대한 복약상담을 진행한다. 약사는 의료진과 함께 회진을 돌며 팀 활동을 하고, 항암제로 구성된 항암 요법의 검토와 무균 조제를 담당한다. 또한 약사는 여러 임상시험에 참여하는 등 고유하고 다양한 일을 맡고 있다. 그런데 기계가 어떻게 그런 업무까지 모두 대체할 수 있겠는가?

병원 안에는 다양한 직종이 모여 함께 일한다. 환자를 아끼고 사랑하는 마음은 모든 직원이 동일하겠지만, 환자에게 행동으로 먼저 솔선해서 다가가는 직종이 약사라고는 선뜻 대답하지 못하겠다. 그래서 나는 약사가 장래 희망인 사람들에게 "열심히 공부해서 약사가 되길 바랍니다"라는 말보다, "환자를 먼저 위하고, 환자가 믿고 먼저 찾을 수 있는 실력을 갖춘 따뜻한 약사가 되세요!"라고 말하고 싶다. 약사가 서비스직이라고 생각하지 못하는 약사들이 많아 안타깝다. 그러나 환자가 없다면 약사도 없다는 사실을 기억해야 한다.

이제 내년이면 종합병원에서 근무한 지 30년을 맞는다. 지나온 인생을 되돌아보니 스티브 잡스가 스탠포드대학의 졸업식에서 했던 축사가 정말 맞는 말 같다. 인생의 여정에서 찍었던 수많은 점들이 모여 언젠가는 하나의 선으로 연결된다.

어릴 적 서예를 배울 때 땀을 뚝뚝 흘리면서도 장시간 무릎 꿇고 앉아 몰입했던 경험이 공부할 때도 큰 도움이 되었다. 서예에서 익힌 서체는 훗날 손글씨를 쓸 때나 발표에 쓰일 시각 자료를 만들 때 글꼴을 선택하고 배치하는 일에 도움을 주었다. 학부 시절에는 약대 학

술지를 만드는 동아리에 가입해서 기사를 쓰고 교정하는 작업을 했
는데, 지금 직장에서 다양한 문서나 논문, 여러 책을 쓸 때 보탬이 되
고 있다. 작지만 기회가 있을 때마다 갔던 의료봉사활동은 병원 내
해외 의료봉사로 이어졌고, 그 경험을 토대로 의료선교센터의 참고
자료 시리즈 가운데 〈단기 해외 의료봉사를 위한 약사 가이드북〉을
만들 수 있었다. 그리고 이 가이드북을 계기로 지금 쓰는 책이 출판
될 수 있도록 인연이 이어졌다. 어릴 적 통일에 대해 웅변했던 경험
은 각종 발표나 강의에 활용되었고, 통일보건의료센터와 통일보건의
료학회 일로도 연결되었다. 잡스의 말처럼 인생의 경험을 차곡차곡
쌓아가다 보면 언젠가는 정말 하나의 선으로 연결되는 놀라운 경험
을 하게 되는 것이다.

　학부 시절 한 해의 끝인 겨울방학이 오면 추운 동아리방에 모여
앉아서 약대 학술지를 만들었다. 그때 동기들과 둘러앉아 "이렇게 방
학도 없이 동아리 활동을 하는 것이 앞으로 우리에게 무슨 도움이 될
까?" 하며 푸념했었다. 그런데 그 활동이 수많은 곳에서 값진 보상으
로 돌아왔고, 그런 일들은 지금도 이어지고 있다.

　이 글을 읽는 독자들에게도 수많은 점들이 선으로 연결되는 놀라
운 경험이 일어나기를 바란다. 신규 약사로 들어간 병원 생활이 비록
힘들지라도 돈으로 살 수 없는 가치 있는 경험의 기회가 앞으로 수없
이 펼쳐질 것이다. 지금의 경험이 분명 미래에 큰 자산이 된다는 것
을 나 역시 경험했기에 자신 있게 확신할 수 있다. 단, 기회가 왔을 때
주저하거나 수동적으로 받아들이지 말고 "저요!" 하고 외치며 적극
적으로 행하는 것이 더 많은 경험을 쌓을 수 있는 비결이라면 비결이
다. 어떤 일도 억지로 하는 것보다 긍정적으로 행할 때 얻는 것이 더
많으니까 말이다.

지금 나는 인생의 그 어느 때보다 배우고 싶은 것도 많고, 하고 싶은 일들도 많지만 아쉽게도 체력적인 한계에 부딪힌다. 그러니 여러분은 조금이라도 젊을 때 경험할 수 있는 '점'들을 최대한 많이 찍어두길 당부드린다.

그런데 지금까지 쓴 앞의 내용들을 읽어보니 나도 어쩔 수 없이 나이가 들었다고 가르치려 하는 선생님 같다. 인생을 조금 더 산 직장 선배의 말로 부담 없이 들어주었으면 하는 마음을 덧붙인다. 나이가 들면 어려운 길로 돌고 돌지 말고, 나보다는 낫고 유익한 지름길로 곧장 가길 바라는 마음에서 건네고 싶은 말이 많아진다. 하지만 이조차도 듣는 이들이 불편할까 봐 직접 전하지 못하는 경우가 많다. 그렇지만 선배도 애정이 가는 후배가 있어야 하고 싶은 말도 많은 법이다. 요즘 많이 쓰는 말처럼 "나 때는 말이야"가 아니라, 진심으로 아끼는 마음에서 우러나오는 말임을 후배 약사들이 알아주었으면 좋겠다.

약국 생활 30년이 이렇게 금방 지나갈 줄은 몰랐다. 이렇게 빠르게 지나는 시간을 목표 없이 살아간다면 그 끝은 얼마나 허망할까? 지금부터 인생의 목표, 약사로서 목표를 설정하고 차근차근 한 발을 내디뎌보자. 목표는 나아가면서 수정하면 된다. 너무 거창한 목표는 이루기가 묘연해 쉽게 지칠 수 있다. 그러니 오늘 하루, 이번 주, 이번 달, 이번 해와 같이 작은 목표부터 차곡차곡 성취해나가자. 그럴 때 이루지 못할 거대한 목표는 없을 것이다. 한 번 실패했다고 좌절할 필요는 없다. 회복 탄력성을 갖추고, 주저앉지 말고 실패를 통해 일어서는 법을 배우면 된다. 인생은 길기 때문이다.

마지막으로 나 자신, 내 가족, 내 직업 이외에도 나의 위치에서 다른 사람을 행복하게 해줄 수 있는 가치 있는 일이 무엇인가에 대해 깊이 고민하길 바란다. 그래서 이 사회에 조금이라도 이바지할 수 있는 '기버'(giver)로서 약사의 삶을 우리 함께 살아갈 수 있길 소망한다.

각주 및 참고자료

1부 약에 대한 기본 상식

1장 약은 왜 꼭 물과 함께 먹어야 할까?

1) 붕해(disintegration)란 내용고형제제가 위액이나 장액 안에서 작은 입자들로 부서지는 과정으로, 약물 용해에 필요한 입자 표면을 확대시키는 과정이다. (식품의약품안전평가원, 일반시험법 핸드북)

2) 용출(dissolution)은 용질(solute)이 용매(solvent)에 녹아 용액(solution)이 되는 과정이다. 고체 용질은 결정 구조에서 붕해되어 이온, 원소, 분자 등의 형태로 분리된다. 액체나 기체 용질은 분자 형태로 용매에 녹아 용액을 형성한다. (식품의약품안전평가원, 일반시험법 핸드북)

3) May Almukainzi, "Investigation of the effects of different beverages on the disintegration time of over-the-counter medications in Saudi Arabia." Saudi Pharmaceutical Journal, 2021, Vol. 29, Issue 7, p. 699-705.

4) 이 연구에서는 '라반'이라는 우락유(牛酪乳)를 사용했다. 우유에서 크림 또는 버터를 만들고 남은 액체다. 락토스의 젖산 발효를 통해 형성된 유산균이 단백질, 카제인의 응고 작용을 촉진시키면서 형성된다. 라반은 서남아시아와 북아프리카의 발효유이며, 버터밀크와 유사하다. (위키백과)

5) Jaruratanasirikul & A. Kleepkaew, "Influence of an acidic beverage (Coca-Cola) on the absorption of itraconazole", S. Eur. J. Clin. Pharmacol, 1997, Vol. 52(3), p. 235-237.

6) Jun MK et al., "Assessment of nutrient and sugar content and pH of some commercial beverages", J Dent Hyg Sci, 2016, Vol. 16, p. 464-471.

7) 수송체 단백질은 대표적으로 p-glycoprotein(p-gp, efflux transporters, 장관에서 약물을 체외 배출하는 역할), organic anion transporting polypeptide(OATP, influx transporters, 장관강에 있는 약물을 혈액으로 흡수시키는 역할) 등이 있다.

8) 식품의약품안전처 식품의약품안전평가원, 〈약과 음식 상호작용을 피하는 복약 안내서〉, 2016. 09. 30.

9) 훼로바-유 서방정® Feroba-You SR(건조황산제일철 dried ferrous sulfate) 의약품 설명서

10) 사이톱신정® Citopcin(시프로플록사신 ciprofloxacin) 의약품 설명서

11) 미노씬캡슐® Minocin(미노사이클린 minocycline) 의약품 설명서

12) Merative Micromedex® → drug-drug interaction [TETRACYCLINE and DAIRY FOODS]

13) 세립제형은 산제의 일종이다. 산제(散劑)는 의약품을 경구 투여하는 분말상 또는 미립상으로 만든 제제인데, 이 제제 중 200호(75㎛) 체를 통과하는 것이 전체량의 10% 이하인 것은 세립이라고 할 수 있다. (대한민국 약전 제제총칙)

14) 싱귤레어 세립® Singulair(몬테루카스트 montelukast) 의약품 설명서

15) Merative Micromedex® → drug-drug interaction [ZOLPIDEM and ETHANOL]

16) 케토라신정® Ketoracin(케토롤락 ketorolac) 의약품 설명서

17) 할시온® Halcion(트리아졸람 triazolam) 의약품 설명서

18) Donarelli, M. Adelaide, "The interaction between alcohol and drugs", Adverse Drug Reaction Bulletin, 2004, Vol. 226, p. 1-4.

2장 약의 모양이 다양한 이유

1) 약학정보원 → 의약품검색 → 식별검색, https://www.health.kr/searchIdentity/search.asp (2024. 02. 04 인용)

2) 국가법령정보센터, 〈대한민국 약전 제2조 제2호 [별표 2] '제제총칙'〉, https://www.law.go.kr/행정규칙/대한민국약전 (2024. 02. 04. 인용)

3) 아달라트 오로스정® Adalat oros(니페디핀 nifedipine) 의약품 설명서

3장 약 먹는 시간, 꼭 지켜야 할까?

1) 단위 시간 동안에 투여된 약물의 양이 같은 시간 동안 몸속에서 배출된 약물의 양과 같은 시점으로, 일정한 범위 내에서 약물의 농도가 유지되는 상태를 말한다. 임동석 외, 〈신약 개발을 위한 실전 약동학 I - 기본 원리와 자료 해석〉, 가톨릭대학교 계량약리학연구소(PIPET), 2021. 09. 23.

2) 정성필 외, "아세트아미노펜 중독의 치료에 대한 최신 지견", 대한임상독성학회지, 2022, 제20(2)권, p. 39-44.

3) 포사맥스 70mg® Fosamax(알렌드론산 alendronate) 의약품 설명서

4) 노보넘정® Novonorm(레파글리니드 repaglinide) 의약품 설명서

5) Osterberg, L and Blaschke, "Adherence to medication.", T. N Engl J Med, 2005, Vol. 353, p. 487-497.

4장 일반의약품 vs 전문의약품

1) 약사법 제2조(정의) 법률 제15709호, 국가법령정보센터 https://law.go.kr

2) 의약품 분류 기준에 관한 규정 제4조(심사기준)

　가. 주로 가벼운 의료 분야에 사용되며, 부작용의 범위가 비교적 좁고 그 유효성과 안전성이 확보된 것

　나. 일반 국민이 자가요법(Self-medication)으로 직접 사용할 수 있는 것으로 적응증의 선택, 용량 및 용량의 준수, 부작용의 예방이나 처치 등에 대하여 일반 국민이 스스로 적절하게 판단할 수 있는 것

3) 식품의약품안전처, 〈의약품 분류 기준에 관한 규정(제2019-55호) 제2조 제1항〉

4) 식품의약품안전처 의약품안전국, 〈의약품 광고 및 전문의약품 정보 제공 가이드라인〉, 2019. 02.

5) Liu Y et al., "Does direct-to-consumer advertising affect patients' choice of pain medications?" Curr Pain Headache Rep, 2008, 제12(2), p. 89-93.

6) 약사법 제44조의2 안전상비의약품 판매자의 등록, 국가법령정보센터 https://law.go.kr

7) 의약품안전나라 의약품종합정보시스템(https://nedrug.mfds.go.kr) → 안전사용정보 → 안전상비의약품

5장 알약 공포증

1) 이은주 & 손현순, "우리나라 노인들의 노인 친화형 의약품 제형 공급의 필요성에 대한 인식", 약학회지, 2023, 제67권 제4호, p. 244-251.

2) 국가법령정보센터, 〈대한민국 약전 제2조 제2호 [별표 2] '제제총칙'〉, https://www.law.go.kr/행정규칙/대한민국약전 (2024. 02. 04. 인용)

3) Forough, Aida Sefidani et al., "A spoonful of sugar helps the medicine go down? A review of strategies for making pills easier to swallow", Patient preference and adherence, 2018, Vol. 12.

4) Pill Straw Commercial, https://youtu.be/3JgzNdXEyOE?si=1WCxAX6RaondDj95 (2024. 02. 04. 검색)

5) Medcoat Flavored Pill Coating, https://youtu.be/-iDDDM0G570?si=VzOFXnqc-HMj_Zk6 (2024. 02. 04. 검색)

6) 잔탄검(Xanthan Gum)은 Xanthomonas campestris균을 사용해 탄수화물을 순수 배양 발

효시켜서 얻은 고분자 다당류검 물질을 이소프로필 알콜에 정제하고 건조해 분쇄한 것으로, 이 품목은 포도당, 만노스 및 글루쿠론산의 나트륨, 칼륨 및 칼슘염 등으로 구성된 혼합물이다. 식품의약품안전처 식품 분야 공전 온라인 서비스(https://various.foodsafetykorea.go.kr/fsd/) → 식품첨가물공전 → II. 식품첨가물 및 혼합제제류 → 4. 품목별 성분규격 → 가. 식품첨가물 → '잔탄검' (2024. 02. 04. 인용)

7) S. Y. Cho. et al., "Prevalence and risk factors for dysphagia : a USA community study", Neurogastroenterol Motil, 2015, Vol. 27, p. 212-219.

6장 약물 오남용의 심각성

1) Jin Hee Kim et al., "A case of methamphetamine intoxication in an adolescent", Pediatr Emerg Med J, 2023, Vol. 10(1), p. 41-44.

2) 2018년 5월 18일부터 시행한 '마약류 취급 보고' 제도에 따라 마약류 취급자 또는 마약류 취급 승인자가 취급한 모든 내역을 식약처로 보고하도록 만들어진 정보시스템이다(관련 법령 : 마약류 관리에 관한 법률 제13조의 3). 식품의약품안전처(www.mfds.go.kr) → 정책정보 → 마약 정책정보 → '마약류통합관리시스템' (2024. 02. 04. 인용)

3) "교문 앞에서 '마약음료' 건네 ⋯ 몰래 탄 마약, 확인 방법은?", 헬스조선, 2023. 04. 07, https://m.health.chosun.com/svc/news_view.html?contid=2023040702452 (2024. 02. 04. 인용)

4) 대검찰청(www.spo.go.kr) → 검찰활동 → 주요수사활동 → 마약·조직폭력범죄수사 → 마약류 범죄백서, 〈2022 마약류 범죄백서〉 (2024. 02. 04. 인용)

5) 식품의약품안전처(www.mfds.go.kr) → 정책정보 → 마약 정책정보 → 마약류 정보 → 소개 → '마약류의 분류' (2024. 02. 04. 인용)

6) Glen R. Hanson, Peter J. "Venturelli, Annette E. Drugs & Society", Vol Fourteenth edition, Jones & Bartlett Learning, 2021.

7) 이은영 & 전연규, "청소년 신종마약사범의 실태에 관한 연구", Korean Association of Addiction Crime Review, 2022, 제12(3), p. 85-102.

8) 속칭 '물뽕', '데이트 강간 약물'(date-rape drug) 등으로 불린다(마약류 관리에 관한 법률 제2조 제3호 라목에 해당하는 향정신성의약품). 한국마약퇴치운동본부 마약류폐해 알리미(http://antidrug.drugfree.or.kr) → 마약류정보 → '지에이치비(GHB)' (2024. 02. 04. 인용)

9) 전두엽(frontal lobe)은 대뇌의 앞쪽에 있는 부분으로 기억력, 사고력 등을 주관하며, 대뇌의 가장 넓은 면적을 차지하는 부분이다. 두정엽, 측두엽, 후두엽과 함께 대뇌피질을 구성하는 한 부분이다. (서울아산병원 인체 정보, 2024. 02. 04. 검색)

10) Lyoo IK et al., "Predisposition to and effects of methamphetamine use on the adolescent brain", Mol Psychiatry, 2015, Vol. 20(12), p. 1516-1524.

11) 김진이 & 신영전, "의료용 마약류 진통제 처방자와 조제자의 마약류통합관리시스템 사용

경험에 관한 질적 연구", Korean J Clin Pharm, 2023, 제33(1), p. 22-34.

12) 박동균 & 장철영, "우리나라 마약 실태의 위험과 그 대응 방안에 관한 연구", 한국치안행정
논집, 2019, 제16(3), p. 67-94.

7장 약의 부작용

1) 포사맥스 70mg® Fosamax(알렌드론산 alendronate) 의약품 설명서

2) 미노씬캡슐® Minocin(미노사이클린 minocycline) 의약품 설명서

3) 국가법령정보센터, 의약품 등 안전성 정보 관리 규정 제2조(정의), https://www.law.go.kr/
LSW/admRulLsInfoP.do?admRulSeq=2000000012614 (2024. 02. 04. 검색)

4) 한국의약품안전관리원(https://www.drugsafe.or.kr) → 의약품안전관리 → 약물감시용어
(2024. 01. 30. 검색)

5) 국내 이상 사례 보고(일반인)는 의약품안전나라 웹사이트에서 전자민원을 통해 접수할 수
있다. https://nedrug.mfds.go.kr/CCBBA03F010/getReport

6) 의약품 부작용 피해 구제는 의약품안전나라 웹사이트에서 피해 구제 민원 신청을 통해 접
수할 수 있다. https://nedrug.mfds.go.kr/cntnts/230

8장 약 복용을 놓쳤을 때 대처 방법

1) 365 안심약병

2) 악토넬® Actonel(리세드론산 risedronate) 의약품 설명서

9장 약 먹을 때 피해야 할 음식이 있다 : 음식물과 의약품의 상호작용

1) 검은 감초(black licorice)는 감초의 뿌리에서 채취하는 단맛을 내는 물질인 글리시리진을
포함하고 케이크, 사탕 등에 감미제로 사용된다.

2) 티라민은 적절히 보관하지 않아 상하거나 오래된 식품, 발효나 훈제나 절인 식품에 들어 있
는 성분을 말한다. 오랜 기간 숙성된 치즈, 사워크림, 말린 소시지, 캐비어, 멸치, 소고기의
간, 아보카도, 바나나, 통조림 돼지고기, 건과일, 된장, 간장, 효소 추출물, 과도한 양의 초콜
릿에 함유되어 있다.

3) 히스타민이 함유된 식품에는 연어, 참치, 가다랑어 등이 있다.

10장 의약품과 의약품의 상호작용

1) 기획재정부 시사경제용어사전, https://www.moef.go.kr/sisa/dictionary/detail?idx=2047
(2024. 02. 03 인용)

2) 이윤경 외, 〈2020년도 노인실태조사 [정책보고서 2020-35]〉, 보건복지부·한국보건사회
연구원, 2020. 11.

3) 건강보험심사평가원(www.hira.or.kr) → 의료정보 → 의약품정보 → 의약품 안전사용 서비

스 (DUR) 국민체험관 (2024. 02. 03. 인용)

4) 이진석 & 안성훈, "대사 기반 약물 상호작용 연구의 최신 경향", 약학회지, 2020, 제64권 제1호, p. 8-20.

5) 식품의약품안전처 식품의약품안전평가원, 〈약과 음식 상호작용을 피하는 복약 안내서〉, 2016. 09. 30.

11장 의약품 설명서에서 이것만은 챙기자

1) 박은자 외, 〈안전한 식품·의약품 사용을 위한 국민의 정보 활용 현황과 정책 과제 - 만성질환 관리를 중심으로 [연구보고서 2022-08]〉, 한국보건사회연구원, 2022. 12.

2) 약학정보원 › 의약품검색 → 식별검색, https://www.health.kr/searchIdentity/search.asp

3) 의약품안전나라 → 의약품 등 정보 → 의약품 및 화장품 품목 정보 → 의약품 등 정보 검색, https://nedrug.mfds.go.kr/searchDrug

4) 국가법령정보센터, 〈의약품 표시 등에 관한 규정〉, https://law.go.kr/행정규칙/의약품표시등에관한규정 (2024. 02. 04. 인용)

5) 식품의약품안전처 허가총괄담당관, 〈의약품 허가사항 검토 시 일반적 고려사항 지침서〉(13개정), 2022. 04. 06. (2024. 02. 04. 인용)

6) 국가법령정보센터, 〈의약품 등의 안전에 관한 규칙〉 제71조(기재상의 주의사항), https://www.law.go.kr/법령/의약품등의안전에관한규칙 (2024. 02. 04. 인용)

7) 장병원, 〈약사법/약사행정〉, 신일북스, 2012.

8) 식품의약품안전처 허가총괄담당관, 〈의약품 허가사항 검토 시 일반적 고려사항 지침서〉(13개정), 2022. 04. 06. (2024. 02. 04. 인용)

9) 클로자릴® Clozaril(클로자핀 clozapine) 의약품 설명서

10) 씨잘® Xyzal(레보세티리진 levocetirizine) 의약품 설명서

11) 메토트렉세이트 정제® Methotrexate(메토트렉세이트 methotrexate) 의약품 설명서

12) 히알유니점안액 0.1%(1회용)® Hyaluni eye drops(히알루론산 나트륨 sodium hyaluronate) 의약품 설명서

13) 포사맥스 70mg® Fosamax(알렌드론산 alendronate) 의약품 설명서

14) 리팜핀 캡슐® Rifampin(리팜피신 rifampicin) 의약품 설명서

15) 밀폐 용기는 일상의 취급 또는 보통의 보존 상태에서 고형의 이물이 들어가는 것을 방지하고 내용의약품이 손실되지 않도록 보호할 수 있는 용기다. 밀폐 용기로 규정된 경우에는 기밀 용기도 쓸 수 있다. 국가법령정보센터, 〈대한민국 약전 제2조 제2호 [별표 1] '통칙'〉, https://www.law.go.kr/행정규칙/대한민국약전 (2024. 02. 04. 인용)

16) 기밀 용기는 일상의 취급 또는 보통의 보존 상태에서 고형 또는 액상의 이물이 침입하지 않고 내용의약품의 손실, 풍화, 흡습용해 또는 증발을 방지할 수 있는 용기다. 〈대한민국 약전 제2조 제2호 [별표 1] '통칙'〉, https://www.law.go.kr/행정규칙/대한민국약전 (2024. 02.

04. 인용)

12장 의약품 보관 방법과 유효기한, 꼭 지켜야 할까?

1) 식품의약품안전처, 〈소비기한 표시제 준비 안내서〉, 2022. 08. 11.
2) 한국병원약사회 질향상위원회, 〈의료기관 내 개봉 의약품 관리 지침〉, 2019. 10.
3) PTP(Press/Push Through Package, 낱알모음포장)는 염화비닐과 열 봉합된 알루미늄 라미 네이트 판으로 구성되어 판 안에 정제나 캅셀제를 넣고 봉인하는 약 포장 형태로, 사용할 때 볼록한 곳을 눌러서 꺼내 먹는다. 그런데 PTP를 잘못 삼키는 사례가 보고되며, 특히나 고령 환자에서 빈번하게 일어나고 있다. PTP는 대부분 식도에 걸려 통증과 삼킴 곤란 증상을 야기하고, 날카로운 알루미늄으로 만들어져 있어 소장 천공 사례도 보고된 바 있으므로 사용 시 주의가 필요하다. Jung Seok Kim et al., "Small Bowel Perforation Caused by Press-through Package", Korean J Gastroenterol, 2017, Vol. 70 No. 5, p. 261-264.
4) 식품의약품안전청, 〈의약품 유통관리 기준 의약품 유통관리 기준(KGSP) 해설서〉(4개정판), 2011. 05.

13장 사용하지 않는 의약품을 폐기하는 방법과 그 이유

1) 김소선, "청소년의 항생제 사용에 대한 지식과 태도", J Korean Acad Fundam Nurs, 2009, 제16(4)권, p. 421-429.
2) 황지원 외, "방문약료를 통해 수거한 가정 내 폐의약품 분석", 약학회지, 2021, 제65권 제6호, p. 413-423.
3) 국가법령정보센터, 〈폐기물관리법〉, www.law.go.kr/법령/폐기물관리법 (2024. 02. 01. 인용)
4) 스마트서울맵(https://map.seoul.go.kr) → 도시생활지도 → 폐의약품 전용수거함
5) Ozanne-Smith, J. et al., "Childhood poisoning : access and prevention", J. Paediatr. Child Health, 2001, 제37(3), p.262.
6) Bond, G. R. et al., "The growing impact of pediatric pharmaceutical poisoning", J. Pediatr, 2012, Vol. 160(2), p.265(2012).
7) 류원선, "섭취를 통한 급성 중독으로 단일기관 응급실을 방문한 소아 환자의 나이대별 특성", Pediatr Emerg Med J, 2018, 제5(1)권, p.5-12.
8) McFee, R. B. & Caraccio, T. R., "Hang up your pocketbook — an easy intervention for the granny syndrome: grandparents as a risk factor in unintentional pediatric exposures to pharmaceuticals", Journal of Osteopathic Medicine, 2006, Vol. 106(7), p. 405-411.

14장 일반인이 잘 모르는 약학 용어

1) 구정선 외, "복약 안내문에 다빈도로 사용되는 용어에 대한 일반인들의 이해도", 약학회지, 2019, 제63권 제4호, p. 230-237.

2) 한승희 외, "건강 정보 이해 증진을 위한 복약 안내문 전문 용어의 개선", 약학회지, 2021, 제 65권 제2호, p. 87-97.

3) 국가법령정보센터, 〈의약품 표시 등에 관한 규정 제5조, 쉬운 용어 표시, [별표 1. 쉬운 용어 목록]〉, https://law.go.kr/행정규칙/의약품표시등에관한규정 (2024. 02. 04. 인용)

4) 약학정보원 → 학술정보 → 약물백과, https://www.health.kr/researchInfo/encyclopedia.asp (2024. 02. 04. 인용)

5) 질병관리청 국가건강정보 포털 → 알림정보 → 알기 쉬운 건강용어, https://health.kdca.go.kr/healthinfo/biz/health/ntcnInfo/mediaRecsroom/wordDicary/wordDicaryMain.do (2024. 02. 04. 인용)

6) 최돈웅 외, "우리나라의 의약품 안전관리 현황", J Korean Med Assoc, 2012, 제55(9)권, p. 827-834.

7) 약사법 제2조에는 다음과 같이 규정되어 있다. '조제'란 일정한 처방에 따라서 두 가지 이상의 의약품을 배합하거나 한 가지 의약품을 그대로 일정한 분량으로 나누어서 특정한 용법에 따라 특정인의 특정된 질병을 치료하거나 예방하는 등의 목적으로 사용하도록 약제를 만드는 것. https://www.law.go.kr/법령/약사법 (2024. 02. 04. 검색)

8) 국립국어원 표준국어대사전, https://stdict.korean.go.kr/main/main.do (2024. 02. 04. 검색)

15장 인간은 누구나 실수한다

1) "종현이법 29일 시행 … 환자단체 '환자안전법, 생명의 법이 되길'", 청년의사, 2016. 07. 29. http://www.docdocdoc.co.kr/news/articleView.html?idxno=213227 (2024. 02. 04. 인용)

2) 환자안전보고학습시스템(www.kops.or.kr) → 공유하기 → 정보제공 → 정보제공지 (2024. 02. 04. 인용)

3) 환자안전보고학습시스템(www.kops.or.kr) → 공유하기 → 통계 → 통계연보 (2024. 02. 04. 인용)

4) 의료기관평가인증원(https://koiha.or.kr) (2024. 02. 04. 인용)

5) 보건복지부·KOPS·의료기관평가인증원, KOPS Information 환자참여캠페인 "나의 안전은 내가 지킨다!" 안전한 치료를 위해 지켜야 할 수칙, 2020. 05. 20. (2024. 02. 04. 인용)

16장 신약이 탄생하기까지

1) 〈생명 윤리 및 안전에 관한 법률〉(약칭 '생명 윤리법')은 인간과 인체 유래물 등을 연구하거나, 배아나 유전자 등을 취급할 때, 인간의 존엄과 가치를 침해하거나 인체에 위해를 끼치는 것을 방지함으로써 생명 윤리 및 안전을 확보하고 국민의 건강과 삶의 질 향상에 이바지하는 것을 목적으로 한다. 국가법령정보센터 웹사이트 https://www.law.go.kr에서 〈생명윤리법〉 제1장 제1조(목적)를 참조했다.

2) 기관생명윤리위원회 정보 포털 https://irb.or.kr에서 '기관생명윤리위원회 등록 현황'(24년

1분기)을 참조했다.

3) IRB는 하나의 성(性)으로만 구성할 수 없으며, 사회적·윤리적 타당성을 평가할 수 있는 경험과 지식을 갖춘 사람 1명 이상과 해당 기관에 종사하지 않는 사람 1명 이상이 포함되어야 한다.

17장 약의 진짜 이름 : 오리지널 약과 제네릭 약의 바른 이해

1) ICH는 국제적으로 의약품 허가·관리 규정의 통일과 표준화 및 과학화 도모를 목적으로 설립된 국제협력기구다. 각 나라마다 다른 신약 승인 기준을 국제적으로 통일하고, 승인 신청을 위한 각종 임상시험의 불필요한 반복을 막아 우수한 신약을 환자에게 더욱 신속하게 제공하고자 하는 목적으로 설립되었다. 장병원, 〈약사법 약사행정〉, 신일북스, 2012.

2) 식품의약품안전평가원 의약품심사부 의약품규격과, 〈의약품 명명법 가이드라인〉, 2015. 12.

3) 채홍조 & 박혜경, "미국·일본·프랑스·영국의 제네릭 의약품 제품명 명명법 및 처방 방법 관련 제도 비교연구", 약학회지, 2021, 제65권 제3호, p. 183-189.

4) 동일한 성분과 함량의 두 제제를 같은 경로로 투여했을 때 두 제제의 체내 흡수 속도와 흡수량이 통계학적으로 동등하다는 것을 입증하기 위한 시험. 박예진 외, "위탁/공동 생물학적 동등성 시험 규정이 국내 제약산업에 미치는 영향", KFDC규제과학회지, 2018, 제13권 제2호, p. 99-104.

5) PIC/S(Pharmaceutical Inspection Co-operation Scheme)는 의약품 제조와 품질 관리 기준(GMP)의 국제 조화를 주도하는 국제협의체로 우리나라를 포함한 미국, 일본, 영국 등 50개국, 54개 의약품 규제 기관이 회원국으로 가입되어 있다. 식품의약품안전처, 〈2023 식품의약품안전백서〉, 2023. 07.

6) GMP(Good Manufacturing Practice)는 제조소가 지켜야 할 의약품 제조 및 품질 관리 기준. 우수한 의약품을 제조하기 위하여 공장에서 원료의 구입부터 제조, 출하 등에 이르는 모든 과정에 필요한 관리 기준을 규정한 것이다.

7) 발사르탄 사태는 ICH 가이드라인에 따라 복용 환자에서 암 발생 가능성이 10만 명당 0.5명으로 '무시 가능한 수준'으로 판명되어 일단락되었다.

8) 병원과 약국에 방문해 조제받은 최근 1년간의 의약품 투약 내역 및 개인별 의약품 알레르기·부작용 정보 등을 확인할 수 있는 서비스. 건강보험심사평가원 웹사이트 www.hira.or.kr 를 방문해 사용할 수 있다. 건강보험심사평가원 → 조회·신청 → 내가 먹는 약! 한눈에

2부 연령별, 상황별 약 복용 시 주의할 점

1장 어린이가 약을 복용할 때 주의할 점

1) 식품의약품안전처·한국의약품안전관리원, 〈소아·청소년에 대한 의약품 적정 사용 정보집〉, 2022. 12.

2) Food and Drug Administration(www.fda.gov) → Drugs → Resources | Drugs → Special Features → 'Use Caution When Giving Cough and Cold Products to Kids', 2018. 08. 02. (2024. 01. 29 인용)

3) Yura Ko et al., "Impact of drug formulation on outcomes of pharmaceutical poisoning in children aged 7 years or younger ; A retrospective observational study in South Korea", Medicine, 2021, 제100(40), p. e27485.

4) 주성분을 미세균질하게 현탁한 제제로, 맛이 좋지 않은 성분 등을 이 제형으로 만든다.

5) 레덕손더블액션발포정® Redoxon double action effervescent tablet(아스코르브산 ascorbic acid 외 1종) 의약품 설명서

6) 네싸고트스프링클캡슐® Depakote sprinkle(디발프로엑스 divalproex) 의약품 설명서

7) 싱귤레어 세립® Singulair granule(몬테루카스트 montelukast) 의약품 설명서

8) Royal Children's Hospital Pharmacy Department(MelbourneAustralia), "How to give medications to children", 2001. (2024. 01. 29. 인용)

9) Lucinda Smith et al., "Administration of medicines to children: a practical guide", Aust Prescr, 2022, Vol. 45(6), p. 188-192.

10) 보툴리누스균은 식품을 매개로 전파되어 식중독을 일으킨다. 특히 통조림 캔, 병에 밀봉한 식품, 진공 포장된 소시지와 같이 제품을 가공할 때 고온 살균 처리가 제대로 되지 않으면 균이 증식하면서 신경마비 독소를 생성한다. 이로 인해 식품을 먹고 식중독에 걸리면 뇌신경 마비를 일으킬 수 있다. 보툴리누스균은 혐기성균이어서 공기가 통하지 않게 밀봉한 음식에서 독소를 생성한다. (세브란스병원 건강정보, 2024. 01. 29. 검색)

11) 의약품안전나라 → 안전사용정보 → 어린이의약정보 → 보호자 공간 → 어린이 의약품 상식 → '올바른 의약품 사용법' https://nedrug.mfds.go.kr/cntnts/127 (2024. 01. 29. 인용)

12) 코 안의 빈 공간. 코의 뒷면에 존재하는 공간으로, 호흡을 위해 코로 들어간 공기는 먼저 이 비강을 거쳐야만 한다. 비강의 역할은 들어간 공기를 따뜻하게 유지시키고, 적당한 온도를 만들어 줌으로써 너무 차거나 건조한 공기의 유입을 막아준다. (KMLE 의학검색엔진 http://www.kmle.co.kr/ 2024. 01. 29. 검색)

13) Medicine for Children (www.medicinesforchildren.org.uk) → Advice and guides → General information about medicines → 'Helping your child to swallow tablets' (2024. 01. 29. 인용)

2장 임산부가 약을 복용할 때 주의할 점

1) Soon Min Lee et al., "A Case of Suspected Isotretinoin-Induced Malformation in a Baby of a Mother Who Became Pregnant One Month after Discontinuation of the Drug", Yonsei Med J, 2009, Vol. 50(3), p. 445-447.

2) 정자와 난자가 수정된 후 수정란이 난관을 지나 수정란의 분열을 거쳐 자궁에 도달해 자궁

내막 세포와 배반포 단계의 수정란이 접촉해 태반이 형성되기 직전의 단계다. 서울아산병원 건강정보 (2024. 01. 29. 검색)

3) 식품의약품안전청, 〈임부에 대한 의약품 적정 사용 정보집〉, 2010.

4) 태아에게 매우 심각한 위해성(태아기형 또는 태아독성 등)을 유발하거나 유발할 가능성이 높아 임부에게 사용하는 것을 권장하지 않는 유효 성분을 말한다. 한국의약품안전관리원 (www.drugsafe.or.kr) → DUR 정보 → DUR 정보검색 → 임부금기 → '임부금기 성분' (2024. 01. 29. 인용)

5) 의약품안전사용서비스(Drug Utilization Review, DUR)란 의약품 처방과 조제 시에 병용 금기 등 의약품 안전성 관련 정보를 실시간으로 제공함으로써 부적절한 약물 사용을 사전에 점검할 수 있도록 의사 및 약사에게 의약품 안전 정보를 제공하는 서비스다.

6) 레티노이드 계열 약물 임신예방프로그램(www.reticheck.com) → 자료실 → '전문가용 상세 설명서' (2024. 02. 04. 인용)

7) "임신부, 여드름 치료제 '이소트레티노인' 복용 시 기형 출산 위험 최대 3.76배", 메디컬월드뉴스, 2022. 07. 06, http://www.medicalworldnews.co.kr/news/view.php?idx=1510950556 (2024. 01. 29. 인용)

8) NR Kim et al., "Isotretinoin exposure in pregnant women in Korea", Obstetrics & Gynecology Science, 2018, Vol. 61(6), p. 649-654.

9) 레티노이드 계열 약물 임신예방 프로그램은 레티체크 홈페이지(http://reticheck.com)에서 확인할 수 있다.

10) 합계출산율이란 가임기 여성(15-49세) 1명이 가임 기간(15-49세) 동안 낳을 것으로 예상되는 평균 출생아 수를 말한다. 지표누리(www.index.go.kr) → e-나라지표 → 영역별 지표보기 → 인구 → '합계출산율' (2024. 01. 29. 인용)

11) 정부24 → 민원서비스 → '임산부 엽산제, 철분제 지원' https://www.gov.kr/portal/service/serviceInfo/SD0000016094

12) 김해중, "흔한 질환에 대한 임신 중 사용 가능한 약물", J Korean Med Assoc, 2007, 제 50(5)권, p. 440-446.

13) 의약품안전나라(https://nedrug.mfds.go.kr) → 고시/공고/알림 → 안전성정보 → 안전성서한(속보) → "의약품 안전성 서한 배포 알림(비스테로이드성 항염증제(NSAIDs))", 2020. 10. 17. (2024. 01. 29. 인용)

14) Eun-Young Choi et al., "Neonatal and maternal adverse outcomes and exposure to nonsteroidal antiinflammatory drugs during early pregnancy in South Korea : A nationwide cohort study", PLOS Medicine, 2023.

3장 고령의 환자가 약을 복용할 때 주의할 점

1) 식품의약품안전처·한국의약품안전관리원, 〈노인에 대한 의약품 적정사용 정보집〉, 2015. 12.

2) 질병관리청 국가건강정보포털(https://health.kdca.go.kr) → 건강정보 → 건강정보 ㄱ-ㅎ → '노인 약물복용' (2024. 02. 04. 인용)

3) (재)병원약학교육연구원, 〈안전한 약품사용 가이드 - 2023 노인 주의 의약품 및 대체약물〉, 2023. 07.

4) Jung Seok Kim et al., "Small Bowel Perforation Caused by Press-through Package", Korean J Gastroenterol, 2017, Vol. 70 No. 5, p. 261-264.

5) 황성희, "항콜린 약물 부담이 한국 노인의 응급실 방문에 미치는 영향", 한양대학교, 2020.

6) 윤상헌 & 김동숙 외, "노인의 부적절한 다약제 사용 관리 기준 마련", 건강보험심사평가원, 2022. 12.

7) 노인 주의 의약품 관련 지침 . Beers Criteria, STOPP(Screening tool of Older Persons' potentially inappropriate Prescriptions), START(Screening tool to Alert to Right Treatment)

8) 환자안전보고학습시스템(www.kops.or.kr) → 공유하기 → 통계 → 통계연보 → '2022 환자안전 통계 연보' (2024. 02. 04. 인용)

9) 국민건강보험공단(https://www.nhis.or.kr) → 건강보험 웹진(vol. 295, 2023년 5월호) → 당신 곁의 NHS → 건강보험 돋보기 '다제약물관리사업'

10) 의식 상태가 명료하지 못해 자유의지로 생각하고 결정을 내리기 힘들고, 주의를 기울이거나 기억하기 어려운 정신 상태. 서울아산병원 건강정보 (2024. 02. 04. 검색)

11) 지발성 운동장애(tardive dyskinesia)란 항정신병 약물을 장기간 복용한 조현병 환자들이 경험하는 가장 심각한 부작용 중 하나로, 입 주위와 얼굴, 몸통, 사지 등 다양한 신체 부위에서 일어나는 반복적이고 불수의적인 이상 운동을 특징으로 한다. 소수정 외, "한국인 조현병 환자에서의 지연성 운동이상증과 TNF(Tumor Necrosis Factor)-α 유전자 다형성과의 연관성", Korean J Schizophr Res, 2013, 제16, p. 38-42.

12) 추체외로는 골격근의 근긴장 및 운동을 반사적으로 지배하는 신경로(路)의 총칭이다. 이 추체외로계에 장애가 발생하면 파킨슨병에서 볼 수 있는 근긴장과 진전(떨림), 무도병, 일정한 방향이 없는 움직임, 근긴장이상, 간대성 근경련 등 불수의운동을 일으킨다. (www.kimsonline.co.kr 2024. 02. 04 검색)

13) 클로스트리듐 디피실균(clostridium difficile)은 정상 장 세균총을 파괴한 뒤 설사와 장염을 매개하는 강력한 독소를 분비하며, 독소 수치가 높을수록 장염의 중증도는 심해진다. 김지은, "C. difficile 감염 : 진단과 치료의 최신 지견", 2016 대한내과학회 춘계학술대회.

14) 〈The Wait〉, Jason McColgan 감독, 2018.

15) 질병관리청 국가건강정보포털의 '노인약물복용'을 정리한 것이다. 질병관리청 국가건강정보포털(https://health.kdca.go.kr) → 건강정보 → 건강정보 ㄱ-ㅎ → '노인 약물복용' (2024. 02. 04. 인용)

4장 수술이나 시술을 앞둔 환자의 약 복용

1) 박용휘 외, "수술 및 시술 시 항혈전제 사용에 대한 전문가 합의문 : 2부. 증례편", 대한내과학회지, 2022, 제97권 제4호, p. 205-228.

2) 관상동맥의 혈관 내에 급성으로 생긴 크고 작은 혈전으로 인해 순간적으로 혈관이 폐쇄되거나, 혈전에서 분비되는 여러 혈관 수축성 물질이 혈관을 더욱 심하게 수축시킴으로써 관상동맥이 심하게 폐쇄되어 심장에 혈류 공급이 부족해지는 질환을 의미한다. (서울아산병원 질환백과, 2024. 01. 15. 검색)

3) 경피적 관상동맥 중재술이란 급성 관상동맥 증후군이나 허혈성 뇌졸중과 같은 심혈관계 질환자를 대상으로 시행하는 풍선 확장술, 스텐트 삽입술 등의 침습적 시술을 말한다.

4) 이중 항혈소판 요법은 스텐트 혈전증 등 심혈관계 사건 발생을 예방하기 위해 두 가지 항혈소판 약제를 병용하는 치료 방법을 뜻한다. 김혜원 외, "경피적 관상동맥 중재시술 후 이중 항혈소판 치료를 받는 환자에서 aspirin 병용 약제의 종류에 따른 심혈관계 사건 발생률 비교", 병원약사회지, 2017, 제34권 제3호, p. 313-321.

5) 박용휘 외, "수술 및 시술 시 항혈전제 사용에 대한 전문가 합의문 : 1부. 총설편", 대한내과학회지, 2022, 제97권 제3호, p. 151-163.

6) UpToDate, "Perioperative medication management", 2023. (2023. 11. 02. 인용)

7) 이연아 외, "수술 전후 관절염 환자의 약물 조절", 대한류마티스학회지, 2008, 제15권 제2호.

5장 건강검진을 앞둔 사람의 약 복용

1) 세브란스병원 → 환자/보호자 → 건강검진(헬스체크업) https://sev.severance.healthcare/sev/patient-carer/appointment/checkup/health-ready02.do

6장 암 환자가 꼭 알아야 할 항암제의 기본 사항

1) 무균 조제대는 수직으로 공기의 층을 만들어 내부와 외부를 차단해서 외부 물질이 들어오는 것을 막는 장치를 말한다. 조제자를 보호하면서 항암제를 무균적으로 조제할 때 사용한다.

2) 전문약사는 전문의, 전문간호사처럼 해당 전문 분야에 통달하고 약물 요법에 관해 보다 전문적인 자질과 능력을 갖춘 임상약사를 말한다.

3) 종양이란 우리 몸속에서 새롭게 비정상적으로 자라난 덩어리를 뜻하며, 영어로 'tumor'라는 말을 더 많이 사용한다. 국가암정보센터 → 내가 알고 싶은 암 → 암이란 → 정의 → 양성종양과 악성종양 https://www.cancer.go.kr/lay1/S1T273C275/contents.do

4) 세브란스병원 약무국, 〈복약상담 자료〉, 2023.

5) 국립암센터 약제부, 〈항암제 복약지도 100문 100답〉, 2010. 국립암센터(https://www.ncc.re.kr/index) → 병원 → 각 센터 소개 → 지원부서 → 약제부 → 약물정보 → 환자를 위한 약물정보 → '항암제 복약지도 100문 100답' (2023. 12. 31. 인용)

6) 국가암정보센터(www.cancer.go.kr) (2023. 12. 31. 인용)

7) 에멘드 Emend(아프레피탄트 aprepitant) 의약품 설명서

8) 고세일 외, "암 환자의 마약성 진통제에 대한 신체적 의존을 경피적 Buprenorphine 패치를 통해 성공적으로 치료한 증례 보고", Korean J Hosp Palliat Care, 2018, 제21(4)권, p. 152-157.

9) 금민정, "암 환우분들 투약받는 모든 약들은 제 손을 거쳐 갑니다!", 의학정보채널 채널의, 2022, https://youtu.be/dgB2Wf5rOJE?si=j46vFzlVjZU8f5Rd (2023. 12. 31. 인용)

3부 약사에게 물어보고 싶은 바로 이것

1징 집에 두는 싱비약, 지혜롭게 구비하자!

1) 약학정보원(www.health.kr) → 학술정보 → '약물백과' (2023. 11. 04. 인용)

2) Jafarzadeh et al., "Medicine storage, wastage, and associated determinants among urban households: a systematic review and meta-analysis of household surveys", BMC Public Health, 2021, Vol. 21:1127.

3) 세로토닌(serotonin)은 행복 호르몬이라 불릴 만큼 감정 조절에 중요한 역할을 하는 신경전달물질이다. 식사, 수면, 고통 조절 등에도 관여한다. (약학정보원, 2023. 11. 02. 검색)

4) Daniel L. Simmons et al., "Nonsteroidal Anti-Inflammatory Drugs, Acetaminophen, Cyclooxygenase 2, and Fever", Clinical Infectious Diseases, 2000, Vol. 31, Issue Supplement_5, p. S211-S218.

5) UpToDate, "NSAIDs : Pharmacology and mechanism of action" (2023. 11. 01. 인용)

6) 박민규 외, "비스테로이드 소염제의 최신 사용 지침", The Journal of the Korean Orthopaedic Association, 2020, 제55(1)권, p. 9-28.

7) 이다용 & 김슬기, "A comprehensive review and the pharmacologic management of primary dysmenorrhea", J Korean Med Assoc 2020 March, 2020, 제63(3), p. 171-177.

8) U.S.FOOD & Drug (www.fda.gov) → Drugs → Drug Safety and Availability → 'FDA clarifies results of recent advisory committee meeting on oral phenylephrine', 2023. 09. 14. (2023. 11. 01. 인용)

9) 의약품 적정 사용을 위한 주의 정보 공고(식품의약품안전처 공고 제2023-532호). 식약처는 2023년 11월 8일 비사코딜 함유 제제, 센나 함유 제제의 최대 투여 기간을 7일로 하는 주의 정보를 공고했다.

2장 언제나 고민되는 건강기능식품

1) 식품안전나라(www.foodsafetykorea.go.kr) → 식품·안전 → 건강기능식품 → '건강기능식품 정보' (2024. 02. 04. 인용)

2) 식품의약품안전처·(주)식품외식연구소, 2022년 찾아가는 건강기능식품 소비자 맞춤형 교

육, 〈아는 만큼 현명하게 구입해요〉, 2022.

3) 혈장분획제제란 혈액 내에 함유되어 있는 특정 단백질(알부민, 항응고인자 등)을 변질시키지 않고 필요한 성분을 분획 추출하여 정제한 의약품(알부민 제제, 면역글로불린 제제 등)을 말한다. 대한적십자사(www.bloodinfo.net) → 기관소개 → 소속기관 소개 → 혈장분획센터 → '혈장분획제제' (2023. 11. 07. 인용)

4) 질병관리청 국민건강영양조사(https://knhanes.kdca.go.kr) → 자료실 → 발간자료 → 통계집 → '2022 국민건강통계' (2024. 02. 04. 인용)

5) 〈건강기능식품에 관한 법률〉 제3조(정의) : 1. '건강기능식품'이란 인체에 유용한 기능성을 가진 원료나 성분을 사용하여 제조(가공을 포함)한 제품을 말한다. 2. '기능성'이라 함은 인체의 구조 및 기능에 대하여 영양소를 조절하거나 생리학적 작용 등과 같은 보건 용도에 유용한 효과를 얻는 것을 말한다.

6) 한국소비자원 시장조사국 국제거래지원팀, "건강식품 해외직구 소비자 피해 실태조사", 2019. 07.

7) 양지선, 한국소비자원 시장조사국 국제거래지원팀, "해외직구 소비자 이용 및 피해 실태조사", 시장조사 제18-16호, 2018. 05.

8) 한국소비자원 안전감시국 식의약안전팀, "해외직구 전문의약품 유통실태조사", 2019. 07.

9) 보건복지부 국립정신건강센터 국가정신건강포털(www.mentalhealth.go.kr) → 정신건강정보 → 질환별 정보 → '기면증' (2023. 11. 05. 인용)

4부 이런 약은 이렇게 대우하자 _ 외용제의 올바른 사용법

1) 의약품안전나라(https://nedrug.mfds.go.kr) → 안전사용정보 → '의약품제형별 사용정보' (2024. 02. 04. 인용)

2) 약학정보원(www.health.kr) → 의약품정보 → '제형별 복약정보' (2024. 02. 04. 인용)

3) (질염 치료제, 의약품) 의약품안전나라(https://nedrug.mfds.go.kr) → 의약품 등 제품 정보 검색 → 상세 검색의 '효능·효과'란에 '질염'으로 검색

4) (질세정기, 의료기기) 의료기기안심책방(https://emedi.mfds.go.kr) → 알기 쉬운 의료기기 → 알기 쉬운 의료기기 검색 → 정보검색 → 명칭 → '질세정기'로 검색

5) 국가법령정보센터, 〈대한민국 약전 제2조 제2호 [별표 2] '제제총칙'〉, https://www.law.go.kr/행정규칙/대한민국약전 (2024. 02. 04. 인용)

5부 나의 이야기 _ 병원약사의 보람과 기쁨, 그리고 고단함 사이

1) 김나연 외, "코로나19 백신 관리에서 근거 기반 지침의 개발과 평가", 병원약사회지, 2022, 제39권 제1호, p. 57-68.
2) 한국병원약사회, 〈한국병원약사회 40년사〉, 2024.
3) 이의정, 2023 병원약사 콘텐츠 공모전 병원약사의 하루 수기 부문 수상작 "우리는 열 번째 사람입니다".
4) OTT(Over The Top)란 인터넷을 통해 다양한 플랫폼으로 사용자가 원할 때 방송을 보여주는 VOD 서비스를 뜻한다. (나무위키, 2023. 11. 12. 검색)
5) 이현재 외, "급성 중독으로 응급실에 내원하여 사망한 환사의 원인물실 및 시간 분포", Journal of The Korean Society of Clinical Toxicology, 2021, 제19(2)권, p. 65-71.
6) 김재송, 〈단기 해외봉사를 위한 약사 가이드북〉, 연세의료원 의료선교센터 참고 자료 시리즈 02, 2018. 08.
7) 노수빈 외, 2023 병원약사 콘텐츠 공모전 대상 "보이지 않는 곳에서도 밝게 빛나는 우리는 병원약사입니다".
8) 전우택 외 21명, 〈한반도 건강공동체 준비 제1판〉, 박영사, 통일보건의료학회, 2018.
9) 전우택 & 김신곤 외 35명, 〈한반도 건강공동체 준비 제2판〉, 박영사, 통일보건의료학회, 2021.
10) 코리아 디스카운트란 우리나라 기업의 수익성, 건전성 등의 자산 가치가 외국 기업과 동일할지라도 리스크를 적용해 주가가 저평가되는 현상을 말한다. 김치욱, "남북 관계와 코리아 디스카운트(Korea Discount) 상관성 분석 - 외국인 증권거래 형태를 중심으로", 통일과평화, 2011. 제3(1)권, p. 219-252.
11) 벤저민 하디, 〈퓨처 셀프〉, 주식회사 상상스퀘어, 2023.